XIANDAI LINCHUANG MAZUI JISHU
YU SHOUSHU YINGYONG

现代临床麻醉技术与手术应用

主编　李圣平　史晓勇　贾文霞　等

河南大学出版社
HENAN UNIVERSITY PRESS
·郑州·

图书在版编目（CIP）数据

现代临床麻醉技术与手术应用 / 李圣平等主编 .— 郑州 : 河南大学出版社 , 2019.6
ISBN 978-7-5649-3768-3

Ⅰ . ①现…　Ⅱ . ①李…　Ⅲ . ①麻醉学　Ⅳ . ① R614

中国版本图书馆 CIP 数据核字 (2019) 第 106656 号

责任编辑：张雪彩
责任校对：陈　巧
封面设计：卓弘文化

出版发行：河南大学出版社
地址：郑州市郑东新区商务外环中华大厦 2401 号
邮编：450046
电话：0371-86059750（高等教育与职业教育出版分社）
0371-86059701（营销部）
网址：www.hupress.com
印　　刷：北京虎彩文化传播有限公司
版　　次：2019 年 6 月第 1 版
印　　次：2019 年 6 月第 1 次印刷
开　　本：880 mm × 1230 mm　1/16
印　　张：11
字　　数：356 千字
定　　价：66.00 元

（本书如有质量问题，请与河南大学出版社营销部联系调换）

编　委　会

前　言

随着医学科学的飞速发展，现代麻醉学已经成为一门以生理学、病理学、药理学为基础的综合性临床学科。其范畴涵盖临床麻醉、急救复苏、重症监测及疼痛治疗等方面。现代麻醉学已经不仅仅局限于提供良好的手术条件，更注重的是对人体生理功能的调控及维护，工作范围也从手术室拓展到了病房、门诊、急诊室等场所。如何能够最大限度地降低手术风险，如何能够更加规范化地完成手术，都是我们所要研究的。为此，各位学者根据自身丰富的临床经验，结合近年来中外临床麻醉专业领域的最新进展，吐故纳新，合著本书，希望能对广大读者有所帮助。

本书首先介绍了现代临床麻醉范畴、气道管理技术等麻醉学基础理论，然后阐述了临床各科手术的麻醉，除此之外，还包含了胃肠肿瘤麻醉以及疼痛治疗的相关内容。本书内容新颖，覆盖面广，以简明、实用为主，力求系统完整，重点突出，具有实用性、科学性、多样性等特点，便于在工作中随时翻阅，适用于麻醉科医师、全科医师、临床研究生及其他相关人员学习参考之用。

在本书编写的过程中，编者参考了许多相关专著及文献，借鉴了许多专家的知识和经验，在此向相关的作者和专家表示衷心的感谢。

由于编写内容较多，尽管在编写过程中我们反复校对、多次审核，但书中难免存在一些缺点和疏漏之处，恳请广大读者提出宝贵意见和建议，谢谢。

编　者

2019 年 6 月

目　录

第一章

现代临床麻醉范畴

第一节　临床麻醉

一、概述

临床麻醉的工作场所在手术室内，规模较大、条件较好的麻醉科，可在临床麻醉中建立分支学科（或称为亚科），如产科、心脏外科、脑外科、小儿外科麻醉等。临床麻醉的主要工作内容如下：

（1）为手术顺利进行提供安全、无痛、肌松、合理控制应激以及避免不愉快记忆等基本条件。

（2）提供完成手术所必需的特殊条件，如气管、支气管麻醉，控制性降压，低温，人工通气及体外循环等。

（3）对手术患者的生理功能进行全面、连续和定量的监测，并调控在预定的范围内，以维护患者的生命安全。应当指出，对患者生理功能进行监测与调控已成为临床麻醉的重要内容。这不仅涉及仪器与设备的先进性，更涉及麻醉医师的素质。

（4）预防并早期诊治各种并发症，以利术后顺利康复。

（5）向患者家属交代病情，危重疑难患者及大手术的麻醉处理必须征得家属的同意与签字后才能施行，必要时还需经院医务管理部门批准后实施。

二、麻醉前病情估计与准备

所有麻醉药和麻醉方法都可影响患者生理状态的稳定性；手术创伤和失血可使患者生理功能处于应激状态；外科疾病与并存的内科疾病又有各自不同的病理生理改变，这些因素都将造成机体生理潜能承受巨大负担。为减轻这种负担和提高手术麻醉的安全性，在手术麻醉前对全身情况和重要器官生理功能做出充分估计，并尽可能加以维护和纠正，这是外科手术治疗学中的一个重要环节，也是麻醉医师临床业务工作的主要方面。

全面的麻醉前估计和准备工作应包括以下几个方面：①全面了解患者的全身健康状况和特殊病情；②明确全身状况和器官功能存在哪些不足，麻醉前需要哪些积极准备；③明确器官疾病和特殊病情的危险所在，术中可能发生哪些并发症，需采取哪些防治措施；④估计和评定患者接受麻醉和手术的耐受力；⑤选定麻醉药、麻醉方法和麻醉前用药，拟定具体麻醉实施方案。

三、麻醉前用药

麻醉前用药（也称术前用药）是手术麻醉前的常规措施，主要目的是：①解除焦虑，充分镇静和产生遗忘；②稳定血流动力学，减少麻醉药需求量；③降低误吸胃内容物的危险程度；④提高痛阈，加强镇痛，抑制呼吸道腺体分泌；⑤防止术后恶心、呕吐。针对上述用药目的，临床上常选用五类麻醉前用药：神经安定类药，α_2 肾上腺素能激动药，抗组胺药和抗酸药，麻醉性镇痛药，抗胆碱药。

四、吸入全身麻醉

吸入全身麻醉是将麻醉气体或麻醉蒸汽吸入肺内，经肺泡进入血液循环，到达中枢神经系统而产生的全身麻醉。吸入麻醉药在体内代谢、分解少，大部分以原型从肺排出体外，因此吸入麻醉容易控制，较安全、有效，是现代麻醉中常用的一种方法。

五、静脉全身麻醉

将全身麻醉药注入静脉，经血液循环作用于中枢神经系统而产生全身麻醉的方法称为静脉全身麻醉。静脉全身麻醉具有对呼吸道无刺激性、诱导迅速、苏醒较快、患者舒适、不燃烧、不爆炸和操作比较简单等优点。但静脉麻醉药多数镇痛不强，肌松差，注入后无法人工排除，一旦过量，只能依靠机体缓慢排泄，为其缺点。因此，使用前应详细了解药理性能，尤其是药代动力学改变，严格掌握用药指征和剂量，以避免发生意外。

六、气管、支气管内插管术

气管、支气管内插管术是临床麻醉中不可缺少的一项重要组成部分，是麻醉医师必须掌握的最基本操作技能，不仅广泛应用于麻醉实施，而且在危重患者呼吸循环的抢救复苏及治疗中也发挥重要作用。

七、局部麻醉

局部麻醉是指患者神志清醒，身体某一部位的感觉神经传导功能暂时被阻断，运动神经保持完好或同时有程度不同的被阻滞状态。这种阻滞应完全可逆，不产生组织损害。

常用的局部麻醉有表面麻醉、局部浸润麻醉、区域阻滞、神经传导阻滞四类。后者又可分为神经干阻滞、硬膜外阻滞及蛛网膜下隙神经阻滞。静脉局部麻醉是局部麻醉另一种阻滞形式。

八、神经及神经丛阻滞

神经阻滞也称传导阻滞或传导麻醉，是将局部麻醉药注射至神经干旁，暂时阻滞神经的传导功能达到手术无痛的方法。由于神经是混合性的，不但感觉神经纤维被阻滞，运动神经纤维和交感、副交感神经纤维也同时不同程度地被阻滞。若阻滞成功，麻醉效果优于局部浸润麻醉。

九、椎管内麻醉

椎管内麻醉含蛛网膜下隙阻滞和硬膜外阻滞两种方法，后者还包括骶管阻滞。局部麻醉药注入蛛网膜下隙主要作用于脊神经根所引起的阻滞称为蛛网膜下隙阻滞，统称为蛛网膜下隙神经阻滞；局部麻醉药在硬膜外间隙作用于脊神经，是感觉和交感神经完全被阻滞，运动神经部分丧失功能，这种麻醉方法称为硬膜外阻滞。

十、针刺麻醉的方法

针麻创用以来，种类较多，按针刺部位分，有体针、耳针、头针、面针、鼻针、唇针、手针、足针及神经干针等法；按刺激条件分，有手法运针、脉冲电针、激光照射穴位、水针和按压穴位等法。临床上以体针或耳针、脉冲电针的应用最为普遍。

第二节　急救与复苏

一、急救

（一）严重心律失常

麻醉和手术期间心律失常的发生率为16% ~ 62%，心脏病患者可高达60%，而非心脏病患者仅37%。重危患者和各类大手术，以及心脏病患者施行心脏或非心脏手术，严重心律失常是常见的并发症之一。因此，在麻醉手术期间及ICU中应加强心电图监测，以便迅速和正确地做出诊断，明确诱发因素，采取积极有效的防治措施，避免影响手术成功率和患者预后。

（二）急性肺水肿

急性肺水肿是指肺间质（血管外）液体积聚过多并侵入肺泡内。两肺听诊有湿性啰音，咳出泡沫样痰液，表现呼吸困难，可出现严重低氧血症。若不及时处理，后果十分严重。有许多疾病如急性左心力衰竭等都能引起急性肺水肿，其发病机制不一，病理生理变化亦各异，研究和了解急性肺水肿形成的机制，将有助于肺水肿的早期诊断和预防，以便采取有效措施，使肺水肿迅速缓解。

（三）心力衰竭

心力衰竭是由多种原因引起的心功能不全综合征。因此，其治疗的关键是纠正基础病因及诱因，特别对非心脏性病因或诱因的控制是相当重要的。但是，对心力衰竭的控制也很重要，特别是急性心力衰竭，如不及时治疗，可危及患者生命。对心力衰竭治疗的基本原则是：①减轻心脏负荷，包括前负荷和后负荷。②增强心肌收缩力，使心输出量增加。③维持心肌供氧与耗氧的平衡，供氧主要取决于血液的氧合状态和冠状动脉血流，耗氧则主要与动脉压、心率、前负荷及心肌收缩性有关。

（四）急性肾功能衰竭

急性肾功能衰竭是由各种原因引起的肾功能急剧减损，导致水潴留、氮质血症、电解质及酸碱平衡紊乱等急性尿毒症的临床综合征。急性肾功能衰竭如能早期诊断、及时抢救和合理治疗，多数病例可逆转，是目前能得到完全恢复的重要器官功能衰竭之一。

二、复苏

在患者心跳呼吸停止时所采取的抢救措施称复苏术，抢救的目的不仅要使患者存活，而且要使患者意识恢复，此称为复苏。心肺脑复苏在临床上大致分为三个既有区别又有联系的阶段：基础生命支持→继续生命支持→长期生命支持。

（一）临床表现

心搏停止的患者表现为突然的心音和大动脉搏动消失，继而呼吸、神智消失。如不及时抢救即出现瞳孔散大、固定、肌肉软瘫、脊髓和基础防御（如咳嗽）反射消失；手术的患者则发生术野渗血停止；枕骨大孔疝的患者则首先表现为呼吸骤停。

经复苏治疗的病例，原发病不严重或初期复苏及时且有效者，呼吸功能和循环功能可逐渐恢复，原发病较重或初期复苏不及时者，循环功能即使基本稳定后，呼吸可能还未恢复或未完全恢复，心、肺、脑、肾等重要器官的病理生理状态不仅未必恢复，而且可能继续恶化。但经复苏后对这些重要器官功能进行严密的观察和必要的处理，部分患者可得以逐步康复。研究表明：4分钟内开展初期复苏，8分钟内后期复苏，患者存活率为43%；8～16分钟内开始后期复苏，存活率仅为10%；8～12分钟内开始初期复苏，16分钟后期复苏，存活率为6%。

（二）检查方法

心搏停止后，心电图可见三种情况：①心电活动消失，心电图呈直线；②室颤；③仍有生物电活动存在，但无有效机械收缩。

（三）诊断标准

A. 神智突然消失，大动脉搏动触不到。

B. 听不到心音，测不到血压。

C. 呼吸停止或呈叹息样呼吸，面色苍白或灰白。

D. 手术创面血色变紫、渗血或出血停止。

E. 瞳孔散大，无任何反射。应注意脑挫伤、颅骨骨折、颅内出血儿茶酚胺效应、安眠药中毒或使用阿托品类药物者瞳孔也会散大，应予以鉴别。

诊断：符合A、B与C、D、E即可确诊。在现场复苏时，为不延误抢救时机，据A即可确诊。

（四）复苏治疗效果判定标准

（1）治愈：给予复苏治疗后，自主循环、呼吸恢复，瞳孔对光反射敏感，神志逐步清醒，智力恢复，参加正常工作。

（2）有效：心肺复苏后遗留一定的精神行为或神经障碍，或者仅呈皮质下存活（持续的植物人状态）。

（3）无效：心肺复苏后再度衰竭，在短期内死亡，或给予持续复苏治疗 30 ~ 60 分钟后仍无自主循环、呼吸出现者。

（五）复苏治疗原则

维持通气和换气功能；心脏按压以触及颈动脉或股动脉搏动；利用各种措施诱发心搏；维持循环功能、肾功能；维持水、电解质、酸碱平衡；贯穿始终的脑保护，防止或缓解脑水肿（和脑肿胀）的发展。

复苏可分为三个步骤：初期的通畅气道，恢复呼吸循环功能及实施脑保护；中期的药物治疗，电除颤、纠正内环境及进一步脑保护；后期的脑复苏及循环功能的维持。

（六）复苏治疗中应注意的问题

（1）一旦发现患者神智呼吸及大动脉搏动消失，应立即进行复苏，不应反复听心音或等心电图诊断而延误抢救。

（2）口对口人工呼吸的潮气量应为正常呼吸时的 2 ~ 3 倍，形成过度通气，以弥补吹入气氧含量低、二氧化碳含量高的缺陷。

（3）心包填塞、张力性气胸、新鲜肋骨骨折及心瓣膜置换术后的患者不应采用胸外心脏按压，宜开胸胸内挤压。老年人骨质较脆，胸廓缺乏弹性，易发生肋骨骨折，胸外心脏按压时应加倍小心。

（4）电除颤失败时，不宜无限制地增加电能，应纠正其他因素，如心肌缺血、血钾过低、心脏温度过低、高碳酸血症等。

（5）脑复苏中不应用硫喷妥钠，因此药虽可抑制惊厥，但负荷量的硫喷妥钠有明显的负性肌力作用及负性血流动力学作用。

（6）应用甘露醇要防止过度，使血容量不足、血液黏度增加、脑血流减少和电解质紊乱。

第三节　重症监测治疗

ICU 是在麻醉后恢复室（postanesthesia recovery room，PARR）的基础上发展起来的，真正具有现代规范的 ICU 建立于 1958 年美国 Baltimore City Hospital，属麻醉科管辖。ICU 在英国改名为 ITU（intensive therapy unit），中文的意思是将患者集中加强监测治疗的单位。因此，国内有些单位称之为“加强医疗病房”，中华医学会麻醉学会则建议称为“重症监测治疗病房”。ICU 的特点有以下几方面：①是医院中对危重患者集中管理的场所。②具有一支对危重病症进行紧急急救与诊治的医师、护士队伍。③配备有先进的监测技术，能进行连续、定量的监测，可为临床诊治提供及时、准确的依据。④具有先进的治疗技术，对重要脏器功能衰竭可进行有效、持久的治疗。ICU 的宗旨是对危重患者提供高水准的医疗护理服务，最大限度地抢救患者。其主要任务是对危重患者进行抢救和实施监测治疗。通过精心地观察护理，对患者内环境及各重要脏器功能的全面监测和及时有效的治疗，从而减少并发症的发生率，降低病死率和提高抢救成功率和治愈率。ICU 的建立促进了危重病医学的崛起。

一、体制

综合来讲，ICU 的建制大致可分为专科 ICU、综合 ICU 和部分综合 ICU 三种形式。

（一）专科 ICU

专科 ICU 是各专科将本专业范围内的危重患者进行集中管理的加强监测治疗病房。例如，心血管内科的 CCU（cardiac care unit），呼吸内科的 RCU（respiratory care unit），儿科的 NCU（neonatal care unit），心胸外科的 TCU（thoracic care unit）等，此外烧伤科、神经科、脏器移植等都可设立自己的 ICU。不同专科的 ICU 有各自的收治范围和治疗特点，留住的时间等方面也不尽相同。专科 ICU 由专科负责管理，通常指派一名高年资的专科医师固定或定时轮转全面负责。专科 ICU 的特点与优势是对患者的原发病、专科处理、病情演变等从理论到实践均有较高的水平或造诣，实际上是专科处理在高水平上的延续。但其不足之处是对专科以外的诊治经验与能力相对不足，因而遇有紧急、危重情况，常需约请其他专科医师协同处理，如气管切开、气管插管、呼吸器治疗、血液透析等。麻醉科是最常被约请协助处理的科室之一。此外，建设 ICU 需要投入大量的财力、物力。因此，即使在经济相当发达国家的医院中，至今仍是根据各医院的优势即重点专科建立相应的专科 ICU。

（二）综合 ICU

综合 ICU 是在专科 ICU 的基础上逐渐发展起来的跨科室的全院性综合监护病房（general ICU 或 multidisciplinary ICU），以处理多学科危重病症为工作内容。综合 ICU 归属医院直接领导而成为医院中一个独立科室，也可由医院中的某一科室管辖，如麻醉科、内科或外科。综合 ICU 应由专职医师管理，即从事于危重病医学的专科医师。这样的专职医师需要接受专门的培训和学习，取得资格才能胜任。在 GICU，专职医师全面负责 ICU 的日常工作，包括患者的转入转出、全面监测、治疗方案的制订和监督协助执行，以及与各专科医师的联络和协调等。原专科的床位医师每天应定期查房，负责专科处理。

综合 ICU 的特点与优势是克服了专科分割的缺陷，体现了医学的整体观念，也符合危重病发展的“共同通路”特点，其结果必然是有利于提高抢救成功率与医疗质量。但是，另一方面的难度是，要求一个 ICU 专职医师，对医学领域中如此众多的专科患者的专科特点均能有较深入、全面的了解是相当困难的，因而在这种 ICU 中，与专科医师的结合十分重要。

（三）部分综合 ICU

鉴于上述两种形式的优缺点，部分综合 ICU 的建立有利于扬长避短，部分综合 ICU 系指由多个邻近专科联合建立 ICU，较典型的例子是外科 ICU 或麻醉科 ICU（或麻醉后 ICU，PAICU）。两者主要收治外科各专科的术后危重患者，这些患者除了专科特点，有其外科手术后的共性。因此，综合性 ICU 的成立不应排斥专科 ICU 的建立，特别是术后综合 ICU 的建立具有重要价值，也是现代麻醉学的重要组成部分，本章将以此为重点进行介绍。

二、建设

（一）病房与床位要求

PAICU 的位置应与麻醉科、手术室相靠近，专科 lCU 则设置在专科病区内，在有条件的医院内所有的 ICU 应在同一个区域里，共同组成医院的危重病区域。ICU 病床设置一般为医院总床位数的 1% ~ 2%。每张危重病床应有 15 ~ 18m^2 的面积；除此以外，还要有相同面积的支持区域，作为实验室、办公室、中心监测站、值班室、导管室、家属接待室、设备室、被服净物和污物处理室等。病房应是开放式，一般一大间放置 6 ~ 8 张床位，每张床位之间可安置可移动隔挡，另设一定数量的单人间，病房内设有护士站，稍高出地面，可看到所有病床，中心护士站应设有通信联络设备和控制室内温度、光线和通气以及管理控制药物柜的操纵装置。每个床位至少要有 8 ~ 10 个 10 ~ 13 安培的电源插座，分布于床位的两边。电源最好来自不同的线路，在一旦发生故障时更换插座仍可使用。所有电源应与自动转换装置连接，电源中断时可自动启用备用系统。每个床位至少要两个氧气头、两个吸引器头，还要有压缩空气、笑气与氧的等量混合气体。

（二）仪器配备

ICU 需购置许多贵重仪器，选择仪器应根据 ICU 的任务、财力及工作人员的情况而定，一般仪器设备包括以下三方面：监测和专项治疗仪器设备、诊断仪器设备、护理设备。

（三）建立科学管理

ICU 的医护人员除了执行卫生部颁发的有关医院各级人员职责，为了保证工作有秩序地进行，还需要建立和健全自身的各项制度，包括：早会制度、交接班制度、患者出入室制度、抢救工作制度、保护性医疗制度、死亡讨论制度、医疗差错事故报告制度、会诊制度、护理查房制度、药品管理制度、医嘱查对制度、用药查对制度、输血查对制度、仪器保管使用制度、消毒隔离制度、病区清洁卫生制度、财物管理制度、学习进修制度以及家属探视制度。同时还需要建立健全各种常规，包括体外循环术后监护常规、休克监护常规、呼吸器支持呼吸监护常规、气管造口护理常规、各种导管引流管护理常规和基础护理常规等。

三、人员配备

ICU 中专职医师的人数视病房的规模和工作量需求而定。不同形式的 ICU 应有所区别，医师与床位的比例一般为 0.5 ～ 1.0。ICU 设主任一名（专科 ICU 可由专科主任兼任），主治医师、住院医师按床位数决定。如隶属于麻醉科等一级科室（如内科、外科、急诊科等）管理，则低年资主治医师和住院医师可轮转，高年资主治医师应相对固定，ICU 主任可由一级科室的副主任兼任。ICU 的护士是固定的。不论何种 ICU，均应设专职护士长 1 ～ 2 名，护士人数根据对护理量的计算而确定，一般与床位的比例为 3 ：1。护理量根据患者轻重程度一般分为以下四类。

第Ⅰ类：病危，此类患者至少有一个脏器发生功能衰竭随时有生命危险，每日护理量在 24 小时甚至更多，即患者床边不能离开人。第Ⅱ类：病重，主要是术后高危、病情较重，有脏器功能不全或随时有可能发展成为衰竭的患者，每日护理工作量在 8 ～ 16 小时，即每 24 小时至少有 1 ～ 2 个护士在床边监护。第Ⅲ类：一般，每日护理量在 4 ～ 8 小时。第Ⅳ类：自理，每日护理量在 4 小时以下。在以上各类患者中 ICU 只收治第Ⅰ、Ⅱ类患者，根据各医院 ICU 收治患者的特点计算所需护士人数，计算方法是：以每个患者每周所需护理工作时间，病房每周所需总护理小时数，除以一个护士每周可能提供的工作时间数（按 40 小时计算），得出所需护士人数。这样的计算结果，加上周末、节假日等，一般 ICU 的床位与护士之比如前所述约为 1 ：3。

除医师、护士外，ICU 还需要多种专门人才，如呼吸治疗师、管理仪器设备的医学工程师、放射科医师和技术员，营养治疗师、院内感染管理人员、药剂师、实验室技术员、计算机工作人员、护理员、清洁工等。

四、收治对象

ICU 的收治对象来自各临床科室的危重患者如呼吸、循环等重要脏器和代谢有严重功能不全或可能发生急性功能衰竭随时可能有生命危险的患者。在 ICU 收治患者的选择上要明确以下两点：①患者是否有危重病存在或有潜在的危重病或严重的生理扰乱。②患者的危重程度和严重生理紊乱经积极处理后是否有获得成功的可能。

五、日常工作内容

（一）监测

监测包括呼吸、心血管、氧传递、水电解质和酸碱平衡，血液学和凝血机制、代谢、肝肾功能、胃肠道、神经系统和免疫与感染等。对不同病种的监测应有不同的侧重。

（二）治疗

ICU 治疗的重点是脏器功能支持和原发病控制，有以下几个特点。

1. 加强与集中　加强指对患者的监测、治疗等各方面都要强而有力。集中就是集中采用各种可能得到的最先进医疗监测和治疗手段、各专科的诊疗技术和现代医学最新医疗思想和医学工程最新成果。危重患者的病情有自然恶化的趋势，也有好转的可能，只有经过早期强而有力的治疗，才可能阻断恶化的趋势而争取好的可能。

2. 共同特点　病程的危重期，不论原发病来自哪里，患者都可能表现出许多共同特点，称为各种疾病危重期发展的共同道路。这时的患者不但表现各单个脏器的功能障碍，而且还突出地表现为脏器功能间的相互不平衡，表现为互相联系、互相影响和互为因果。因此对多脏器功能的全面支持成为临床上突出的工作内容。这种支持涉及各专科的医疗技术的运用，但不是它们的简单相加，而是要特别注意各脏器功能支持的平衡协调，阻断恶性循环，使患者转危为安，应当指出的是所有的治疗措施都可能会影响机体的平衡，越是强有力的治疗措施对平衡的影响也越大。患者的病情如仍集中在某一个脏器，则在支持这个脏器的基础上兼及其他脏器功能，就抓住了恢复平衡的大方向。如果患者的主要问题已突破了某一脏器的范围，而以多脏器功能损害为临床突出表现时，脏器支持的均衡性就成为十分突出的问题。

3. 整体观念　近代医学的进步使分科越来越细，有利于专科治疗成功率的提高，也带来了完整整体被分割的弊端。ICU 的患者其疾病涉及多个脏器，问题就复杂起来，对各个脏器的治疗原则可能是相互矛盾的。这就要求我们的治疗从整体的观念出发，注意各项脏器支持的相互协调。

4. 确定治疗的先后缓急　根据病情轻重缓急，拟订治疗方案，明确哪些病情需要紧急处理，哪些需要稍次之，在病情的发展中，当一个主要的紧急的问题获得缓解或解决，另一个问题可能会上升为主要矛盾，因此对病情做出动态估计并识别特定病变的病理生理影响在治疗中十分重要，也需有相当的经验和较高的临床判断力。

5. 区分和监测　原发性治疗指针对原发疾病的处理措施，继发性治疗则针对受继发影响的其他生命器官和系统，旨在对这些器官功能进行保护。两者在治疗上是既有紧密联系而又有区别的。

6. 区分支持治疗和替代治疗　支持治疗是针对重要器官系统发生严重功能不全，但尚属可逆性病变，旨在努力恢复重要器官系统自身功能的支持措施。若病变不可逆，重要器官系统功能达到不可恢复的程度，需用替代治疗。两种治疗在一定条件下可以互相转化。

六、与一般治疗病室的关系

（1）危重患者转到 ICU 后，ICU 医师应和原病房医师保持联系，使患者不但得到 ICU 的严密监测和积极治疗，同时也得到原病房医师的治疗意见。

（2）有关治疗的重要医嘱及患者转回原病房的决定，应在每日晨间查房或在急诊时与原病房医师共同商定。

（3）原病房医师每日应定期查房，并提出处理意见，非查房期间，原病房医师需更改医嘱时，应征求值班医师的意见，商讨决定。

（4）除执行会诊商定的医嘱外，ICU 值班医师在病情变化时有权做紧急处理。

第四节　疼痛治疗与研究

一、疼痛诊断的思维方法

临床镇痛的根本目的是消除患者的疼痛，解除患者的疾苦。而有效的疼痛治疗必须建立在明确诊断的基础之上，即对疼痛的来源有一个准确的判断。

疼痛是一个主观感觉，目前人们对疼痛的诊断也主要是根据这种主观感觉来进行。

因此，医生必须将收集的全部临床资料（主要来自三个方面，即病史采集、体格检查及辅助检查）进行分析，去粗取精，去伪存真，弄清它们之间的关系。这样，就需要一个适合疼痛诊断特点的思考方法，并且始终贯穿于诊断的全过程。

在疼痛诊断时首先应明确以下五个方面。

1. 明确病变的原因和性质　即明确引起疼痛的病变是属于损伤、炎症、畸形还是肿瘤，对肿瘤还要分清是良性的还是恶性的；炎症要分清是感染（一般、特殊）性的还是无菌性的；损伤要分清是急性外伤还是慢性劳损；畸形属于哪一种。明确病变的性质非常重要，除直接关系疼痛治疗的效果外，还可避免一些医疗意外和纠纷的发生。

2. 明确病变的组织或器官　即明确病变存在于哪个系统、哪个脏器，如软组织、骨关节、神经系统或内脏器官等。在软组织中还要明确是在肌肉、筋膜、韧带或滑囊等。

3. 明确病变的部位和深浅　病变部位是指病变在皮肤表面的投影，深浅是指病变的组织层次。只有对病变做准确地平面定位和立体定位，才能使治疗措施（包括药物）真正在病变局部和病变组织发挥作用，取得好的疗效。

4. 明确病程的急缓　发病的急缓，病程的长短，与治疗方法的选择有密切关系。如急性腰扭伤引起的后关节半脱位、滑膜嵌顿，用手法矫治可收到立竿见影的效果。但若已形成慢性病变，则需行神经阻滞、理疗和针刀等疗法。

5. 明确患者体质、重要生命器官的功能　疼痛的诊断，始终是围绕临床镇痛的根本目的而进行的。疼痛治疗的一些主要方法如神经阻滞疗法，有一定的危险性。因此，在疼痛的诊断过程中，应始终强调对全身状态即患者体质和重要生命器官功能的判定。年老、体弱、合并重要生命器官功能低下的患者，对阻滞疗法的耐受性差，应严格掌握适应证，控制麻醉药的用量。

在明确了以上五个方面的问题之后，就可以有针对性地选择一些治疗方法，在保证患者安全的前提下，争取最好的治疗效果，从而也就达到了诊断的根本目的。

二、疼痛的分类

由于疼痛涉及临床各个科室，而且千差万别，往往是同症异病或同病异症。许多疼痛既是一组典型的综合征，又是某些疾病的一组症状，况且疼痛又随着疾病的过程而千变万化，所以疼痛的分类至今尚难统一标准，许多学者多依其论著的主要论点而列及题类。近年，国际头痛学会和头痛分类委员会编著了头、颈、面疼痛的分类和诊断标准，虽具有一定的权威性，但作为统一的分类标准尚需实践的反馈。

三、疼痛治疗的方法

疼痛治疗的目的主要是通过消除或减轻疼痛的感觉和反应，改善血液循环，特别是局部小血管功能和微血管循环，解除骨骼肌或平滑肌痉挛，松解局部挛缩组织，改善神经营养，恢复正常神经功能，改善全身或主要脏器的功能状态，进行精神心理性治疗。

（一）药物治疗

1. 麻醉性镇痛药　最多用药为阿片类如吗啡及哌替啶、芬太尼等药，均有良好的镇痛作用，常用于急性剧烈疼痛，有成瘾性，因此应用受到限制。

2. 解热镇痛药　有水杨酸盐类（如阿司匹林），吡唆酮类（如氨基比林等），有解热消炎镇痛作用，对中等度急慢性疼痛有效，如肌肉痛、关节痛、头痛及风湿性疼痛效果较好，这些药物无成瘾性，但可出现胃肠反应等不良反应。

3. 安定药　如安定、氯丙嗪等药，有抗焦虑、遗忘和镇静作用，和镇痛药合并应用可增强镇痛效果。

（二）神经阻滞

神经阻滞是疼痛治疗广泛应用的一种方法。通过神经阻滞可以达到治疗和诊断的目的，其治疗作用有阻断疼痛的神经传导通路，阻断由于疼痛引起的恶性循环，如解除由于疼痛刺激引起的血管收缩和肌肉痉挛而导致局部缺血、缺氧，进一步使疼痛加重的恶性循环；预防胸腹部手术后由于疼痛患者不敢咳嗽，而引起的肺部并发症；鉴别产生疼痛病变的部位，判断某些治疗措施的效果等。

1. 常用的药物　如下所述。

（1）局部麻醉药：常用的有普鲁卡因、利多卡因和布比卡因等。普鲁卡因一般用 1% ～ 2% 浓度，一次量 10 ～ 30mL，适用于浅层组织神经阻滞；利多卡因发挥作用快，组织穿透性好，弥散范围广，一般采用 0.5% ～ 1% 浓度，10 ～ 15mL；布比卡因作用时间长达 2 ～ 4 小时，适于做疼痛治疗神经阻滞，用 0.25% ～ 0.5% 浓度，一次量 10 ～ 20mL。

（2）肾上腺皮质激素：具有明显抗炎减轻炎症反应作用，一般用于慢性炎症性疼痛，常用药物有醋酸可的松、强的松龙、地塞米松等药物，常用混悬液针剂进行局部组织、关节腔内或硬脊膜外腔注射，每次剂量 0.5 ～ 1mL，每周 1 次，2 ～ 3 次为一疗程，与局部麻醉药混合注射。高血压、糖尿病、溃疡病和急性化脓性炎症忌用。

（3）维生素：适用于周围神经炎、多发性神经炎等症引起的疼痛，常与局部麻醉药、肾上腺皮质激素药合并应用，一般常用维生素 B_6 10 ～ 25mg，维生素 B_{12} 0.5 ～ 1.0mg，其疗效如何，尚需深入观察了解。

（4）神经破坏药：注射后主要使神经纤维产生变性，破坏对疼痛的传导，同时也可以引起神经感觉运动功能障碍，只应用于采用一般神经阻滞效果不佳的患者，常用的药物有 10% ～ 20% 生理盐水，95%

以上酒精或5% ~ 10%酚甘油，行周围神经阻滞、蛛网膜下隙或硬膜外腔阻滞，临床均应严格应用指征。

2. 神经阻滞方法 根据不同的病情部位，采用不同的神经阻滞。

（1）脑神经阻滞：如头面部三叉神经阻滞、面神经阻滞等。

（2）脊神经阻滞：如枕部神经阻滞、颈丛及臂丛神经阻滞、肩胛上神经阻滞、肋间神经阻滞、椎旁神经阻滞、坐骨神经阻滞、腓神经阻滞等。

（3）椎管内神经阻滞：如蛛网膜下隙阻滞、硬膜外腔阻滞、骶管神经阻滞等。

（4）交感神经阻滞：如星状神经节阻滞、腹腔神经节阻滞、胸部腰部交感神经节阻滞等。

（5）局部神经阻滞：一般在患处找出压痛点，行局部神经阻滞。还有胸膜间镇痛用于术后镇痛。

（三）物理疗法

包括各种物理因素如冷、热、光、电、超声、振荡等物理治疗方法。

（四）外科手术

如三叉神经切断术、经皮脊髓束切断术、经鼻垂体破坏术、丘脑切除术等神经外科手术。

（五）精神－心理疗法

如催眠术、松弛术、生物反馈疗法、行为疗法等。

第五节 麻醉门诊及其他任务

一、麻醉科门诊

麻醉科门诊的主要工作范围：

1. 麻醉前检查与准备 为缩短住院周期，保证麻醉前充分准备，凡拟接受择期手术的患者，在入院前应由麻醉医师在门诊按麻醉要求进行必要的检查与准备，然后将检查结果、准备情况、病情估计及麻醉处理意见等填表送到麻醉科病房。这样一来，患者入院后即可安排手术，缩短住院日期，可避免因麻醉前检查不全面而延期手术，麻醉前准备比较充裕，而且在患者入院前麻醉医师已能充分了解到病情及麻醉处理的难度，便于恰当地安排麻醉工作。

2. 出院患者的麻醉后随访 尤其是并发症的诊断与治疗由麻醉医师亲自诊治是十分必要的，因为某些并发症（如腰麻后头痛）由神经内科或其他科室诊治而疗效不够理想，而在麻醉医师不在场的情况下，把大量责任归咎于麻醉医师，也是对医疗及患者不负责任的表现。

3. 接受麻醉前会诊或咨询 如遇特殊病例，手术科室应提前请求会诊，负责麻醉医师应全面了解患者的疾病诊断、拟行手术步骤及要求、患者的全身状况，包括体检和实验室检查结果及主要治疗过程，麻醉史、药物过敏史，以及其他特殊情况等，从而估价患者对手术和麻醉的耐受力；讨论并选定麻醉方法，制定麻醉方案；讨论麻醉中可能发生的问题及相应的处理措施，如发现术前准备不足，应向手术医师建议需补充的术前准备和商讨最佳手术时机。麻醉科也应提前讨论并做必要的术前准备。

4. 麻醉治疗 凡利用麻醉学的理论与技术（包括氧疗及各种慢性肺部疾患患者的辅助呼吸治疗）进行的各种治疗可称麻醉治疗，麻醉治疗是麻醉科门诊的重要内容。

二、麻醉恢复室

麻醉恢复室是手术结束后继续观测病情，预防麻醉后近期并发症，保障患者安全，提高医疗质量的重要场所。此外，可缩短患者在手术室停留时间，提高手术台利用率。床位数与手术台比例为1 ∶ 1.5 ~ 1 ∶ 2。麻醉恢复室是临床麻醉工作的一部分，在麻醉医师主持指导下由麻醉护士进行管理。

（1）凡麻醉结束后尚未清醒（含嗜睡），或虽已基本清醒但肌张力恢复不满意的患者均应进入麻醉恢复室。

（2）麻醉恢复室收治的患者应与ICU收治的患者各有侧重并互相衔接。

（3）麻醉恢复室应配备专业护士，协助麻醉医师负责病情监测与诊治，护士与床位的比例为1 ∶ 2 ~ 1 ∶ 3，麻醉医师与床位的比例为1 ∶ 3 ~ 1 ∶ 4。

（4）待患者清醒、生命及（或）重要器官功能稳定即可由麻醉恢复室送回病房，但麻醉后访视仍应有原麻醉者负责。

（5）凡遇到患者苏醒意外延长，或呼吸循环等功能不稳定者应及时送入ICU，以免延误病情。

三、麻醉学研究室或实验室

麻醉科实验室一般可附属在麻醉科内。为了科研工作的需要可成立研究室，成立研究室时必须具备以下条件：①要有学术水平较高、治学严谨、具有副教授以上职称的学科或学术带头人；②形成相对稳定的研究方向并有相应的研究课题或经费；③配备有开展研究所必需的专职实验室人员编制及仪器设备；④初步形成一支结构合理的人才梯队。

第二章

气道管理技术

第一节　气管内插管方法

在处理气道前，特别是气管内插管前，应首先评估上、下呼吸道的解剖结构及通畅程度，目的是对面罩通气及气管内插管的难易程度做出判断。其次是结合手术部位选择插管径路（经鼻腔、口腔或气管切开造口），并明确气管内插管的适应证与禁忌证，保障气管内插管的质量与安全。因此气管内插管前均应进行上呼吸道评估，做好思想上、人员上和物质上的充分准备，方可降低和消除由此产生的相关风险，以达到安全施行气管内插管的目的。

无论行静脉麻醉或吸入麻醉均有一个使患者从清醒状态转为可以进行手术或操作的麻醉状态的过程，这一过程称为全麻诱导。全麻诱导是预测无明确困难气道的患者气道处理时常用的诱导方式，而对于预测为困难气道的患者，则更多地采用清醒镇静表面麻醉或保留自主呼吸的浅全麻。采用何种诱导方法以及选用哪些药物，主要取决于患者的病情以及对面罩通气和气管内插管的困难程度和风险的估计，同时也应考虑麻醉医师的经验和设备条件。

一、气管内插管的适应证、禁忌证及优缺点

（一）适应证

1. 手术麻醉适应证　指手术麻醉患者的生命安危取决于是否采用气管内插管，否则禁忌在全身麻醉下手术，包括：①全身麻醉颅内手术；②胸腔和心血管手术；③俯卧或坐位等特殊体位的全身麻醉手术；④ ARDS 患者全身麻醉手术；⑤呼吸道难以保持通畅的患者（如颌面部、颈部、五官科等全身麻醉大手术，颈部肿瘤压迫气管患者，重度肥胖患者等）；⑥腹内压增高频繁呕吐（如肠梗阻）或饱胃的患者；⑦某些特殊麻醉，如并用降温术、控制性降血术等；⑧需用肌松药的全身麻醉手术；⑨简化麻醉管理也可选择气管内插管，如时间长于 2h 的任何全身麻醉手术以及颌面部、颈部和五官科等中小型全身麻醉手术等，这取决于麻醉医师个人技术经验和设备条件。

2. 危重病症　包括气道保护能力丧失如昏迷患者、严重呼吸功能障碍如而无创处理无效的患者以及严重循环功能障碍如心搏骤停患者等。

（二）禁忌证

（1）喉水肿、急性喉炎、喉头黏膜下血肿等在插管创伤时可引起严重出血，禁忌气管内插管，除非急救。

（2）呼吸道不全梗阻者有插管适应证，但禁忌全身麻醉快速诱导插管。并存出血性血液病（如血友病、血小板减少性紫癜症等）者，插管创伤易诱发喉头声门或气管黏膜下出血或血肿，继发呼吸道急性梗阻，因此宜列为相对禁忌证。主动脉瘤压迫气管者，插管可能导致动脉瘤破裂，宜列为相对禁忌证；如果需要行气管内插管，动作需熟练、轻巧，避免意外创伤。鼻道不通畅如鼻咽部纤维血管瘤、鼻息肉或有反复鼻出血史者，禁忌经鼻气管内插管。麻醉者对插管基本知识未掌握、插管技术不熟练或插管设备不完善者，应列为相对禁忌证。

（三）优缺点

（1）可有效保持呼吸道通畅，便于清除气管支气管内分泌物。

（2）对呼吸功能不全或喉反射不健全患者，可有效施行辅助呼吸或控制呼吸，避免胃膨胀并发症。

（3）对胸腔内手术患者或需要呼吸治疗患者，可按需施行各类正压通气。

（4）允许手术者将患者安置在任何体位（俯卧、侧卧、坐位和头低脚高位等），患者不致产生过分的通气障碍。

（5）允许麻醉科医师远离患者继续有效操控麻醉与通气。

二、气管内插管方法

气管内插管方法有多种，大致有三种分类方法，见表 2-1。临床上常规的插管方法是明视经口插管法，其他方法主要为病情需要或为特殊插管患者而设计，可酌情选用。

表 2-1　气管内插管方法分类

（一）根据插管途径分类	1. 经口腔插管法	经口明视气管内插管法
	2. 经鼻腔插管法	经鼻明视气管内插管法
	3. 经气管造口插管法	
（二）根据插管前的麻醉方法分类	1. 诱导插管法	慢诱导气管内插管法
		快速诱导气管内插管法
	2. 清理插管法	清醒经口或鼻明视插管法
	3. 半清醒管法	安定半清醒状态明视插管法
（三）根据是否显露声门分类	1. 明视插管法	直接喉镜明视插管法
		纤维光导喉镜引导插管法
	2. 盲探插管法	经鼻盲探气管内插管法
		经口手指探触引导插管法
		经气管逆行细导管引导插管法

（一）经口明视气管内插管法

经口气管内插管是将气管导管通过口腔、咽腔与声门插入下呼吸道的气管内或支气管内而建立人工呼吸道的一种方法。它是临床上建立人工呼吸道中最基本、最普遍的操作技术。明视经口气管内插管法为麻醉科医师必须熟练掌握的一项基本技能，要求做到安全、正确、无损伤。

1. 插管前的准备

（1）气管导管的选择：成人与儿童气管导管的选择标准不同。

1）成人：男性成人一般需用内径 7.5 ~ 8.5mm 的导管，女性成人需用内径 7.0 ~ 8.0mm 的导管。

2）儿童：气管导管内径需根据年龄大小和发育状况来选择，也可利用公式做出初步估计，选择内径（mmID）=4.0+（年龄 /4）的气管导管（适合 1 ~ 12 岁），见表 2-2。另外，需常规准备上下各一号的导管，根据具体情况再最后选定内径最适合的导管。值得注意的是，如果选择加强型气管导管，由于其外径粗于标准的气管导管，所以宜选择内径小约 0.5mm 的导管。

表 2-2　小儿气管导管型号选择与插入深度

小儿年龄	导管的内径（mm）	插入深度(cm)
早产儿	2.5	10
新生儿	3.0	11
1 ~ 6 个月	3.5	11
6 ~ 12 个月	4.0	12
2 岁	4.5	13
4 岁	5.0	14
6 岁	5.5	15 ~ 16
8 岁	6.0	16 ~ 17
10 岁	6.5	17 ~ 18
12 岁	7.0	18 ~ 22

（2）导管插入深度：是指从门齿至气管导管尖端的距离。成人导管插入深度一般在女性为 20 ～ 22cm，男性为 22 ～ 24cm。1 ～ 12 岁的儿童导管插入深度可根据年龄用公式估计，经口插管的深度（cm）=12+（年龄 /2），并根据儿童发育状况适当调整插入深度。一般认为气管导管最佳深度为导管尖端位于气管的中部，成人一般在气管导管套囊过声门 2 ～ 3cm 即可。

2. 气管内插管操作

（1）预充氧：在给予麻醉药物之前，可紧闭面罩下以 6L/min 以上氧流量给患者平静呼吸 3 分钟以上或连续做 4 次以上深呼吸，即达到去氮预充氧的目的。

（2）全麻诱导：常规地静脉注射插管剂量的镇静催眠药、镇痛药及肌松药，使患者达到神志消失、肌肉完全松弛、呼吸停止和镇痛良好的状态，同时在纯氧辅助 / 控制呼吸后，应用喉镜明视声门下施行气管内插管。必要时也可在清醒表麻下实施。

（3）气管内插管头位：插管前可调整手术台高度，使患者颜面与麻醉者胸骨剑突平齐，以便操作。患者平卧，利用软枕使患者头垫高约 10cm，头部置于“嗅物位”的位置，肩部贴于手术台面，麻醉者用右手推患者前额，使囊枕关节部处于后伸位（图 2–1），以使上呼吸道口、咽、喉三轴线重叠成近似一条轴线，同时张口稍许，以利于弯型喉镜置入。如未张口，应用右手推下颌并用拇指拨开下唇，防止喉镜置入时下唇卷入损失。

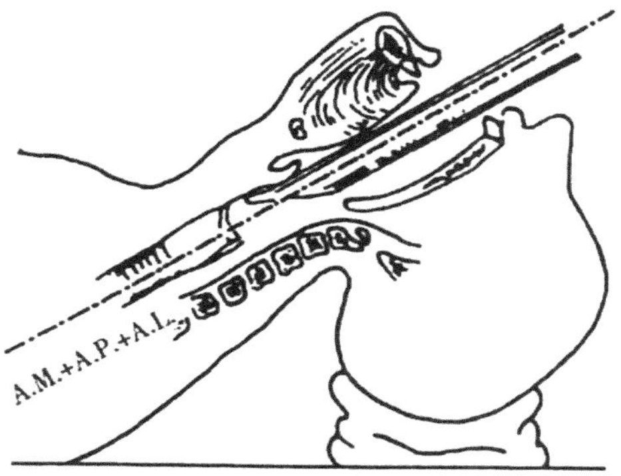

图 2–1 囊枕关节后伸下的轴线变化

（4）气管内插管操作：包括喉镜显露声门和插入气管导管，以下详述常用的 Macintosh 弯型喉镜操作方法。

1）喉镜显露声门：显露声门是气管内插管术的关键步骤。左手持喉镜置入口腔前，用右手拇指将患者下唇推开，以免喉镜抬会厌时将下唇和舌尖夹垫于下切牙与喉镜片之间而引起损伤。用左手持喉镜沿口角右侧置入口腔，将舌体稍推向左侧，喉镜片移至正中位，顺着舌背的弧度置入。在操作过程中，应动作轻柔，逐步暴露，首先暴露腭垂，继续深入可见会厌的边缘，镜片深入至舌根与会厌交界处后，上提喉镜，即可看到声门裂隙。部分患者声门较高，在暴露过程中只能看到喉头而无法显露声门，此时可请助手在环状软骨处采用 BURP（backward–upward–rightward press）手法下压，以利显露声门。在喉镜暴露的过程中，着力点应在喉镜片的顶端，并用“上提”喉镜的力量来达到显露声门的目的。切忌以上门齿作为喉镜片的着力支点，用“撬”的力量去显露声门，否则极易造成门齿脱落损伤（图 2–2）。而直型喉镜片的着力点与弯型喉镜不同，在看到会厌边缘后应继续推进喉镜越过会厌的喉侧面，然后上提喉镜，以直接抬起会厌的方式显露声门（图 2–3）。由于存在口咽腔的解剖弧度与插管轨迹，经口腔喉镜直视下气管内插管一般直接利用导管的自然弯曲度进行，也可将金属管芯预先置入导管内，使导管塑成所需弯度，以便于插入气管内。

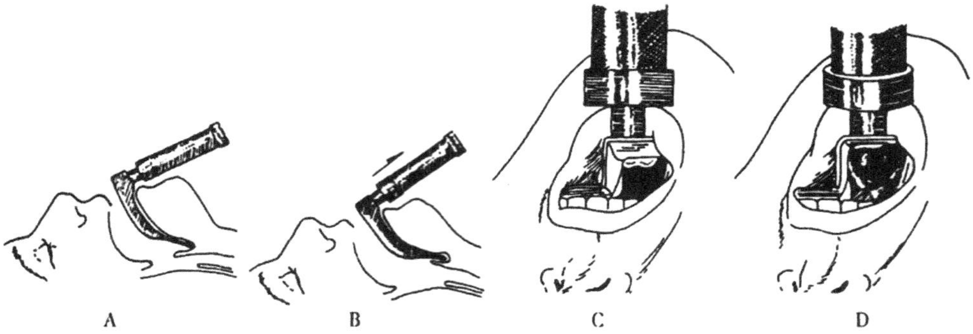

图 2-2 弯型喉镜片操作示意图

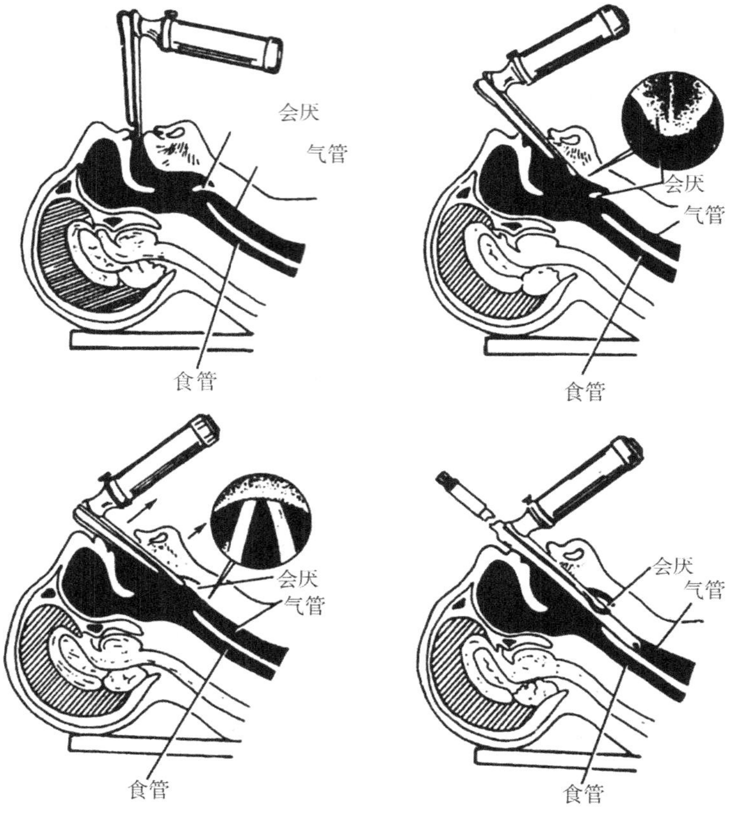

图 2-3 直型喉镜片操作示意图

2）插入气管导管：右手以执笔式持气管导管，将导管前端对准声门后，轻柔地采用旋转推进的方法插入气管内，避免使用暴力。如果患者存在自主呼吸，则在患者吸气末声门外展最大位时顺势将导管轻柔地插过声门而进入气管，一旦进入声门，立即拔去管芯，推入导管进入声门。导管插入气管后，置入牙垫并小心退出喉镜，套囊充气。连接呼吸回路，进行试通气。确认导管位于气管内后，妥善固定导管。

（5）确诊气管导管插入气管内的方法：气管导管插入后，应立即确诊导管是否在气管内，而没有误入食管。直视下看到气管导管在声带之间置入和纤维支气管镜检查可见气管环及隆突是判断导管位于气管内的可靠指标。在呼气末二氧化碳监测仪上可见连续 4 个以上不衰减的正常波形是判断气管导管在气管内的最可靠指标。下列指征也可作为辅助判断指标，但有时并不可靠：①人工通气时可见双侧胸廓对称起伏，听诊双肺可听到清晰的呼吸音且双侧一致；②按压胸部时，导管口有气流；③吸气时透明导管管壁清亮，呼气时管壁可见明显的雾气；④患者如有自主呼吸，接麻醉机后可见呼吸囊随呼吸而胀缩。

3. 插管期间常见的错误与纠正 常见的错误与纠正方法详见表 2-3。

表 2-3 插管期间常见的错误

步骤	错误	纠正
患者的体位	进行呼吸道三轴线的调整	将患者置于嗅花位
口腔张开度	口腔未能最大限度张开	稍推伸头位，或用拇指伸入口腔辅助张口
窥视片选择	尺寸、型号选择不恰当	换用恰当的窥视片
	借用喉镜片撬的杠杆作用	改用手腕上提喉镜的力量
声带显露	导管未能达到预期弯度，插入困难	借用导管探条调整导管的弯度
导管插入	未能在直视下插入导管	在窥视片直视下重新插入
	喉镜上提过度使气管成角移位	减轻喉镜上提的力量
	误入支气管或食管	听诊呼吸音判断与纠正或重插
导管位置	术中导管不慎脱出	胶布紧固导管

（二）经鼻明视气管内插管法

经鼻明视气管内插管是指先将气管导管前端插入鼻前庭，通过手感盲探将导管穿过下鼻道或总鼻道，再穿出后鼻孔进入咽腔，然后左手持喉镜从口腔暴露声门，直视下将导管插入气管内的方法。

1. 适应证

（1）为手术操作提供便利条件：如经口腔气管内插管会影响术野，或增加术者操作难度，如下颌骨骨折、口腔肿瘤等。

（2）需长期机械通气者：如呼吸功能不全需长期带管行呼吸机治疗的清醒患者，经鼻插管较经口腔插管的耐受性好，且有利于张口、闭口运动和吞咽等。

2. 禁忌证 经鼻插管禁用于颅底骨折、广泛面部骨折、鼻腔不明原因出血、多发性鼻息肉、正在使用抗凝药、鼻腔闭锁、鼻咽纤维血管瘤、鼻骨骨折、菌血症倾向（如心脏置换或瓣膜病）以及全身出凝血障碍等患者。

3. 经鼻气管内插管的准备工作

（1）鼻腔准备：尽可能选择较通畅的一侧鼻侧实施操作。插管前两侧鼻腔务必应用黏膜血管收缩药与黏膜表面麻醉，一方面使鼻腔空间扩大，有利于置入直径较粗的导管，并降低插管摩擦阻力；另一方面可减少或避免黏膜损伤出血，还能减少或降低患者的不适和痛苦。

（2）气管导管的选择：成人选择 ID6.0 ~ 7.0mm 的气管导管，一般成年男性选择 ID6.5 ~ 7.0mm 的导管，成年女性选择 ID6.0 ~ 6.5mm 的导管。专用的经鼻气管导管或尖端较软的气管导管可降低鼻腔损伤的风险。

（3）气管导管的润滑：将气管导管前端及气囊外侧涂抹润滑剂或 2% 利多卡因凝胶，以降低鼻腔沿途插入的阻力及损伤。

（4）其他设备：备好鼻腔插管钳、吸引器以及吸痰管，一旦鼻腔出血流向咽腔应及时吸出。

4. 操作方法 可在全身麻醉快速诱导后或清醒表麻下实施操作。患者头后仰，操作者右手持气管导管以与面部垂直的方向插入鼻腔，沿鼻底部经下鼻道出鼻后孔至咽腔。切忌将导管向头顶方向推进，以免引起严重的出血。此步骤应轻柔操作，遇到异常阻力时应停止，以避免损伤。遇阻力时轻柔旋转导管或改用较细导管或改用另一侧鼻腔。鼻翼至耳垂的距离相当于鼻孔至咽后腔的距离。当导管推进至咽腔后，用左手持喉镜置入口腔暴露会厌。当显露声门后，右手在鼻腔外握持气管导管继续前行，并调整管尖方向，以便对准声门，再顺势插入。窥视导管气囊根部已完全进入声门下 2 ~ 3cm 即可。若经调整后仍无法对准声门，则可用插管钳经口夹住导管前端，将其送入气管内。目前有条件的单位一般均采用纤维支气管镜引导下实施该操作。

（三）经鼻盲探气管内插管法

经鼻盲探气管内插管完全是靠手感和听诊气流声音进行的，并在其引导下逐渐接近声门而插入气管。本法适用于张口困难、颞颌关节强直、颈椎损伤和口颏颈胸部联合瘢痕形成使头颅无法后仰以及其他无法从口腔置入喉镜进行插管的患者。气管导管出后鼻孔之前的方法与明视经鼻插管法者相同，鼻腔盲探气管内插管要点是务必保留患者的自主呼吸，宜在较浅的全身麻醉下或采用清醒表麻下实施，一方面依靠自主呼吸气流引导插管，另一方面自主呼吸下能满足自身机体氧合需求，创造安全的插管条件。根据导管内的呼吸气流声的强弱，来判断导管与声门之间的相对位置和距离。导管口越正对声门气流声音越响；反之，越偏离声门，声音越轻或全无。操作者以右手握持导管的后端，左手托住患者头枕部，并侧耳倾听导管内的呼吸音，当右手将导管缓慢推进时，因导管尖端逐渐接近声门，呼吸音也随之增强，说明导管插入方向正确，待导管内可闻到最清晰的呼吸音时，导管尖端正在声门口处，应在患者吸气时将导管推进，使导管进入气管内。导管推进过程中如果遇到阻力，同时呼吸气流声中断，提示导管前端已误入梨状窝，或进入舌根会厌间隙，将导管后退至呼吸音最强处，通过左右或上下移动头位来调节咽腔内导管尖端的方向，使管尖向声门处靠拢，并再次注意导管内气流声，一旦气流声顺畅，可迅速将导管插入气管内。如插管失败，可再次调整头位，并依据气流声继续尝试。

若导管插入一定深度仍无阻力，且导管内气流声音随导管逐渐推进而消失，说明导管直接误入食管。此时缓慢后退导管，至听到呼吸音最强时停止，说明导管尖端已退出食管而接近声门，然后使头过度后仰，颈椎前凸，必要时可将套囊充气，可使导管前端上抬，同时继续根据气流声将导管推进。

（四）经口盲探气管内插管法

本法多采用清醒插管方式，最适用于部分张口障碍、呼吸道部分阻塞、颈项强直、颈椎骨折脱臼、颈前瘢痕挛缩、喉结过高、颈项粗短或下颌退缩的患者，其基本方法有两种：鱼钩状导管盲探插管法和手指探触引导经口插管法。

1. 鱼钩状导管盲探插管法　插管前利用导管芯将气管导管弯成鱼钩状，经口插入，利用呼吸气流声作引导进行插管，方法与经鼻盲探插管者基本相同。本法成功的关键在于良好的表面麻醉和恰如其分的导管弯度。

2. 手指探触引导经口插管法　术者运用左手示指插入口腔，通过探触会厌位置以作为插管引导。此法适用于多数插管困难病例。本法要求术者有一定长度的示指，同时需要完善的表面麻醉和患者的合作。

具体操作方法如下：①利用导管芯将气管导管弯成鱼钩状。②施行口咽喉头及气管黏膜表面麻醉。③患者取仰卧自然头位；术者站在患者右侧，面对患者。④嘱患者张口，牵出或伸出舌体，作深慢呼吸，并尽量放松颈部、口底和嚼肌肌肉。⑤术者用左手示指沿右口角后臼齿间伸入口腔抵达舌根，探触会厌上缘，并尽可能将会厌拨向舌侧（图 2-4）。如果术者示指不够长，则可改作轻柔按压舌根的手法。⑥用右手持导管插入口腔，在左手示指引导下对准声门，于深吸气之末插入声门。

（五）逆行导引气管内插管法

1. 适应证　当经喉气管内插管失败，而声门未完全阻塞的情况下，可以施行逆行气管内插管术。可在清醒加药物镇静状态或全身麻醉状态下完成逆行导引经口或经鼻气管内插管。尽管其成功率较高，但无经验者操作费时，创伤较大，患者较痛苦，有时还会遇到困难。因此，一般只是将它作为其他插管方法失败后的插管手段。

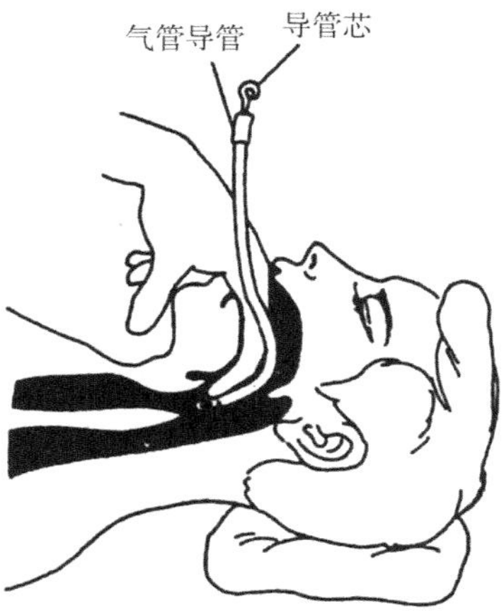

图 2-4　手指触探引导经口插管

2. 操作方法 首先用导针行环甲膜穿刺，然后经导针往喉方向将细导引丝或细导引管（也可用硬膜外导管替代）置入气管，并通过咳嗽反射，使导丝逆行通过声门抵达口或鼻咽腔，再用小钩将它从口或鼻孔牵出，或用钳夹出口腔，顺导丝套入气管导管，顺势推入声门（图 2-5）。若导管尖端受阻于前联合处而不能顺利通过，可适当放松导丝，旋转导管，轻柔地将导管送入声门。

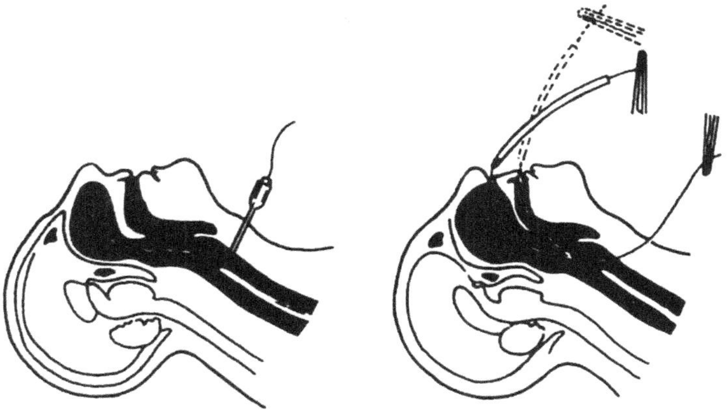

A B

图 2-5 逆行导引插管法示意图

3. 并发症 包括插入导丝不成功、穿刺出血、血肿形成和气压伤等，其他潜在并发症与经皮环甲膜穿刺术和标准经喉气管内插管术相同。

三、支气管内插管方法

随着胸腔手术的发展，要求术中将两肺隔离并能进行单肺通气。通常有三种器具可以为麻醉期间提供单肺通气：双腔气管导管、单腔支气管堵塞导管（如 Univent 单腔管系统）和单腔支气管导管。双腔气管内插管是大多数胸科手术患者首选的肺隔离技术。

（一）支气管内插管的适应证

1. 绝对适应证 包括：①防止患侧肺脓、血等污染健侧肺：健侧肺被脓、血污染可导致严重的肺不张、肺炎、脓毒血症甚至死亡；肿瘤或患侧肺切口所致出血可能导致健侧肺被淹。②支气管胸膜瘘、支气管胸膜皮肤瘘等病变妨碍健侧肺的通气。③巨大的单侧肺大疱或囊肿在正压通气时有破裂的危险，造成张力性气胸。④行单侧支气管肺泡灌洗的患者。在这些情况下，肺隔离能有效防范危险的发生。

2. 相对适应证 为使术侧肺萎陷，暴露手术野，方便手术操作，避免手术器械导致的肺损伤及改善气体交换等情况均是肺隔离的相对适应证。包括：胸主动脉瘤切除、肺叶切除（尤其是肺上叶）、胸腔镜检查、食管或脊柱手术以及一侧肺创伤手术等。

（二）支气管内插管的禁忌证

对气道内存在沿双腔导管通路上有任何病变（如气道狭窄、肿瘤、气管支气管断裂等），或气道外存在压迫（如纵隔肿瘤、主动脉弓动脉瘤）时，均应列为禁忌。相对禁忌证有：①饱胃者；②疑有误吸高度危险者；③正在施行机械通气的危重患者（这类患者不能耐受因换管操作需要短暂停止机械通气的情况）；④估计不能在直视下完成气管内插管的插管困难病例；⑤证明左主支气管呈帐篷式抬高且与总气管呈 90° 以上角度者（这种情况不仅左主支气管内插管特别困难，且容易发生左主支气管损伤）。

（三）支气管内插管的方法

1. 导管种类的选择 双腔气管导管内含两个腔，可分别为一侧肺通气。常用的双腔管包括 Carlens 双腔管和 Robertshaw 双腔管两种，Robertshaw 双腔管更常用。

2. 导管侧别的选择 过去通常建议将双腔管的支气管端置入非手术侧，即右侧手术选择左侧双腔管，而左侧手术选择右侧双腔管，可增加双腔管位置正确的概率并减少其对手术的干扰。但因右侧主支气管长度较短，且右上肺支气管开口解剖变异很大，因此右侧双腔管的准确对位非常困难，在左侧胸内手术选择右侧双腔管时存在右上肺通气不足的危险。所以目前的观点认为，尽量选择左侧双腔管，只有当存在左侧双腔管禁忌时才选用右侧双腔管。左侧双腔管的禁忌证包括左主支气管狭窄、左主支气管内膜肿瘤、左主支气管断裂、气管外肿瘤压迫左主支气管及左主支气管分叉角度过大（至 90° 左右）等。

3. 导管型号的选择 选择的原则是使用最大适合型号的双腔管，可降低通气阻力并有利于吸痰操作及纤维支气管镜检查。双腔管的型号选择与患者的身高、体重有明显的相关性。目前临床上一般成年男性用 39Fr、37Fr 号；而成年女性用 37Fr 号，体格矮小者可用 35Fr 号。

4. 插管前准备 插管前首先检查双腔管的两个套囊是否漏气，连接管是否正确连接。使用水溶性润滑剂充分润滑导管前端及套囊，以减轻插管损伤并保护套囊免受牙齿划破。一般需将充分润滑的可弯曲硬质管芯插入长管腔内，使长管尖端塑形至符合患者咽喉部弯曲的弯度。

5. 插管操作 麻醉诱导及喉镜暴露与单腔管气管内插管相似。对于左侧双腔管，暴露声门后，将双腔管远端弯曲部分向前送入声门，当双腔管前段通过声门后，拔出管芯，轻柔地将双腔管向左侧旋转 90° ，继续送管至感到轻微阻力。置入导管的深度与患者身高之间具有高度的相关性。当双腔管到达正确位置时，身高 170cm 的患者的平均深度是 29cm，身高每增加或减少 10cm，导管的深度增加或减少 1cm。但这只是经验判断，正确的位置判断有赖于仔细的听诊及纤维支气管镜检查。

6. 双腔管位置的确定 双腔管插入后，先充气主套囊，双肺通气，以确认导管位于气管内。然后充气支气管气囊，观察通气压力，听诊两侧呼吸音变化调整导管位置。先进行几次正压通气，双侧应均能听到清晰的呼吸音。若只能听到一侧呼吸音，则说明导管插入过深，两侧导管开口均进入了一侧主支气管。若一侧肺尖听不到呼吸音，则表明双腔管过深阻塞了上叶支气管开口。此时应松开套囊，每次将双腔管退出 1 ~ 2cm，直至双肺闻及清晰的呼吸音。当双腔管到达正确位置后，夹闭一侧连接管，夹闭侧胸廓无运动，也听不到呼吸音，而对侧可见明显的胸廓运动并可闻及清晰的呼吸音，此时打开夹闭侧管腔帽时，应无气体漏出。

当临床征象判断双腔管位置不正常时，以左侧双腔管为例，存在三种情况（图 2-6）：①插入过浅，两侧导管均在气管内；②插入过深，两侧导管均进入左主支气管；③也是插入过深，但两侧导管（至少是左侧管）进入右主支气管。当右侧导管夹闭时，如果左侧管过深进入左主支气管，则仅能闻及左侧呼吸音，若进入右主支气管，仅右肺可闻及呼吸音。若插入过浅，则两侧肺均能闻及呼吸音。在上述三种情况，若夹闭左侧管并将支气管套囊充气，则支气管套囊会阻塞右侧管的通气，造成两肺呼吸音全部消失或非常低沉。此时若将支气管套囊放气，则双腔管进入左肺过深时，仅能在左侧闻及呼吸音；若左侧管过深进入右侧管，则仅能在右侧闻及呼吸音；若双腔管插入过浅时，双肺均能闻及呼吸音。即使插管后双腔管对位良好，但因咳嗽、改变体位和（或）头位及手术操作影响等因素均可导致双腔管移位，故在围手术期当气道压力或患者的氧合状况发生变化时，均应确认双腔管的位置。使用纤维支气管镜定位是最可靠的方法。

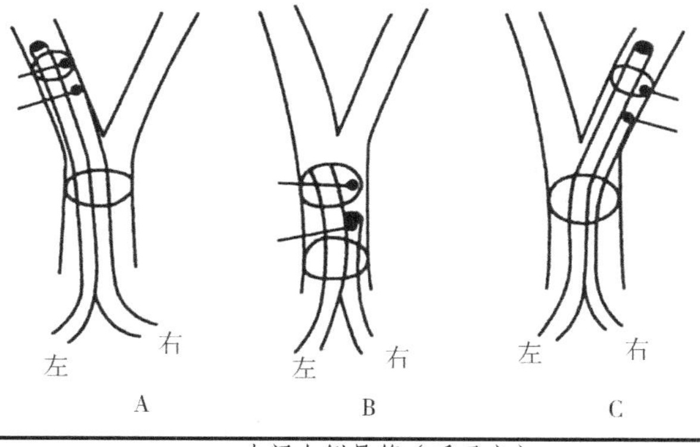

导管位置	夹闭左侧导管（呼吸音）两个套囊均充气	主套囊充气，左套囊放气	夹闭右侧导管（呼吸音）两个套囊均充气
进入太深，左主支气管（A）	无或少量	左侧	左侧
进入太浅，在气管内（B）	无或少量	左侧及右侧	左侧及右侧
进入太深，右主支气管（C）	无或少量	右侧	右侧

图 2-6 双腔管对位不良：左侧双腔管对位不良的三种可能情况

注：可通过夹闭不同侧管腔及套囊充放气对呼吸音的影响来判断。

7. 纤维支气管镜定位　多项研究证实，即使根据听诊等判断双腔管对位良好，仍有 25% ~ 78% 的患者经纤维支气管镜检查后发现其位置不当。因此单凭听诊常无法正确判断双腔管的位置，纤维支气管镜检查才是快速、准确判断双腔管位置的金标准。

对于左侧双腔管，因左右管开口末端距离为 69mm，而普通人左主支气管的平均长度为 50mm，所以通过右管若未看到蓝色套囊的上缘，则往往提示导管过深，左肺上叶开口很可能已被阻塞。而只要能看到蓝色套囊的上缘刚好在隆突之下，则左肺上叶被阻塞的可能性就很小。故左侧双腔管的正确位置为通过右侧管腔可直接观察到气管隆突，同时可见蓝色套囊的上缘刚好位于气管隆突之下，而经左侧管腔末端能看到左肺上下两叶的开口（图 2–7）。

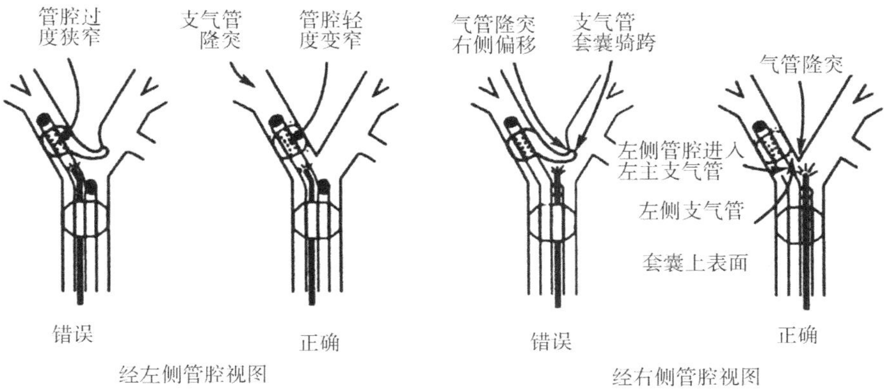

图 2–7　使用纤维支气管镜确认左侧双腔管位置

注：使用纤维支气管镜所见影像：经左侧管腔可见管腔轻度变窄，经右侧管腔可见气管隆突及蓝色的支气管套囊刚好位于气管隆突下方。

对于右侧双腔管，从左侧管可看到气管隆突及右侧管进入右主支气管。而通过右管可看到右肺中下叶支气管的次级隆突，并且通过右管上的右上肺通气孔看到右上肺叶开口。

（四）支气管内插管的潜在并发症

1. 通气 / 灌注比失调　施行支气管内插管最常见的并发症为低氧血症。动脉血氧饱和度下降可能：①由右上肺支气管开口被堵塞引起。②与单肺通气继发通气 / 血流比失调有关，原先双肺通气量进入单侧肺，易致通气过多而相对血流不足，因而肺分流增加。解决的方法是增加 FiO_2 达 1.0，同时降低潮气量和增加通气频率（借以保持相同的分钟通气量）。③与应用挥发性麻醉药有关，后者可抑制低氧性肺血管收缩（HPV），引起未通气侧肺血管扩张，同样引起肺分流量增加。解决的方法是尽量降低挥发性麻醉药的吸入浓度（IMAC 以下）或停用，改用静脉麻醉药。④如果低氧血症持续存在，则需按表 2–4 所示进行处理。在单肺通气中，通气侧肺吸入 FiO_2=1.0；非通气侧肺用纯氧充气，并保持 5cmH_2O CPAP，则持续性低氧血症并不多见。

表 2–4　在侧卧位下剖胸手术中的肺通气处理

剖胸侧肺（上位肺）	通气侧肺（下位肺）
CPAP（5 ~ 10cmH_2O），停控制呼吸	正常通气
固定 CPAP，间断性控制呼吸	正常通气
不做任何通气处理	加用 CPAP5 ~ 10cmH_2O 通气
高频喷射通气	正常通气，伴或不伴 CPAP

2. 导管位置不正确　最常见的原因是导管选择过长，以致插入主支气管太深，可出现气道阻塞、肺不张、肺膨隆不能和萎陷、氧饱和度降低。导管选择过粗则不能插入主支气管也可引起导管位置不正确。解决方法：选择适合的导管，应用纤维支气管镜引导插管。

3. 气管支气管破裂　气管支气管破裂是一个危险的并发症，与操作者缺乏经验、探条的应用不恰当、反复粗暴试插、存在气管支气管异常、气管导管或支气管导管套囊过度膨胀、手术缝合致拔管困难、手术切断导管前端以及组织脆变等因素有关。对气管支气管破裂的确诊可能存在一定的困难，临床征象多数仅为缓慢进行性的出血、发绀、皮下气肿、气胸或肺顺应性改变，有时难以据此做出明确的诊断。对该并发症应从预防着手：讲究探条的质量；支气管导管套囊充气不超过 2 ~ 3mL; 移动患者体位或头位时，应先放出套囊气体；在处理和切断支气管前，应先放出套囊气体，仔细稍稍退出导管的位置；手术结束拔管应是十分容易，拔管无须用暴力，拔管后应检查支气管导管的完整性等。

4. 其他并发症　包括损伤性喉炎、肺动脉流出道阻塞所致的心搏骤停、肺动脉缝线误缝于双腔管壁等。拔管期可发生轻微出血、黏膜瘀斑、杓状软骨脱臼、喉头和声带损伤，偶尔可发生断牙等。

（五）经气管内单腔管的支气管封堵管（Univent 封堵管）

将单腔气管导管与支气管封堵管结合，其单腔管口径大，便于吸引和通气。目前成人最常应用的是 Univent 单腔管系统，简称为“Univent 导管”。

1. 适应证

（1）预计术后须行机械通气的患者：如肺功能差、预计术中有肺损伤、需要大量输血或输液以及预计手术时间长的患者，应用单腔支气管堵塞导管进行肺隔离可以避免术后换管带来的危险。

（2）胸椎手术：术中需要变换体位，应用单腔支气管堵塞导管可以避免导管移位。如果气道严重变形，可能会影响双腔管的放置，而对支气管堵塞导管的影响则很小。

（3）双肺手术：如果双肺都需要阻塞，如双肺手术或待定的手术，最好选用单腔支气管堵塞导管。

2. 禁忌证　因不能对任意单侧肺行间歇正压通气和吸引功能，所以不适于 ARDS 患者的手术。

3. 操作方法　单腔支气管堵塞导管的插管途径和操作方法，基本与经口气管内插管法者相同，不同之处包括：

（1）插管前必须用听诊器仔细做双侧肺呼吸音听诊，右侧插管者要重点听两肺锁骨下区的呼吸音，作为插管后右肺上叶呼吸音变化的参考。

（2）插管前先将活动性套管完全回缩至导管体内，插入导管至气管内。通过连接管上的自封闭隔膜孔，插入纤维支气管镜。将单腔管向手术侧旋转 90°，直视下将支气管阻塞器送入手术侧支气管内。此时将支气管阻塞器的蓝色套囊充气，观察套囊位置是否正好位于隆突下。封堵器位置合适后，应注意其近端刻度，近端小帽应处于封闭状态，以免回路气体泄漏。单肺通气时，将支气管阻塞器套囊充气（最好在纤维支气管镜直视观察下），并移除近端小帽以加速隔离肺内气体逸出。盲视下放置支气管阻塞器多难以成功，尤其是左主支气管，此外盲视操作容易引起气管损伤，发生出血甚至气胸的可能。

（3）支气管阻塞器套囊充气后，检查气囊压力，用听诊法判断阻塞肺是否完全阻塞，如阻塞侧肺呼吸音消失，气囊放气后呼吸音恢复，证明套囊位置正确，否则需再次调整。

（4）确定内套管位置后，把内套管外管固定帽移至外管末端，内套管固定在主管的固定带上。

4. Univent 导管的优点

（1）Univent 导管插管的难度与普通单腔管类似，但更易于获得肺隔离，保障患者的安全。

（2）在定位过程中可以通过单腔管持续供氧。

（3）在术后需机械通气时不需要换管，从而避免了换管的风险，而胸椎手术术中需要变换体位时，应用 Univent 导管可以避免导管移位。

（4）可以选择性地阻塞一侧肺的某个肺叶，可明显减少单肺通气对机体氧合功能的影响，避免术中低氧血症的发生。

（5）术中也可通过支气管阻塞器对非通气侧行持续气道正压通气（CPAP），改善术中低氧血症。

5. Univent 导管的缺点

（1）因支气管阻塞器的内径较小，故病变侧肺萎陷时间长。此时可将支气管阻塞器套囊放气，并将呼吸机断开，使气管导管与大气相通，手术医师缓慢地挤压术侧肺，将气体排出，然后重新将支气管阻塞管套囊充气，达到隔离目的。

（2）萎陷侧肺重新充气时间长，此时应松开支气管阻塞器套囊，通过主通气管对术侧肺进行正压通气，使术侧肺缓慢复张。

（3）阻塞器导管管腔很细，易被血液、痰液阻塞，可采用负压吸引清除分泌物。

（4）支气管阻塞器套囊为高压气囊，长时间使用应注意避免气道损伤。

（5）术中支气管阻塞器套囊有时会有小的漏气。

（六）独立的支气管阻塞器

1. Fogarty 取栓管　Fogarty 取栓管内有一硬质管芯，将导管前端弯成一定的弧度后，可较为方便地控制取栓管的运动方向，通过旋转比较容易进入一侧支气管。进入合适位置后，在直视下向套囊内充气 0.5 ～ 1mL，封闭手术侧支气管。确认支气管阻断状况后，将取栓管与气管导管固定在一起。本装置的最大缺点在于无法引流隔离肺，此外套囊为低容量高压套囊，长时间充气可导致黏膜损伤，应尽量减少充气量，达到刚好能封闭支气管即可。

2. Amdt 支气管封堵导管　Amdt 封堵导管是一种独立的阻塞导管，远端有一椭圆形或圆形的低压高容蓝色气囊和一可便于定位的引导线。导管中间有一细小的管腔可行吸引、吹氧、高频通气等操作，管腔内有一根柔软的尼龙管芯。近端有一调节阀和指示气球，分别起调节引导线和注气后判断气囊的压力作用。

首先常规插入单腔气管导管，然后将连接器与气管导管连接，经连接器上的阻塞器开口置入支气管阻塞器，再将纤维支气管镜通过连接器的纤维支气管镜开口插入，并将阻塞器前端的线圈套在纤维支气管镜上。继续插入纤维支气管镜，在进镜的同时将支气管阻塞器带入目标支气管。待患者改侧卧位并最后确认好支气管阻塞器的位置正确无误后，拔出引导线。若行肺叶阻塞时，向阻塞器套囊内注气 2 ～ 3mL 即可，若行一侧全肺阻塞，则需要注入 5 ～ 8mL 空气方能达到阻塞效果。

第二节　拔管术

气管拔管是麻醉过程中的一个高危阶段。尽管拔管时各种并发症发生的概率很低，但是确实有不少致伤或致死的情况发生。因此要求所有的拔管操作均应在麻醉科主治医师或主治医师以上人员指导下进行。拔除气管导管前应具备下列条件：①拔管前必须先吸尽残留于口、鼻、咽喉和气管内分泌物，拔管后应继续吸尽口咽腔内的分泌物；②肌肉松弛药的残余作用已经被满意地逆转；③咳嗽、吞咽反射活跃，自主呼吸气体交换量恢复正常。气管拔管主要分为如下几个步骤：①拔管计划；②拔管准备；③拔管操作；④拔管后监护（图 2-8）。

一、拔管计划

拔管计划应该在麻醉诱导前制定，并于拔管前时刻保持关注。该计划包括对气道和危险因素的评估。大体上气管拔管分为“低危”和“高危”两大类，又可分为清醒拔管或深麻醉下拔管两种方法。

（一）“低危”拔管

常规拔管操作即可。患者气道在诱导期间并无特殊，整个手术过程中气道也未发生变化，也不存在某些危险因素。

（二）“高危”拔管

“高危”患者的拔管应该在手术室内或 ICU 执行。拔管时常存在一些潜在的并发症风险。这些危险因素包括：

1. 预先存在的困难气道　诱导期间可预料的或不可预料的，以及手术过程中可能会加剧的困难气道。包括肥胖、阻塞性睡眠暂停综合征以及饱胃的患者。

2. 围手术期间气道恶化　诱导时气道正常，但是围手术期发生变化。例如，解剖结构的改变、出血、血肿、手术或创伤导致的水肿以及其他非手术因素。

3. 气道受限　诱导时气道通畅，但是在手术结束时受限。例如，与外科共用气道、头部或颈部活动受限（下颌骨金属丝固定、植入物固定、颈椎固定）。

4. 其他危险因素　患者的整体情况也需要引起关注，它们可能使拔管过程变得复杂，甚至延迟拔管。包括呼吸功能受损、循环系统不稳定、神经或神经肌肉接头功能受损、低温或高温、凝血功能障碍、酸碱失衡以及电解质紊乱。

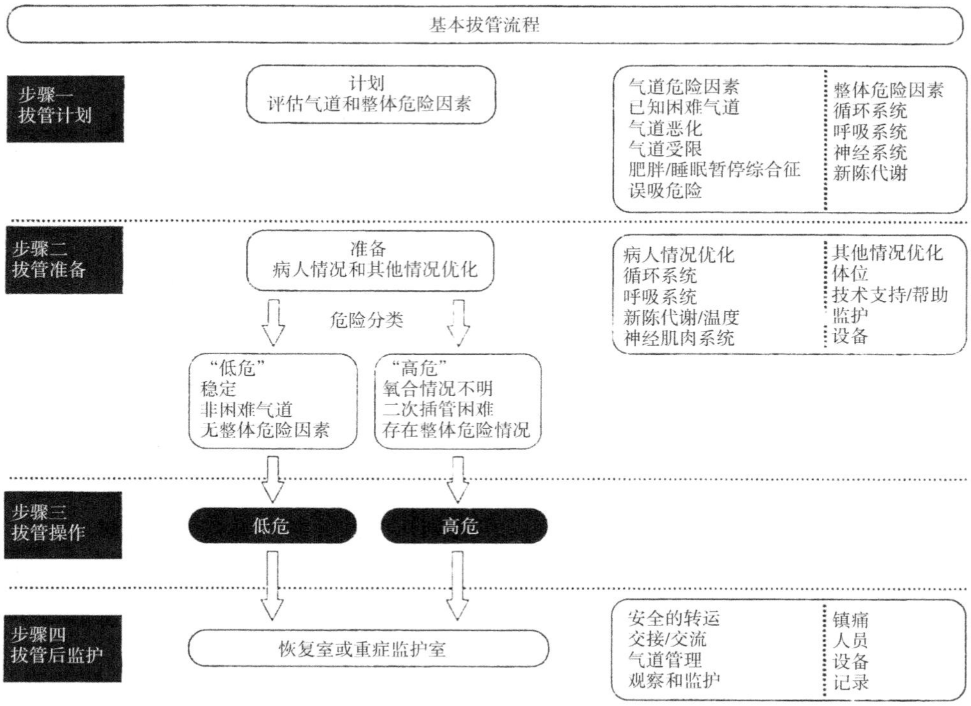

图 2-8　基本拔管流程

二、拔管准备

拔管准备是评估气道和全身情况的最佳时机，并为成功拔管提供最佳条件。

（一）评价并优化气道情况

手术结束拔管前需要重新评估并优化气道情况，并制定拔管失败情况下的补救措施以及重新插管计划。评估按照以下逻辑顺序实施。

1. 上呼吸道　拔管后可能出现上呼吸道梗阻的可能性，故拔管前需要考虑面罩通气模式的可行性。水肿、出血、血凝块、外伤或气道扭曲都可以通过直接或间接喉镜发现。但是，必须意识到，气管内插管情况下直接喉镜的检查结果可能过于乐观，而且气道水肿的发展可能极为迅速，造成严重的上呼吸道梗阻。

2. 喉　套囊放气试验可以用来评估声门下口径。以套囊放气后可听到明显的漏气声为标准，如果合适的导管型号下听不到漏气的声音，常常需要推迟拔管。如果有临床症状提示存在气道水肿，那么即便套囊放气后能听到声音，也需要警惕。

3. 下呼吸道　下呼吸道因素也会限制拔管的实施。例如下呼吸道外伤、水肿、感染以及分泌物等。如果术中氧合不满意，胸片可以用来排除支气管内插管、肺炎、肺气肿或其他肺疾病。

4. 胃胀气　胃胀气可能会压迫膈肌，影响呼吸。在实施了面罩或声门上高压的通气，需要经鼻或经口胃管减压。

（二）评估并优化患者的一般情况

拔管前，肌肉松弛药的作用必须被完全拮抗，以最大限度地保证足够的通气并使患者的气道保护性反射重新恢复，便于排出气道的分泌物。维持血流动力学稳定及适当的有效循环血量，患者的体温、电解质、酸碱平衡及凝血功能保持正常并提供良好的术后镇痛。

（三）评估并优化拔管的物质准备

拔管操作与气管内插管具有同样的风险，所以在拔管时应准备与插管时相同水平的监护、设备及助手。另外，与外科医师及手术团队的充分沟通也是拔管安全的重要保障。

三、拔管操作

（一）拔管需要注意的问题

所有的拔管操作都应该尽量避免干扰肺通气。以下问题对于“低危”拔管和“高危”拔管均需要注意。

1. 建立氧储备 拔管前，建立充分的氧储备，主要用于维持呼吸暂停时机体的氧摄取。因此，在拔管前推荐纯氧吸入。

2. 体位 没有证据表明某一种体位适合所有的患者。目前主要倾向于抬头仰卧位（头高脚低位）或半侧卧位。抬头仰卧位尤其适用于肥胖患者，因为从呼吸力学上说，它具有优势，并且方便气道的管理。左侧卧头低位在传统上主要用于饱胃患者。

3. 吸引 口咽部非直视下吸引可能会引起软组织损伤，理想情况应该在足够麻醉深度下使用喉镜辅助吸引，特别是口咽部存在分泌物、血液及手术碎片污染的患者。对于气道内存在血液的患者，因存在凝血块阻塞气道的可能性，吸引时应更加小心。进行下呼吸道吸引时，可使用细的支气管内吸痰管（并发胃管减压）。

4. 肺复张手法 患者在麻醉后会出现肺不张。保持一定的呼末正压（PEEP）及肺活量呼吸等肺复张手法可暂时性地改善肺不张的发生，但对术后改善肺不张的情况益处不大。在吸气高峰时（给予一次正压充气后）同时放松气管导管套囊并随着发生的正压呼气拔出气管导管可产生一个正压的呼气，有利于分泌物的排出，并减少喉痉挛和屏气的发生率。

5. 牙垫 牙垫能防止麻醉中患者咬合气管导管导致气道梗阻。在气管导管阻塞的情况下，用力通气而形成的高气道负压会迅速导致肺水肿。一旦发生咬合，应迅速将气管导管或喉罩套囊放气，因气体可从导管周围流入，避免了气道内极度负压的产生，可能会防止梗阻后肺水肿的发生。

6. 拔管时机 为避免气道刺激，一般来说，气管拔管可以分为清醒拔管或深麻醉下拔管。清醒拔管总体上来说更安全，患者的气道反射和自主呼吸已经恢复。深麻醉拔管能减少呛咳以及血流动力学的波动，但会增加上呼吸道梗阻的风险。深麻醉拔管是一种更高级的技术，应该用于气道容易管理，并且不增加误吸危险的患者。

（二）“低危”拔管

尽管所有的拔管都有风险，但是对于那些再次插管没有困难的患者，可以常规进行拔管。“低危”患者可选择清醒或深麻醉下拔管（图 2–9）。

1. “低危”患者的清醒拔管步骤

（1）纯氧吸入。

（2）使用吸引装置清除口咽部分泌物，最好在直视下操作。

（3）插入牙垫，防止气管导管梗阻。

（4）摆放合适的体位。

（5）拮抗残余的肌松作用。

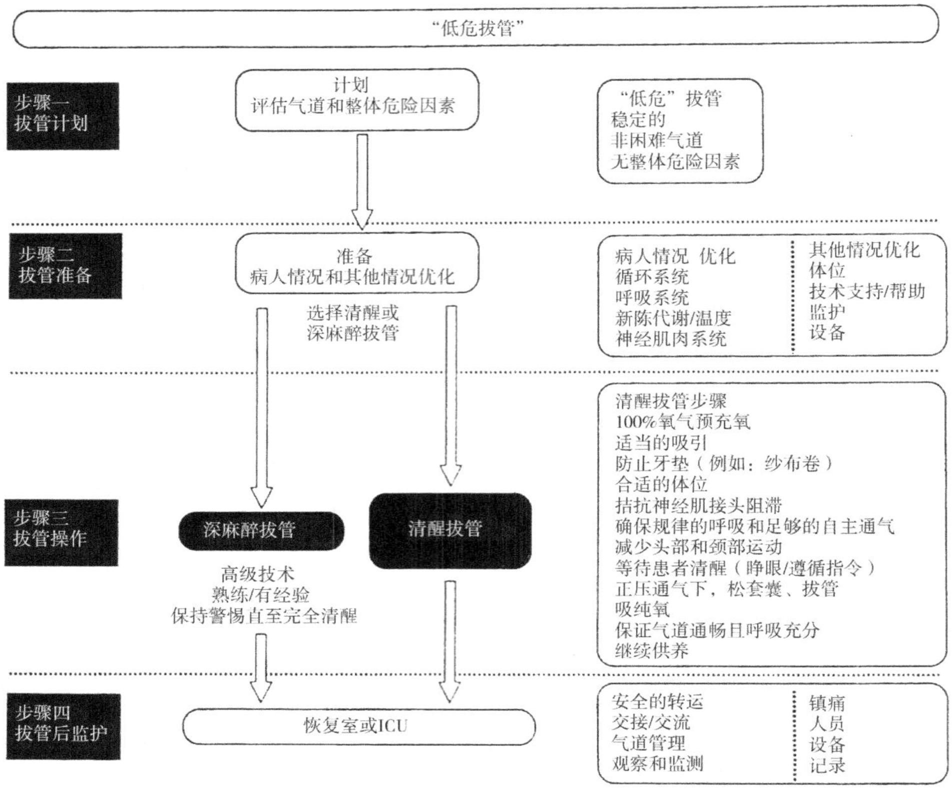

图 2-9 低危拔管流程

（6）保证自主呼吸规律并达到足够的分钟通气量。

（7）意识清醒，能睁眼并遵循指令。

（8）减少头部和颈部的运动。

（9）正压通气下，松套囊，拔管。

（10）提供纯氧呼吸回路，确保呼吸通畅且充分。

（11）持续面罩给氧，直到完全恢复。

2.“低危”患者的深麻醉拔管步骤

（1）确保不再存在其他手术刺激。

（2）保证能耐受机械通气的镇痛强度。

（3）纯氧吸入。

（4）使用挥发性吸入药或者全凭静脉麻醉来保证足够麻醉深度。

（5）摆放合适的体位。

（6）使用吸引装置清除口咽部分泌物，最好在直视下操作。

（7）松套囊，任何的咳嗽或呼吸形式改变均应加深麻醉。

（8）正压通气下，拔除导管。

（9）再次确认呼吸道通畅且通气量满足要求。

（10）使用简单的气道设备如口咽或鼻咽通气管保持气道通畅，直至患者清醒。

（11）持续面罩给氧，直到完全恢复。

（12）继续监测，直至患者清醒且自主呼吸恢复。

（三）“高危”患者拔管

“高危”患者拔管主要用于已证实存在气道或全身危险因素的，以致无法保证拔管后维持充分自主通气时。关键问题是：拔管后患者是否安全？是否应该保持气管内插管状态？如果考虑能安全拔管，那么清醒拔管或其他高阶技术可以克服绝大多数“高危”拔管的困难。任何技术都可能存在风险，熟练程度和经验至关重要；如果考虑无法安全拔管，应该延迟拔管或者实施气管切开（图 2-10）。

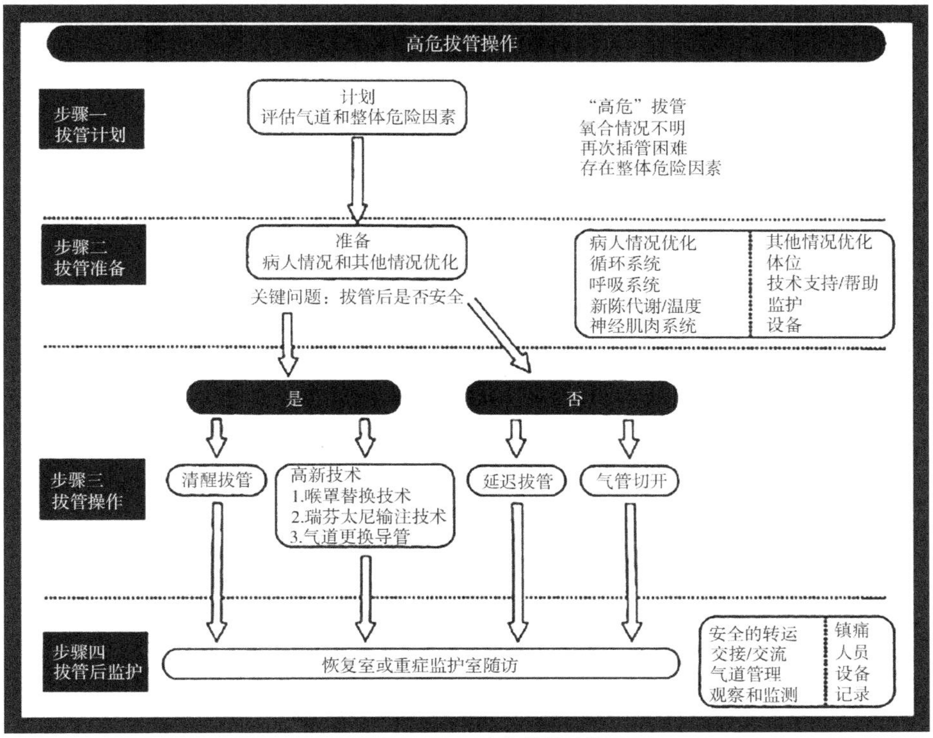

图 2-10 高危拔管流程

1. 清醒拔管 "高危"患者的清醒拔管在技术上同"低危"患者没有差别，而且适用于绝大多数的高危患者，例如存在误吸风险、肥胖以及绝大多数困难气道的患者。但是，在某些情况下，以下一种或多种技术可能对患者更有利。

（1）喉罩替换技术：使用喉罩替换气管导管，可以建立一个生理稳定的非刺激气道，并能阻止来自口腔的分泌物和血液对气道的污染。该技术既可用于清醒拔管也可用于深麻醉拔管，主要适用于气管导管引起的心血管系统刺激可能影响手术修复效果的患者，同时对于吸烟、哮喘等其他气道高敏患者可能更有好处，然而对于再插管困难或饱胃风险的患者不适用。该技术需要反复的练习和谨慎的态度，足够的麻醉深度是避免喉痉挛的关键。

喉罩替换拔管技术的具体步骤包括：

1）纯氧吸入。

2）避免气道刺激：深麻醉状态或使用神经肌肉阻滞剂。

3）喉镜下直视吸引。

4）气管导管后部置入未充气喉罩。

5）确保喉罩的尖端置于正确的位置。

6）喉罩套囊充气。

7）松掉气管导管套囊，正压通气下拔除导管。

8）使用喉罩通气。

9）置入牙垫。

10）摆置合适的体位。

11）持续监护。

（2）瑞芬太尼输注技术：气管导管的存在可能引发呛咳、躁动以及血流动力学的波动。对于颅脑手术、颌面手术、整形手术以及严重心脑血管疾病的患者，应避免这些反应的发生。多年来已经证实发现阿片类药物的镇咳效应以及减轻拔管时的循环波动作用。输注超短效阿片类药物瑞芬太尼能减少这些刺激反应，并能使患者在耐管的情况下，意识完全清醒且能遵循指令。很多原因能影响拔管时防止呛咳反应所需的瑞芬太尼的剂量，包括患者的自身特性、手术操作及麻醉技术。

瑞芬太尼的输注主要有两种方式：延续术中继续使用或拔管时即刻使用。成功的关键在于拔管前其他镇静药物（吸入药及丙泊酚）已经充分代谢，以便于更好地滴定瑞芬太尼的用量。文献中报道的瑞芬太尼的使用剂量范围很大，关键在于找到一个合适的输注剂量，既能避免呛咳（剂量过低）又能避免苏醒延迟及呼吸暂停（剂量过大）。

瑞芬太尼输注拔管技术的具体步骤包括：

1）考虑术后镇痛，如条件合适，可以在手术结束前静脉给予吗啡。

2）手术结束前，将瑞芬太尼调至合适的速率。

3）手术适当阶段给予肌松拮抗药。

4）停止其他麻醉药物（吸入麻醉药或丙泊酚）。

5）如果使用了吸入麻醉，使用高流量的新鲜气体洗出，并监测呼气末浓度。

6）持续正压通气。

7）尽量直视下吸引。

8）摆置合适体位。

9）在不催促、刺激的情况下，等待患者按指令睁眼。

10）停止正压通气。

11）如果自主通气充分，拔除气管导管并停止输注瑞芬太尼。

12）如果自主通气欠佳，鼓励患者深吸气并减低瑞芬太尼输注速率；呼吸改善后，拔除气管导管并停止输注瑞芬太尼，冲洗掉管路中残留的药物。

13）拔管之后，依然存在呼吸抑制的危险，应严密监护直至完全苏醒。

14）注意瑞芬太尼没有长效镇痛作用。

15）注意瑞芬太尼的作用可以被纳洛酮拮抗。

（3）气道交换导管辅助技术：对于再插管可能困难的患者，保持气道的可控性十分重要，而气道交换导管（airway exchange catheter，AEC）能解决这一难题。它可在拔管前经气管导管置入气管内。临床上常见的是 Cook 公司（William Cook Europe，Bjaeverskov，Denmark）生产的气道交换导管。AEC 是由半硬质热稳定聚氨酯材料制成的中空细导管。终端圆钝，附侧孔，射线下可视并且外标刻度。可配套 15mm 接头与呼吸回路连接，或连接 Luer 锁头实施高压射频通气。它具有多种型号，其中最适合拔管使用的型号是 83cm 长的 11F 或 14F 的导管。相应的内径分别为 2.3mm 及 3mm，外径分别为 3.7mm 及 1.7mm，适用于内径分别为 4mm 及 5mm 以上的气管导管。当需要再插管时，AEC 可以引导气管内插管，而且还能供氧，辅助再插管的成功率非常高。其并发症的发生与氧合通气及尖端的位置有关。使用时必须小心使导管尖端在任何时间均位于气管的中部。然而当氧合不够，使用高压射频通气时必须非常谨慎，因为它可能导致气压伤，并已有死亡的报道。

“高危”患者的气道交换导管辅助拔管步骤包括：

1）决定插入 AEC 的深度，其尖端应位于隆突之上。必要时使用纤维支气管镜确认尖端位置，在任何情况下正常成人 AEC 插入深度不应超过 25cm。

2）准备拔管时，通过气管导管插入润滑的 AEC 至预定深度。遇阻力时不要盲目用力。

3）拔掉气管导管前提前吸尽气管内及口咽部分泌物。

4）移除气管导管并确认 AEC 深度。

5）用胶条固定 AEC 于脸颊或前额上。

6）记录 AEC 在患者门齿 / 嘴唇 / 鼻部的深度。

7）使用麻醉回路确定 AEC 周围有气体泄漏。

8）标记 AEC 以便与鼻胃管区分。

9）通过面罩、鼻氧管或持续正压通气面罩给予氧气吸入。

10）如果 AEC 导致呛咳，确认其末端在隆突之上并可通过 AEC 注入利多卡因。

11）大多数患者依然能够咳嗽和发声。

12）当气道风险消除后，移除AEC。AEC最长可以留置72h。使用AEC再插管具有很高的一次成功率。但较高的成功率依赖于良好的监护设施、训练有素的操作者及充足的器械准备等。并发症比较少见，包括低氧、心动过缓、低血压及误入食管等。

使用气道交换导管再插管步骤包括：

1）使患者保持适当体位；

2）使用CPAP面罩吸入100%氧气；

3）选择较细的具有柔软、圆钝头端的气管导管；

4）给予麻醉药物或表面麻醉剂；

5）使用直接或间接喉镜挑起舌体，气管导管头端斜面向前以AEC作导引置入气管导管；

6）使用呼气末二氧化碳图确认导管位置。

2. 延迟拔管　当气道危险十分严重时，延迟拔管可以作为一种选择。某些情况下推迟数小时，甚至数日，以待气道水肿消失后再拔管是最合适的选择，可增加拔管成功概率及患者安全性。

3. 气管切开　当气道预先已经存在某些问题而有相当大风险时，应当考虑气管切开。这取决于手术的类型，或者肿瘤、肿物、水肿和出血对气道的影响程度。麻醉医师应该与外科医师共同讨论，主要依据以下四点：①手术后气道受累情况；②术后气道恶化的概率；③重建气道的可能性；④显著气道危险可能的持续时间。气管切开减少了长期使用气管导管造成声门损伤的危险，尤其当患者发生喉头水肿或者气道问题短期内无法解决时。

四、拔管后监护

拔管后可能导致生命危险的并发症并不只局限发生于气管拔管后即刻，拔管后应该加强管理、监测，注意以下几方面问题。

1. 人员配置和交流　患者气道反射恢复、生理情况稳定前需要经培训人员的持续护理。比例最好是1∶1，并且恢复室内不得少于两人。保证随时能联系到有经验的麻醉医师，交流亦十分重要。手术结束时，手术医师与麻醉医师应就恢复期的关注点进行交流。回恢复室或ICU时，必须保证清楚的口头或书面交接。

2. 监测和危险信号　术后监测包括意识、呼吸频率、心率、血压、末梢血氧饱和度、体温和疼痛程度。使用特制的CO_2监测面罩能早期发现气道梗阻。脉搏血氧饱和度并不适合作为通气监测的唯一指标，它容易受到周围环境的影响。危险信号包括一些早期气道问题和手术问题的征象，如喘鸣、阻塞性通气症状和躁动常提示气道问题，而引流量、游离皮瓣血供、气道出血和血肿形成常提示手术方面的问题。

3. 设备　困难气道抢救车应该随手可得，配置标准监护仪和CO_2监护设备。

4. 转运　存在气道风险的患者运送至恢复室或ICU时，途中应由有经验的麻醉医师与手术医师护送。

5. 危险气道患者的呼吸道管理　存在气道危险的患者应该给予湿化的氧气，同时监测呼气末CO_2。鼓励患者深吸气或者咳出分泌物，阻塞性睡眠呼吸暂停综合征患者最好保留气管导管进入ICU监护。术后第1个24小时内，应高度警惕创面的出血和呼吸道的梗阻，术后第2天拔管是较安全的选择。拔管后，鼻咽通气管可改善上呼吸道梗阻；头高位或半坐位能减轻膈肌上抬所致功能余气量降低；皮质激素能减轻气道损伤所致的炎症性水肿，但是对于颈部血肿等机械性梗阻无效。

6. 镇痛　良好的镇痛能使术后呼吸功能达到最优化，但是要避免或谨慎使用镇静药物。

第三章

吸入全身麻醉技术

吸入全身麻醉是利用一定的设备装置使麻醉气体通过肺泡进入血液循环，作用于中枢神经系统而产生全身麻醉效应的一种麻醉方法。由于其实施需要相应的设备和装置及操控技术，故只有熟练掌握吸入麻醉的基本概念与操作系统，方能将吸入麻醉技术安全有效地应用于临床。

第一节　吸入麻醉技术的设备

一、麻醉机简介

麻醉机是实施吸入麻醉技术不可缺少的设备，其发展过程为提供高质量吸入麻醉管理的关键，从简单的气动装置发展至相当完善的麻醉工作站，从单一送气系统发展至复合型监控反馈系统，使吸入麻醉技术也因此向更加高效、安全、可控的方向发展。

（一）麻醉机基本组成部件

1. 气源　现代麻醉机一般都含有氧气、N_2O 的进气管道，甚至根据需要提供空气进气口。

（1）压缩气筒：压缩气筒是活动式的气体来源，一般医院均有氧气、N_2O、CO_2 以及空气等压缩气筒。压缩气筒要求有明确的完整标签说明所贮气体，应有不同的接头阀门，称为轴针系统，可防止在连接过程中出现错误；同时，在气筒出口应有压力调节器，以调整进出气筒的气体压力。

（2）中心供气系统：多数医院均已有中心供气系统，主要是氧气，目前国内亦有较多医院设 N_2O 中心供气系统。中心供气系统可提供连续、稳定的供气，但必须时刻保证其压力及流量充足、准确，以免造成意外。

（3）压力调节器：也称减压阀，通过减压阀可向通气回路提供低而稳定的压力，一般保证压力在 0.3 ~ 0.4mPa。

（4）压力表：是连接在气筒阀和减压阀之间的压力提示装置，所指示的是压缩气筒内压力。

2. 流量计装置　流量计可精确控制进入气体出口的气流。常用的流量计有悬浮转子式和串联型流量计。打开气源后，可调节旋钮，气体通过流量管，使活动的指示浮标显示，可得知通过流量控制阀门的流量，流量管上的刻度提示气流速度。

3. 流量控制阀门　由流量控制钮、针形阀、阀座和阀门挡块组成，处于麻醉机的中压系统与低压系统之间，调节流量控制阀门，可调节进入气道的气体流量，在含有两种气体流量计时，可通过配比方式，以机械或联动方式对氧气和 N_2O 流量进行自动调节，防止因气体流量过大而发生缺氧。

4. CO_2 吸收装置　为循环紧闭式麻醉必配装置，内装有碱石灰，可直接吸收气道回路中的 CO_2，在吸收时发生化学反应，同时使指示剂发生颜色变化。在麻醉通气过程中，若碱石灰过于干燥，可增加一氧化碳以及化合物 A 的生成，需予以注意。

5. 麻醉气体回收装置　麻醉气体排放可污染手术室内空气，对医护人员可产生不良影响。因此，在麻醉通气系统的末端，一般装有麻醉废气回收装置，并可通过管道排放至手术室外。

6. 麻醉蒸发器　麻醉机中蒸发器是实施吸入麻醉的主要部件，一般装有 2 ~ 3 种不同吸入麻醉药的专用蒸发器，并以串联形式相连，但中间装有可防止同时开启的连锁装置。现代麻醉机可排除温度、流量、压力等因素的影响，即所谓温度、流量、压力自动补偿，能精确的稀释和控制吸入麻醉药的蒸汽浓度。

（二）麻醉蒸发器的类型及使用

1. 常用类型

（1）可变旁路蒸发器：如 Datex-Ohmeda Tec4、Tec5 和 Tec7，North American Drager Vapor 19.n 和 20.n 等，可变旁路是指调节输出药物浓度的方法，此类蒸发器通过浓度控制盘的设定决定进入旁路室和蒸发室的气流比例，从而决定输出饱和蒸汽的浓度。适用气体为氟烷、恩氟烷、异氟烷和七氟烷。

（2）地氟烷蒸发器：如 Datex-Ohmeda Tec6，为地氟烷的专用蒸发器。由于地氟烷的 MAC 是其他麻醉气体的 3 ~ 4 倍，沸点接近室温，因此需使用专用的抗高蒸发压、电加热蒸发器控制其蒸发。

（3）盒式蒸发器：如 Datex-Ohmeda Aladin，其属于电控蒸发器，可用于氟烷、异氟烷、恩氟烷、七氟烷和地氟烷等 5 种麻醉药，由于该蒸发器采取独特的蒸发器系统，可识别不同气体的药盒，采取不同的蒸发方式使输出浓度均达到要求。是目前较先进的麻醉蒸发器。

2. 影响蒸发器输出的因素

（1）气体流速：当气体流速过高（ > 15L/min）或者过低（ < 250mL/min）时，均将降低输出气体浓度。

（2）温度：温度可影响麻醉药物的挥发，目前麻醉蒸发器均有温度补偿系统，可保证蒸发器内温度时刻达到气体蒸发的条件。

（3）间歇性反压力：正压通气以及快速充气时可产生“泵吸效应”，称为间歇性反压力，最终可使麻醉气体的输出浓度高于浓度控制钮设定值。尤其在高频率通气、高吸气峰压、呼气相压力快速下降时，此种效应影响更大。

（4）载气成分：由于 N_2O 在含氟麻醉气体中的溶解度高于氧气，因此，在混合输送气体时，可相应产生浓度变化，在调整输出气体浓度刻度时，需考虑此影响。

3. 使用注意事项　专用蒸发器只可装专用药液；不可斜放；药液不可加入过多或过少，避免溢出或引起输出浓度过低；气流太大或者突然开启可导致药液进入呼吸环路；浓度转盘不能错位，否则可引起浓度不准确；使用前要进行漏气检查，以免泄漏，在进行漏气检查时，需打开蒸发器。

二、麻醉通气系统

麻醉通气系统亦即麻醉呼吸回路，提供麻醉混合气体输送给患者。同时，患者通过此系统进行呼吸，不同麻醉通气系统可产生不同麻醉效果以及呼吸类型。

（一）Mapleson 系统

（1）属于半紧闭麻醉系统，有 A ~ F 六个类型（图 3-1），其系统及各部件简单。A ~ F 每个系统中多种因素可影响 CO_2 的重吸收：新鲜气流量、分钟通气量、通气模式（自主呼吸 / 控制呼吸）、潮气量、呼吸频率、吸 / 呼比、呼气末停顿时间、最大吸气流速、储气管容积、呼吸囊容积、面罩通气、气管插管通气、CO_2 采样管位置等。目前 Mapleson A、B、C 系统已经很少用，D 和 E、F 系统仍广泛应用，其中 D 系统最具代表性。

（2） Bain 回路为 Mapleson D 的改良型，可用于自主呼吸及控制呼吸，具有轻便、可重复使用等优点，当新鲜气流量达到分钟通气量的 2.5 倍时可防止重复吸入。

（二）循环回路系统

1. 循环回路　循环回路为目前最常用的麻醉通气系统，具有贮气囊和呼出气的部分或全部重复吸入。重复吸入的程度依赖于回路的设计以及新鲜气流量大小，可分为半开放型、半紧闭型和紧闭型。在紧闭回路系统中，新鲜气流量等于患者气体的总消耗量，呼吸机的安全阀和减压阀处于关闭状态，所有 CO_2 被全部吸收。

2. 循环回路的优点　吸入气体浓度十分稳定，呼出气体中的水分和热量丢失少，减少了麻醉气体对手术室内的污染。

3. 循环回路的缺点 由于循环回路的构造比较复杂，各个接头处容易出现泄漏、错接、堵塞等意外。而一旦阀门发生故障，可带来相当大的危险，回路可能堵塞或重复吸入。因此在循环回路中，必须定时检查各种设置、接头以及患者通气情况。

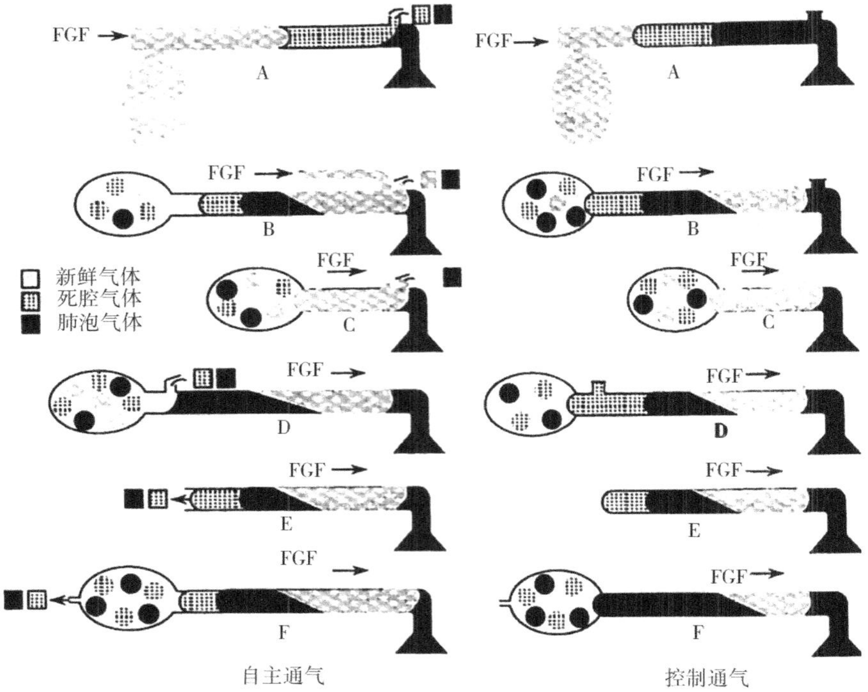

图 3-1 Mapleson 系统 A ～ F

三、吸入麻醉气体的浓度和深度监测技术

在进行吸入麻醉时，对吸入麻醉药与气体的浓度监测是保证以及提高吸入麻醉安全性的重要手段。

（一）吸入麻醉药以及相关气体的浓度监测

1. 红外线气体分析仪 红外线气体分析仪是临床中最为常用的吸入麻醉药监测设备，其以特定波长的红外线照射待测定气体，透过的红外光强度与被测物质浓度成反比，当其被红外光检测器检出并与已知参照气体比较后即可计算出被测物质的百分比浓度。可分为主流型和旁流型，主流型只能测定 CO_2 和 O_2 的浓度，而旁流型则可测定所有常用挥发性麻醉气体、O_2、N_2O 和 CO_2 浓度。加装滤光轮的分析仪每个呼吸周期可进行数百次测量，实现实时更新监测波形及读数。但此类分析仪受多种因素干扰，易发生误差，在分析数据时必须排除监测气体中其他气体成分及水蒸气等干扰，并由于其反应时间相对慢，当呼吸频率过快时可影响吸入与呼出的浓度检测值。

2. 质谱仪 质谱仪测量范围广，反应时间短，使用方便，为相当理想的气体浓度监测仪，其根据质谱图提供的信息进行多种物质的定性和定量分析，可测定 O_2、CO_2、N_2、N_2O、挥发性麻醉气体以及氙气等气体成分。可分为共享型和单一型，前者可安装于中央室，经管道系统与若干周围站相连，使用轮流阀在不同时间采集不同患者的呼吸气体，以满足同时监测若干患者的需要。单一型体积小，移动灵活，可对某一患者进行连续监测。使用质谱仪时，需注意其对麻醉气体的监测可能有所偏离；同时样气经测量后不再返回回路，需补充新鲜气体流量；在发生气栓或气管插管等需观测患者呼吸气体浓度的突然变化时，间隔时间过长。

3. 气相色谱仪 气相色谱仪利用以气相作为流动相的色谱技术，根据各色谱峰的出现位置、峰高、峰下面积及再经标准气样校正即可得到样品中各种成分的浓度，具有高灵敏度、高选择性、高效能，通用性强、重复性好、所需样品量少等优点，但由于不能用于连续监测，故临床应用较少。

4. 拉曼散射气体分析仪 拉曼散射气体分析仪由氦氖激光光源、检测室、光学检测系统和电子系统组成，待测气体被送入仪器，在检测室内激光与气体相遇产生散射，并且每一波长的散射光子数均与某一被测气体浓度相关，光电二极管探测出光子后转换成电流，通过对电流的计算则可得知各气体成分的浓度。该分析仪可同时进行多种气体的浓度测定，启动快，反应时间短，准确性高，可进行实时监测，使用简单。缺点为体积和重量均大于红外光分析仪，进行测量后可使回路内 N_2 浓度增高，并不能检测氦气、氨气和氙气，且气体中含有 N_2O 也影响其他气体的检测。

5. 压电晶体振荡式气体分析器　当吸入麻醉药被该分析器中的一块振荡晶体表面的液体层吸收后，其质量的增加改变晶体的振动频率，由此引起的电流变化与吸入麻醉药的浓度成正比，借此可得知麻醉药的浓度。其准确性高，N_2O、乙醇等对吸入麻醉药的浓度测定影响小，预热快。但不能测定 O_2、CO_2、N_2 和 N_2O 浓度，也不能区别各种挥发性麻醉药，当吸入混合麻醉气体时，其读数接近各药物浓度之和。

（二）吸入麻醉深度的监测技术

麻醉深度监测复杂且难以统一标准，在临床麻醉中，对术中患者的意识、疼痛、体动以及自主反应的监测一直是麻醉科医生判断麻醉深度的指标。在长久的研究过程中，目前较公认的能切实反映麻醉深度的指标为脑电监测（包括双频谱指数、熵、Narcortrend）、诱发电位监测（包括脑干听觉诱发电位、中潜伏期听觉诱发电位、听觉诱发电位指数、事件相关电位）和脑成像技术（包括 PET 和功能磁共振成像）。

四、废气清除系统

施行吸入麻醉过程中会产生一定量的废气，包括麻醉气体的原形及其代谢产物，此类废气在手术室中达到一定浓度时，可对医护人员产生不利影响。目前虽尚无足够的数据证明麻醉废气影响生殖、促发肿瘤等，但清除废气仍是手术室中值得关注的重要问题。

（一）传统的废气清除系统的组成

1. 废气收集系统　麻醉废气从 APL 阀或呼吸机的排气孔排出，这些多余的废气通常由特定的装置集合后进入输送管道。

2. 输送管道　负责将废气输送至处理中心，输送管道的通畅是预防回路内压力增高的首要问题，一般要求管道尽量短，且具备一定硬度，防止扭曲。

3. 中间装置　中间装置的作用是防止系统中出现过度的负压或正压，必须具备正压及负压释放功能，根据负压与正压释放的方式，可分为开放式中间装置以及闭合式中间装置。开放式中间装置与大气相连，需要一个储气室，其压力释放孔处于储气室顶端，储气室及负压吸引的大小决定整个装置的排放效率。闭合式中间装置通过阀门与大气相通，必须具备正压排气通道，避免下游受压等情况时系统内出现过高压力，造成气压伤。闭合式装置中若采取主动式负压吸引，则尚需使用负压进气阀，避免系统内过度负压。

4. 废弃排放系统　负责将废气从中间装置输送至处理装置。

5. 废气处理装置　分为主动式和被动式，目前常使用负压吸引的主动式处理装置。如前所述，主动式系统的中间装置中，必须使用负压进气阀以及储气囊，并且需根据常用气流量的大小进行负压大小的调节。而被动式则依靠废气本身的压力将废气排出系统之外，必须具备正压排气阀。

（二）废气清除系统中存在的问题

（1）废气清除系统增加麻醉机的复杂性，对麻醉机的性能提出更高的要求。

（2）所增添的管道设计以及系统的运转增加麻醉管理中出错的概率。

（3）系统中管道的堵塞或扭曲可使回路内压力增高，气压伤的可能性提高。

（4）主动式排放装置使用的负压吸引可使回路中出现过度负压现象，影响通气。

（三）国内研制的改进式废气排除装置

1. 迷宫式麻醉废气吸附器　其专利号为 ZL98226685.5，主要由盒盖、分流罩、滤网和盒体组成的迷宫式通气容器和装在盒体内的活性炭组成，具有结构简单、体积小、活性炭用量少及吸附效率高等优点，装在麻醉呼吸机的废气排出口上，可使排出的麻醉废气含量减少 90% 以上，起到净化空气的作用，能有效保护医护人员身体健康。

2. 麻醉废气排除装置缓冲系统　其专利号为 ZL200420071427.2，包括上连接管、T 型管、调节阀门、下连接管、储气囊、透气管。其中上连接管的下端与 T 型管的上端相连接，T 型管的下端与调节阀门的上端相连接，调节阀门的下端与下连接管的上端相连接，而 T 型管的支路在中段位置连接储气囊，此支路在末端位置连接透气管。适用于各类麻醉机（紧闭式与半紧闭式）。

3. 尚在研制中的新型废气排除装置　包括四个组成部分：单向活瓣，储气囊，正压排气阀，负压调节器。其储气囊的设计在负压吸引条件下，能保证只清除已被排出麻醉机的废气，而不影响整个麻醉回路中的压力以及气体量。

第二节　吸入麻醉方式及影响因素

一、吸入麻醉方式的分类

（一）按照流量分类

1. 低流量吸入麻醉　低流量麻醉是指新鲜气流量小于分钟通气量的一半，一般小于 2L/min。由于该法能减少麻醉药的用量并可得到较好的麻醉效果，故目前临床常用。但仅在半紧闭式和紧闭式两种方式下，且有 CO_2 吸收装置时方能应用低流量吸入麻醉。

2. 高流量吸入麻醉　新鲜气流量通常大于 4L/min，虽可保证吸入麻醉药浓度的稳定，但由于对环境污染重，耗费大，故目前少用。

（二）按照使用的回路分类

1. 开放式　开放式回路为最早，亦是最简单的麻醉回路。系统与患者之间无连接，不增加气道阻力，无效腔小，可适用于婴幼儿。但由于需要较大的新鲜气流，且无密闭性，对空气的污染严重，不能实行控制呼吸，现已不用。

2. 半开放式　半开放式为部分气体重复吸入，经典的回路为 Mapleson 系统。如前所述，以 Bain 回路应用最为广泛，新鲜气流量达到分钟通气量的 2 倍能完全避免 CO_2 重复吸入，行控制 / 辅助呼吸时，其效率在五个系统中为最高。

3. 紧闭式　紧闭回路中新鲜气体流量等于患者体内耗氧量。可视为一种定量麻醉，麻醉中可精确计算出所需补充的各种气体流量。呼出气体全部通过 CO_2 吸收罐，然后混合新鲜气流再全部重复吸入，但一般不宜用于婴幼儿。

4. 半紧闭式　本方式的特点是一部分呼出气体通过逸气阀排出回路，另一部分通过 CO_2 吸收罐后与新鲜气流混合被重复吸入。由于此方式浪费药物，并污染空气，如气流量过小及吸入氧浓度不高时可引起缺氧，现已少用。

二、影响因素

（一）CO_2 吸收

1. 回路的设置　麻醉回路的设置为 CO_2 重复吸入程度的关键性因素，在使用回路进行不同手术的麻醉时，尤其是各个不同年龄阶段，需首先考虑 CO_2 重复吸入程度对患者生理的影响。

2. CO_2 吸收罐　一般麻醉机中 CO_2 吸收罐内为碱石灰，分为钠、钙与钡石灰，在吸收 CO_2 过程中发生化学反应，以将其清除。吸收剂的湿度、效能、颗粒的大小、吸收罐的泄漏等因素均可影响 CO_2 的吸收。

（二）新鲜气流量

在各种通气方式中，对新鲜气流量大小的要求不一，欲达不同重复吸收程度，首先须调整新鲜气流量。同时，为按需调控诱导与苏醒速度，在通气过程中也可调整新鲜气流量。

（三）呼吸回路

1. 完整性　呼吸回路的完整性是防止出现意外的首要条件。由于系统中均存在多个接头以及控制装置，而接头的脱落常可造成严重的医疗意外，故一般麻醉机均配有监测回路是否完整的装置，但麻醉科医师的观测及检查更为重要，对呼吸次数与胸廓起伏度的观察最为直接，此外尚需结合其生命体征的实时监测结果。

2. 通畅性 回路中有多个活瓣，在其出现堵塞时，可出现张力性气胸、气压伤等严重情况，亦导致CO_2不断被重复吸入。

第三节 吸入麻醉的实施

一、吸入麻醉的诱导

（一）良好的麻醉诱导要求

（1）用药简单无不良反应。

（2）生命体征平稳。

（3）具有良好的顺行性遗忘、止痛完全、肌肉松弛。

（4）内环境稳定、内分泌反应平稳。

（5）利于麻醉维持等。

（二）吸入麻醉的诱导方法

1. 慢诱导法 即递增吸入麻醉药浓度。具体实施：麻醉诱导前常规建立静脉通道；将面罩固定于患者的口鼻部，吸氧去氮后打开麻醉挥发罐，开始给予低浓度的吸入麻醉药，每隔一段时间缓慢增加全麻药的浓度至所需麻醉深度MAC，同时检测患者对外界刺激的反应。如果需要可插入口咽或鼻咽通气导管，以维持呼吸道通畅。浓度递增式慢诱导法可使麻醉诱导较平稳，但同时诱导时间延长，增加兴奋期出现意外的可能性。

2. 快诱导法 即吸入高浓度麻醉药。具体实施：建立静脉通道，使用面罩吸纯氧去氮，然后吸入高浓度气体麻醉药，在患者意识丧失后可用呼吸气囊加压吸入麻醉气体，但压力不宜过高，避免发生急性胃扩张引发呕吐甚至导致误吸，直至达到所需麻醉深度。快速诱导中若使用高浓度、具有刺激性（如异氟醚）吸入麻醉药，可出现呛咳、分泌物异常增加以及喉痉挛等反应，伴有脉搏血氧饱和度（SpO_2）一过性下降。

3. 诱导时间的长短 主要取决于新鲜气流的大小及不同个体对麻醉气体和氧的摄取率。起始阶段可因下列因素缩短。

（1）适当大的新鲜气流以加速去氮及麻醉药的吸入。

（2）选择合适的吸入麻醉药（对呼吸道刺激小、血/气分配系数低者）。

（3）快速增加吸入麻醉药浓度，以加速其达到预定浓度。

（4）逐步减少新鲜气流量。

4. 小儿吸入麻醉诱导 吸入麻醉药在小儿诱导中有避免肌肉及静脉注射时的哭闹，诱导平稳、迅速等优点；但在诱导过程中，由于小儿合作性差，故诱导时需特殊处理。

（1）术前用药可使小儿较容易接受面罩诱导，可保持患儿在安静状态下自主呼吸吸入麻醉药。

（2）药物选择：七氟烷血/气分配系数低，诱导迅速，且无明显气道刺激性，气味较易被小儿接受，麻醉诱导迅速，是目前进行小儿吸入全麻诱导的较佳选择。地氟烷血/气分配系数较七氟烷低，但对呼吸道有刺激性，单独诱导时容易发生呛咳、屏气，甚至喉痉挛。异氟烷对呼吸道刺激性最大，同样可引起呛咳、屏气、喉或支气管痉挛，不宜用于小儿麻醉诱导。恩氟烷与异氟烷是同分异构体，其为强效吸入全麻药，对呼吸道刺激性较小且能扩张支气管，哮喘患儿亦可选择。但恩氟烷对呼吸、循环抑制程度较重，且高浓度下可诱发脑电图棘波，故诱导时尽量避免。氟烷无刺激性，药效强，在早期常用于小儿诱导，但其血/气分配系数高，起效慢，且对器官存在毒性作用，故已少用。

（3）注意事项：

1）小儿合作性差，对面罩扣压存在恐惧感，术前用药可使其较易接受；较大患儿则在实施过程中给予安慰以及提示。

2）在患儿进入深度镇静状态下，可适当手控加压通气，使其迅速进入麻醉状态，避免兴奋期躁动及呕吐等不利因素加重诱导风险。

3）小儿宜选择快诱导法，缩短诱导时间，减少诱导期间出现的各种并发症。

二、吸入麻醉的维持和苏醒

（一）吸入麻醉的维持

应注意吸入麻醉诱导与维持间的衔接，并力求平稳过渡。气管插管后立即给予肌松药，同时可吸入30% ~ 50%N_2O 及 0.8 ~ 1.3MAC 挥发性麻醉药。吸入麻醉期间应保持患者充分镇静、无痛、良好的肌松，遏制应激反应，血流动力学平稳。吸入麻醉药本身虽具有肌松作用，但为满足重大或特殊手术所需的良好肌松，如单纯加深吸入麻醉深度以求达到所需的肌松程度，可能导致麻醉过深、循环过度抑制。此时需静脉定时注射肌松药以维持适当肌松。挥发性麻醉药与非去极化肌松药合用时可产生协同作用，明显强化非去极化肌松药的阻滞效应，故二者合用时应适当减少肌松药的用量。

（二）因人按需调控吸入麻醉深度

术中应根据术前用药剂量与种类及个体反应差异、患者基础情况、手术特点与术中对手术伤害性刺激的反应程度予以调控麻醉深度，维持平稳的麻醉需以熟练掌握麻醉药理学特性为基础，并充分了解手术操作步骤，能提前 3 ~ 5min 预测手术刺激强度，及时调整麻醉深度，满足手术要求。目前低流量吸入麻醉是维持麻醉的主要方法。在不改变患者分钟通气量时，深度麻醉的调控主要通过调节挥发罐浓度刻度和增加新鲜气流量。

（三）吸入麻醉后苏醒

术毕应尽快促使患者苏醒，恢复自主呼吸及对刺激的反应，尤其呼吸道保护性反射，以达到拔除气管导管的要求。麻醉后恢复速度主要取决于麻醉药的溶解度。在麻醉后恢复过程中，随着通气不断清除肺泡中的麻醉药，回到肺部的静脉血与肺泡之间可逐渐形成麻醉药分压梯度，此梯度驱使麻醉药进入肺泡，从而对抗通气使肺泡内麻醉药浓度降低的趋势。溶解度较低的吸入麻醉药如异氟烷，对抗通气清除麻醉药的作用比溶解度较高的氟烷更为有效，因为溶解度较高的氟烷在血液中的储存量更大，而在同一麻醉时间及分压下可有更多的异氟烷被转运回肺泡。肺泡内氟烷的分压下降速度较七氟烷慢，而后者又慢于地氟烷。吸入麻醉诱导及加深麻醉的速度亦受此特性的影响，其速度为地氟烷 > 七氟烷 > 异氟烷。吸入麻醉药的清除速度决定患者苏醒的快慢，因此目前常用吸入全麻药在手术结束前大约 15min 关闭挥发罐，N_2O 可在手术结束前 5 ~ 10min 停用。但此（15min）仅为相对的时间概念，需根据手术时间长短、年龄、性别、体质状况等个体差异灵活调整。手术结束后，应用高流量纯氧迅速冲洗呼吸回路内残余的吸入麻醉药。当肺泡内吸入麻醉药浓度降至 0.4MAC（有报道为 0.5 或 0.58MAC）时，约 95% 的患者可按医生指令睁眼，即 MAC $awake_{95}$。吸入麻醉药洗出越快越彻底越有利于患者平稳的苏醒，过多的残留不仅可导致患者烦躁、呕吐、误吸，且抑制呼吸。在洗出吸入性麻醉药时，静脉可辅助给予：①镇痛药（如氟比洛酚脂）等，以增加患者对气管导管的耐受性，有利于尽早排除吸入麻醉药，减轻拔管时的应激反应；② 5-HT_3 受体拮抗剂（如恩丹西酮和阿扎西琼），防止胃内容物反流；③肾上腺素能受体阻断剂和选择性 β_2 受体拮抗剂（如美托洛尔、艾司洛尔），减轻应激反应所致的不良反应；④钙离子拮抗剂（如尼卡地平、硝苯地平、尼莫地平），改善冠脉循环、扩张支气管、抑制心动过速。力求全身麻醉患者苏醒过程安全、迅速、平稳、舒适，减少并发症及意外。

三、吸入麻醉深度的判断

麻醉深度是麻醉与伤害性刺激共同作用于机体而产生的一种受抑制状态的程度。术中应维持适度的麻醉深度，防止麻醉过深或过浅对患者造成不良影响，满足手术的需要，保证患者围术期的安全。因此如何正确判断吸入麻醉的深度显得至关重要。

（一）麻醉深度临床判断

Plomley 于 1847 年首先明确提出“麻醉深度”的概念，并将其分为三期：陶醉（intoxication）期、兴奋（excitement）期和深麻醉（the deeper levels of narcosis）期。1937 年 Guedel 根据乙醚麻醉时患者的临床表现描述经典乙醚麻醉分期：痛觉消失期（analgesia）、兴奋谵妄期（delirium）、外科手术期（surgical stage）、呼吸麻痹期（respiratory paralysis）。对于乙醚麻醉而言，Guedel 的麻醉分期临床实用，可明确地界定患者的麻醉深度。而随着现代新型吸入麻醉药、静脉全麻药、镇痛药及肌松药的不断问世及广泛使用，Guedel 的麻醉深度分期便失去其临床意义。麻醉深度的概念及分期与临床中使用的不同麻醉药物密切相关。

（二）麻醉深度分期

现临床通常将麻醉深度分为浅麻醉期、手术麻醉期和深麻醉期，如表 3-1 所示，对于掌握临床麻醉深度有一定参考意义。术中密切观察患者，综合以上各项反应做出合理判断，并根据手术刺激的强弱及时调节麻醉深度，以适应手术需要。

表 3-1 临床麻醉深度判断标准

麻醉分期	呼吸	循环	眼征	其他
浅麻醉期	不规则	血压上升	睫毛反射（-）	吞咽反射（+）
	呛咳	脉搏↑	眼球运动（+）	出汗
	气道阻力↑		眼睑反射（+）	分泌物↑
	喉痉挛		流泪	刺激时体动
手术麻醉期	规律	血压稍低但稳定，	眼睑反射（-）	刺激时无体动
	气道阻力↓	手术刺激无改变	眼球固定中央	黏膜分泌物消失
深麻醉期	膈肌呼吸	血压、脉搏↓	对光反射（-）	
	呼吸浅快	循环衰竭	瞳孔散大	
	呼吸停止			

（三）麻醉深度的临床检测

麻醉中可应用脑电图分析麻醉深度，但因其临床实施中影响因素较多，并未推广应用，为克服其缺陷，近年发展形成的双频指数（bispectral index，BIS）脑电图分析，认为其对判断麻醉深度有较大实用价值。BIS 的范围为 0 ~ 100，数字大小表示大脑抑制程度深浅，脑电双频指数虽来自于大脑神经细胞的自发性电活动，但很多因素均可影响 BIS，所以用其判断麻醉深度并不十分可信。将体感诱发电位（somatosensory evoked potential，SEP）、脑干听觉诱发电位（brainstem auditory evoked potential，BAEP）用于麻醉深度监测亦为研究热点。利用中潜伏期脑干听觉诱发电位监测全身麻醉下的意识变化、以手术刺激下的内隐记忆消失作为合适麻醉深度的监测标准均正在研究中。人工神经网络（artificial neural networks，ANN）是近年发展起来的脑电分析技术，根据 EEG 4 个特征波形 α、β、γ、δ 的平均功率作为其频谱的特征参数，再加上血流动力学参数如血压、心率以及 MAC 等数据，利用 AR 模型、聚类分析和 Bayes 估计理论，最终形成 ANN 参数代表麻醉深度，其临床应用有待进一步探索。2003 年 Datex-Ohmeda 公司推出 S/5T MM-Entropy 模块，第一次将熵值数的概念作为监测麻醉深度的一种手段，并在临床麻醉中应用。其他如复杂度和小波分析法、患者状态指数（the patient state index，PSI）、功率谱分析（power spectral analyses，PSA）、唾液 cGMP 含量分析等方法，均处在临床研究阶段，可能具有良好的发展前景。

（四）麻醉深度的调控

在手术过程中随着麻醉与伤害性刺激强度各自消长变化，相对应即时麻醉深度处于动态变化之中。麻醉深度调控目的是使患者意识丧失、镇痛完全、无术中知晓，但也不能镇静过度；同时需保持血压、心率、酸碱、电解质、血糖、儿茶酚胺等内环境正常稳定；提供满足手术要求的条件。因此，临床麻醉中需及时、实时监测，依据个体差异，按需调控麻醉深度，达到相对“理想麻醉深度”。

四、吸入全身麻醉与静脉麻醉的优缺点

吸入全身麻醉具有作用全面、麻醉深度易于监控、保护重要生命器官等优点，但同时兼有污染环境、肝肾毒性、抑制缺氧性肺血管收缩、恶心、呕吐及恶性高热等缺点。静脉麻醉诱导迅速、患者舒适、对

呼吸道无刺激、苏醒迅速、无污染、不燃不爆、操作方便及不需要特殊设备，但可控性不如吸入麻醉药，当药物过量时不能像吸入麻醉药那样通过增加通气予以“洗出”，而只能等待机体对药物的代谢和排除，对麻醉深度的估计往往依赖于患者的临床表现和麻醉医生的经验，而缺乏如监测体内吸入麻醉药浓度相类似的直观证据。二者优缺点对比如表 3–2 所示。

表 3–2　吸入麻醉与静脉麻醉对比

吸入麻醉	静脉麻醉
起效慢、诱导过程有兴奋期	起效快、诱导迅速、无兴奋期
有镇痛效应	基本无镇痛作用
有肌松作用	无肌松作用
无知晓	术中可能知晓
术后恶心、呕吐多见	术后呕吐、恶心发生率低
需要一定复杂的麻醉设备	设备简单
操作简单，可控性好	操作可控性差
有环境污染	无环境污染
基本不代谢	代谢物可能有药理活性
个体差异小	个体差异大
可用 MAC 代表麻醉深度	尚无明确的麻醉深度指标（最小滴注速率 MIR）

第四节　紧闭回路吸入麻醉

一、紧闭回路吸入麻醉的技术设备要求

紧闭回路麻醉为在紧闭环路下达到所需的麻醉深度，严格按照患者实际消耗的麻醉气体量及代谢消耗的氧气量予以补充，并维持适度麻醉深度的麻醉方法。

麻醉过程中整个系统与外界隔绝，麻醉药物由新鲜气体及重复吸入气体带入呼吸道，呼出气中的 CO_2 被碱石灰吸收，剩余气体被重复吸入，对技术设备要求如下。

1. 专用挥发罐　挥发罐应能在 < 200mL/min 的流量下输出较精确的药物浓度，即便如此，麻醉诱导仍难以在短时间内达到所需肺泡浓度。因此诱导时采用回路内注射给药或加大新鲜气流量，以期在短时间内达到所需的肺泡浓度。

2. 检测仪　配备必要的气体浓度监测仪，其采样量应小，且不破坏药物，并能将测量过的气样回输入回路。

3. 呼吸机　只能应用折叠囊直立式呼吸机，使用中注意保持折叠囊充气适中，不宜过满或不足，以此观察回路内每次呼吸的气体容量。

4. 流量计　流量计必须精确，以利于低流量输出。

5. CO_2 及麻醉气体吸收器　确保碱石灰间隙容量大于患者的潮气量；同时碱石灰应保持湿润，过干不仅吸收 CO_2 效率降低，且可吸收大量挥发性麻醉药。在紧闭回路中配备高效麻醉气体吸附器，可在麻醉清醒过程中快速吸附麻醉气体，缩短患者清醒时间。

6. 回路中避免使用橡胶制品　因橡胶能吸收挥发性麻醉药，可采用吸收较少的聚乙烯回路。回路及各连接处必须完全密闭。

如 Drager PhsioFlex 麻醉机，其为高智能、专用于紧闭吸入麻醉的新型麻醉机。机内回路完全紧闭，含有与传统麻醉机完全不同的配置，如膜室、鼓风轮、控制计算机、麻醉剂注入设备、麻醉气体吸附器及计算机控制的 O_2、N_2、N_2O 进气阀门等，以实现不同的自控工作方式。上述配置有机组合可自动监测各项参数，并通过计算机伺服反馈控制设备的工作状态。其特点如下。

（1）吸入麻醉药通过伺服反馈注入麻醉回路，而不是通过挥发罐输入。

（2）输入麻醉回路的新鲜气流量大小通过伺服反馈自动控制。

（3）自动控制取代手动调节。

（4）具有本身独特的操作流程，现有麻醉设备的许多操作理念和习惯在 PhsioFlex 麻醉机上均不适用。

计算机控制紧闭回路麻醉是在完全紧闭环路下以重要生命体征、挥发性麻醉药浓度及肌松程度为效应信息反馈控制麻醉药输入，以保证紧闭回路内一定的气体容积和挥发性麻醉药浓度，达到所需麻醉深度的一项技术，其出现代表吸入全身麻醉的发展方向。

二、紧闭回路麻醉的实施

紧闭回路麻醉通常需要补充三种气体，即 O_2、N_2O 和一种高效挥发性麻醉药，每种气体的补充均受不同因素影响。氧气的补充应保持稳定，但应除外刺激引起交感系统兴奋性反应、体温改变或寒战使代谢发生变化。N_2O 的补充相对可予以预测，部分原因是其吸入浓度一般不经常变动。溶解度很低（特别是在脂肪中）以及最易透皮丢失（丢失量稳定）的麻醉药在补充时同样可预测。

（一）麻醉前准确计算氧耗量及吸入麻醉药量

（1）机体对 O_2 的摄入为恒量，根据体重 $Kg^{3/4}$ 法则可计算每分钟耗氧量（VO_2，单位 mL/min）：$VO_2=10\times BW\ (kg)^{3/4}$（Brody 公式），其中 BW 为体重（单位 kg）。VT= VA/RR+VD+Vcomp，其中 VT 为潮气量；VA 为分钟肺泡通气量；RR= 每分钟呼吸次数 ;VD= 解剖无效腔，气管插管时 =1mL/kg; Vcomp= 回路的压缩容量。当 VO_2 确定后，在假设呼吸商正常（0.8）和大气压 101.3kPa 条件下，通过调节呼吸机的 VT 达到所要求的 $PaCO_2$ 水平。$PaCO_2$（kPa）=[570×VO_2/RR×（VT−VD−Vcomp）]/7.5，570=[（760−47）×0.8]。紧闭回路麻醉平稳后麻醉气体在麻醉系统中所占比例保持不变，麻醉气体摄取率符合 Lowe 公式：$QAN=f\times MAC\times \lambda B/G\times t^{-0.5}$（mL/min），其中 QAN= 麻醉气体摄取率（mL 蒸气 /min），f=1.3−N_2O（%）/100，MAC= 最低肺泡有效浓度（mL 蒸气 /dL），λB/G= 血 / 气分配系数，t = 麻醉任意时间。麻醉气体的摄取率随时间推移成指数形式下降，即 QAN 与 $t^{-0.5}$ 成比例，此即为摄取率的时间平方根法则，其意为各时间平方根相同的间隔之间所吸收的麻醉药量相同。例如：0 ~ 1、1 ~ 4、4 ~ 9min 等之间的吸收麻醉药量相同，其剂量定义为单位量（unit dose）。蒸气单位量（mL）=$2\times f\times MAC\times \lambda_{B/G}\times Q$，f=1.3−$N_2O$（%）/100。液体单位量约为蒸气单位量的 1/200。由于 N_2O 的实际摄取量仅为预计量的 70%，因此 N_2O 的计算单位量应乘以 0.7。根据以上公式，即可计算各种吸入麻醉药的单位量和给药程序。

（2）为便于临床医师计算，可在表 3-3、表 3-4、表 3-5 中查找，如体重与表内数值不符，可取相邻的近似值。

表 3-3 体重与相应的生理量

体重（kg）	$kg^{3/4}$	VO_2（mL/min）	VCO_2（mL/min）	VA（dL/min）	Q（dL/min）
5	3.3	33	26.4	5.28	6.6
10	5.6	56	44.8	8.96	11.2
15	7.6	76	60.8	12.16	15.2
20	9.5	95	76.0	15.20	19.0
25	11.2	112	89.6	17.92	22.4
30	12.8	128	102.4	20.48	25.6
35	14.4	144	115.2	23.04	28.8
40	15.9	159	127.2	25.44	31.8
45	17.4	174	139.2	27.84	34.8
50	18.8	188	150.4	30.08	37.6
55	20.2	202	161.6	32.32	40.4
60	21.6	216	172.8	34.56	43.2
65	22.9	229	183.2	36.64	45.8
70	24.2	242	193.6	38.72	48.4
75	25.5	255	204.0	40.80	51.0
80	26.8	268	214.4	42.88	53.6
85	28.0	280	224.4	44.80	56.0

续表

体重（kg）	$kg^{3/4}$	VO_2（mL/min）	VCO_2（mL/min）	VA（dL/min）	Q（dL/min）
90	29.2	292	233.6	46.72	58.4
95	30.4	304	243.2	48.62	60.8
100	31.6	316	252.8	50.56	63.2

表 3-4　吸入麻醉药的物理特性

麻醉药	MAC（%）	AB/C	蒸气压（20℃）kPa	37℃时液态蒸发后气压体积（mL）
氟烷	0.76	2.30	32.37	240
恩氟烷	1.70	1.90	24	210
异氟烷	1.30	1.48	33.33	206
N_2O	101.00	0.47	5 306.6	-

表 3-5　吸入麻醉药的单位量（mL）

体重（kg）	相	氟烷	恩氟烷	异氟烷	65%N_2O
10	气	50	92	55	475
	液	0.21	0.44	0.27	
	气	86	160	95	813
	液	0.36	0.76	0.46	
30	气	116	215	128	1 095
	液	0.48	1.02	0.62	
40	气	145	269	160	1 368
	液	0.61	1.28	0.78	
50	气	172	319	190	1 625
	液	0.72	1.50	0.92	
60	气	195	361	215	1 839
	液	0.81	1.72	1.04	
70	气	218	403	240	2 053
	液	0.91	1.92	1.16	
80	气	241	445	265	2 267
	液	1.00	2.12	1.29	
90	气	264	487	290	2 481
	液	1.10	2.32	1.41	
100	气	286	529	315	2 694
	液	1.20	2.52	1.53	

注：表中剂量为不加 N_2O 的剂量，如加用 65%N_2O，则剂量应减半。

例如一患者体重为 50kg，术中用异氟烷维持麻醉 100min，其异氟烷用量计算如下：查表 3-5 得知 50kg 患者单纯异氟烷维持麻醉对应液体单位量为 0.92mL，维持麻醉 100min 异氟烷消耗量 =1 000.5 × 0.92=9.2mL。

（二）紧闭回路麻醉的实施

紧闭回路麻醉前，对患者实施充分吸氧去氮。此后每隔 1 ~ 3h 采用高流量半紧闭回路方式通气 5min，以排除 N_2 及其他代谢废气，保持 N_2O 和 O_2 浓度的稳定。给药方法包括直接向呼吸回路注射液态挥发性麻醉药和依靠挥发罐蒸发两种。注射法给药可注射预充剂量，以便在较短的时间内使之达到诱导所需的麻醉药浓度，然后间隔补充单位剂量维持回路内麻醉药挥发气浓度。采用注射泵持续泵注液态挥发性麻醉药可避免间隔给药产生的浓度波动，使吸入麻醉如同持续静脉输注麻醉。以挥发罐方式给药仅适合于麻醉的维持阶段。而在诱导时应使用常规方法和气体流量，不仅有利于吸氧去氮，而且可加快麻醉药的摄取。

（三）紧闭回路麻醉应注意的问题

（1）在使用 N_2O 时，应监测 O_2 浓度、血氧饱和度、$P_{ET}CO_2$ 以及麻醉气体的吸入和呼出浓度，及时检查更换 CO_2 吸附剂，如发现缺氧和 CO_2 蓄积应及时纠正。

（2）确保气体回路无漏气。

（3）气体流量计要准确。

（4）密切注意观察呼吸囊的膨胀程度，调节气流量，使气囊膨胀程度保持基本不变，不必机械地按计算给药。

（5）如有意外立即转为半开放式麻醉。

第五节　低流量吸入麻醉技术

一、低流量吸入麻醉的技术设备要求

（一）设备要求

施行低流量吸入麻醉必须使用满足相应技术条件的麻醉机，该麻醉机应具备下述配置。

（1）精密或电子气体流量计：麻醉机必须能进行精确的气体流量监测，一般要求流量的最低范围达 50 ~ 100mL/min，每一刻度为 50mL，并定期检测其准确性。

（2）高挥发性能和高精度的麻醉挥发器。

（3）能有效监测麻醉机内部循环气体总量并实行机械控制 / 辅助通气的呼吸回路。目前常用的呼吸回路分为带有新鲜气体隔离阀的悬挂式风箱回路（代表机型为 Drager 系列麻醉机），以及不带新鲜气体隔离阀的倒置式风箱回路（代表机型为 Ohmeda、Panlon 系列麻醉机及国内大多数麻醉机型）。

（二）密闭性要求

为保证低流量吸入麻醉的有效实施，麻醉前应进行麻醉机密闭性和机械顺应性的检测（目前部分国际先进机型具备自我检测能力）。多数麻醉机型要求内部压力达 30cmH_2O 时，系统泄漏量小于 100mL/min，若其超过 200mL/min，则禁止使用该机施行低流量吸入麻醉。系统机械顺应性不作强制性检测要求。

（三）CO_2 吸收装置

由于低流量吸入麻醉中重复吸入的气体成分较大，因而可增加 CO_2 吸收剂的消耗量。在施行低流量吸入麻醉前，应及时更换 CO_2 吸收剂，采用较大容量的 CO_2 吸收装置和高效能的 CO_2 吸收剂。必要时监测呼气末二氧化碳（$P_{ET}CO_2$）浓度。

（四）气体监测

在施行低流量吸入麻醉并进行气体成分分析监测时，必须了解气体监测仪的工作方式为主流型或旁流型采样方式。主流型气体采样方式不影响麻醉机内部循环气体总量，对低流量吸入麻醉无不利影响；旁流型气体采样方式需由麻醉回路中抽取气样（50 ~ 300mL/min），应在新鲜气体供给时适当增加此部分流量，以满足气体总量平衡的要求。

（五）废气排放问题

低流量吸入麻醉减少麻醉废气的排放较其他方法虽具有一定优势，但在使用过程中仍有麻醉废气自麻醉机中源源不断地排出，仍需使用废气清除系统，以保障手术室内部工作人员的身体健康。

二、低流量吸入麻醉的实施

低流量吸入麻醉是在使用重复吸入型麻醉装置系统、新鲜气流量小于分钟通气量的一半（通常少于 2L/min）的条件下所实施的全身麻醉方法。此法具有操作简单、费用低、增强湿化、减少热量丢失、减少麻醉药向环境中释放，并可更好评估通气量等优点。实施麻醉中应监测吸入 O_2、$P_{ET}CO_2$ 及挥发性麻醉气体浓度。

（一）低流量吸入麻醉的操作过程

（1）在低流量输送系统中，麻醉药的溶解度、新鲜气流量等可影响蒸发罐输出麻醉药（FD）与肺泡

内麻醉药浓度（FA）之间的比值。同时为节省医疗花费，要求对麻醉实行相对精确地控制，麻醉医师可根据气流量、麻醉时间和所选的麻醉药估计各种麻醉在费用上的差别。

（2）根据上述各因素可采取以下麻醉方案：在麻醉初期给予高流量，而后采取低流量；在麻醉早期（摄取量最多的时间段）给予较高的气流量（4 ~ 6L/min），继而随着摄取量的减少逐渐降低气流量；麻醉诱导后 5 ~ 15min 内给予 2 ~ 4L 的气流量，随后气流量设定在 1L/min。如果平均气流量为 1L/min，用表 3-6 中的 4 种麻醉药实施麻醉达 1h 需要的液体麻醉药量为 6.5mL（氟烷）至 26mL（地氟烷）。此类麻醉药的需要量相差 4 倍，而效能却相差 8 倍，其原因为输送的麻醉药量要超出达到麻醉效能的需要量，输送的麻醉药量尚需补充机体摄取量以及通过溢流阀的损失量。难溶性麻醉药如地氟烷和七氟烷的摄取和损失相对较少，此为效能弱 8 倍，而需要量仅多 4 倍的原因，当气流量更低时差距可更小。此阶段除应根据麻醉深度调节挥发器输出浓度外，尚应密切观察麻醉机内部的循环气体总量和 $P_{ET}CO_2$ 浓度，使用 N_2O-O_2 吸入麻醉时，应连续监测吸入氧浓度，必要时进行多种气体成分的连续监测。

表 3-6　在不同气流量下维持肺泡气浓度等于 1MAC 所需液体麻醉药量

麻醉时间（min）	麻醉药（mL）	气流量 L/min（不包括麻醉药）			
		0.2	1.0	2.0	4.0
30	氟烷	3.0	4.1	5.4	8.0
60		4.6	6.5	9.0	13.9
30	异氟烷	4.0	5.8	8.0	12.3
60		6.3	9.6	13.9	22.3
30	七氟烷	3.3	6.3	10.1	17.6
60		4.9	10.9	18.2	33.0
30	地氟烷	6.7	14.8	25.0	45.2
60		10.1	26.1	46.0	85.8

（二）麻醉深度的调控

在低流量吸入麻醉过程中，当新鲜气流量下降后，新鲜气体中和麻醉回路内吸入麻醉药浓度之差增加。回路内与新鲜气流中麻醉气体浓度平衡有一定的时间滞后，可用时间常数 T 表示，如表 3-7 所示。新鲜气流量越小，时间常数越大。回路内麻醉气体的成分比例发生变化达到稳定越滞后，此时应采取措施及时调控麻醉深度，如静脉注射镇静、镇痛药及增加新鲜气流量等。在麻醉过程中呼吸回路内 O_2 的浓度可下降，其原因有：①新鲜气体成分不变而流量减少时；②新鲜气体流量不变而 N_2O 浓度增加时；③成分和流量不变而麻醉时间延长时。因而在麻醉中必须提高新鲜气流中的氧浓度并予以连续检测。为保证吸入气中的氧浓度至少达到 30%，采取：①设定低流量 50vol. %O_2（0.5L/min），最低流量 30vol. %O_2（0.3L/min）；②快速调整氧浓度至最低报警限以上：将新鲜气流中的氧浓度提高 10vol.% 及 N_2O 浓度降低 10vol.%。

表 3-7　时间系数 T 与新鲜气流量的关系

新鲜气流量（L/min）	0.5	1	2	4
时间常数（min）	50	11.5	4.5	2.0

（三）苏醒

低流量吸入麻醉时间较长，在手术即将结束时，关闭挥发器和其他麻醉气体的输入，同时将新鲜气体流量加大（4L/min 以上，纯氧），便于能迅速以高流量的纯氧对回路系统进行冲洗，降低麻醉气体浓度，尽早让患者恢复自主呼吸，必要时采用 SIMV 模式以避免通气不足或低氧血症，促使患者尽快苏醒。

三、实施低流量吸入麻醉的并发症

1. 缺氧　低流量麻醉时，如果吸入混合气体，吸入气中新鲜气流越少，气体重复吸入的比例越高，而实际吸入氧浓度降低。因此为确保吸入气中氧浓度在安全范围内，新鲜气体流速降低时，新鲜气中的氧浓度应相应提高。机体对 N_2O 的摄取随时间的延长而减少，N_2O ∶ O_2 为 1∶1，麻醉 60min 后，N_2O 的摄取量为 130mL/min，而氧摄取量保持稳定，为 200 ~ 250mL/min。在麻醉过程中，血液中释放出的氮气因麻醉时间的延长亦可导致蓄积，从而降低氧浓度。

2. CO_2 蓄积　进行低流量麻醉时，回路中应有效清除 CO_2，此为必不可少的条件。钠石灰应用时间长短主要取决于重复吸入程度和吸收罐容积。因此在实施低流量麻醉时应先观察吸收罐中钠石灰的应用情况，及时更换，以避免 CO_2 蓄积，同时应连续监测 $P_{ET}CO_2$ 浓度，及时发现并纠正 CO_2 蓄积。

3. 吸入麻醉药的过量和不足　挥发性麻醉药的计算与新鲜气体容量有关，现已很少将挥发罐置于环路系统内。因其在低新鲜气流时，较短时间内可使吸入麻醉药浓度上升至挥发罐设定浓度的数倍，易导致吸入麻醉气体的蓄积。同时如果新鲜气体的成分不变，由于 N_2O 的摄取呈指数性下降，吸入气体的 N_2O 和 O_2 的浓度可持续性变化，此时若 N_2O 的摄取处于高水平，其浓度则下降；如摄取减少，则浓度升高；若新鲜气流提早减少，同时氧浓度提高不当，则可能出现 N_2O 不足。挥发罐设置于环路外时，挥发气与吸入气中吸入麻醉药的浓度有一定梯度，后者取决于新鲜气体的流速。如使用低流量新鲜气流，以恒定的速度维持麻醉 30min 后，肺泡中氟烷的浓度仅为挥发罐设定浓度的 1/4。因而必须向通气系统供应大量的麻醉气体以满足需要。在麻醉早期，用低流量新鲜气流无法达到此目的，可应用去氮方法清除潴留的氮，因此在麻醉的初始阶段 15 ~ 20min 内，应使用 3 ~ 4L/min 以上的新鲜气流，此后在气体监测下可将新鲜气流调控至 0.5 ~ 1L/min，以策安全。当新鲜气流量少于 1L/min 时，应常规连续监测药物浓度，应用多种气体监测仪对麻醉气体成分进行监测，可增加低流量吸入麻醉的安全性，便于该技术的掌握和推广。

4. 微量气体蓄积

（1）存在于人体和肺部的氮气约为 2.7L。以高流量新鲜气体吸氧去氮，在 15 ~ 20min 内可排出氮气 2L，剩余量则只能从灌注少的组织中缓慢释放。在有效去氮后麻醉系统与外界隔离（即紧闭循环式），1h 后氮气浓度大于 3% ~ 100%。长时间低流量麻醉，系统内氮气可达 15%。甲烷浓度的大量升高可影响红外分光监测氟烷浓度。但只要不存在缺氧，N_2 与甲烷的蓄积可不损害机体或器官功能。

（2）具有血液高溶解度或高亲和力的微量气体，如丙酮、乙烯醇、一氧化碳等，此类气体不宜用高流量新鲜气流短时间冲洗清除。为保证围术期安全，在失代偿的糖尿病患者、吸烟者，溶血、贫血、紫质症以及输血的患者中进行低流量麻醉时，新鲜气流量不得低于 11L/min。

（3）吸入性麻醉药的降解产物在长时间低流量麻醉时，如七氟烷的降解复合物 $CF_2[=C(CF_3)OCH_2F]$ 估计可达 60ppm，其最大值易导致肾小管组织的损害。七氟烷是否引起潜在性的肾损害尚需进一步研究，目前建议吸入七氟烷或氟烷时流速不应低于 2L/min，以确保可持续缓慢冲洗潜在的毒性降解产物。

第四章

静脉麻醉技术

第一节　静脉麻醉方法

静脉麻醉方法通常按给药方式分类，或按药物的具体应用方法分类，如硫喷妥钠静脉麻醉、丙泊酚静脉麻醉、氯胺酮静脉麻醉等。前两者通常仅用于一些短小手术或内镜检查治疗等的麻醉；后者更适用于小儿麻醉。本章重点讨论静脉麻醉的给药方式。

理想的静脉麻醉应该是起效快、维持平稳、恢复迅速和舒适。目标是达到预期和满意的药物作用和时间过程。这不但取决于有理想的速效和超短效的静脉麻醉药和麻醉性镇痛药，为精确控制麻醉状态和满意的恢复特性提供可能；也取决于有理想的麻醉药给药方式。

静脉麻醉的给药方式包括单次给药、间断给药和连续给药，后者又包括人工设置和计算机设置给药速度。

单次静脉麻醉用药只能完成一些短小手术，间断给药是早年的常用静脉麻醉方法，缺点是血药浓度上下波动，注药后瞬间产生血药的峰值浓度，然后持续下降直至下一次注药，造成麻醉忽深忽浅。通常也局限于短小手术的麻醉。

根据药代动力学的原理，持续给药一般经过 4 ～ 5 个该药的半衰期可以达到一个稳态血药浓度。问题是如何达到和控制血药浓度在一个满意的治疗（麻醉）水平。通常麻醉医师参照教科书上的给药剂量（按千克体重计算）和给药速率（按分钟或小时计算），通过认真观察患者对手术刺激的临床反应，调整催眠药和镇痛药的剂量和速率，达到迅速、安全、满意的麻醉诱导和苏醒，血流动力学控制平稳和无术中知晓的临床目标。

TCI 系统可以帮助麻醉医师计算出达到满意和预期的血药浓度所需的给药剂量和时间过程。它根据药物的群体药代学模型和药效参数编制程序，模拟药物在体内的分布与消除过程。麻醉医师可以按需要设置靶浓度，TCI 系统能自动控制输注速率，使血药（或效应室）浓度迅速达到并维持设置的靶浓度。麻醉医师还可以根据临床需要随时调节靶浓度。用 TCI 系统实施静脉麻醉，如同在麻醉蒸发器上选定吸入麻醉药浓度一样，只需选定患者所需的麻醉药浓度，因此被称为“静脉蒸发器”（intravenous vaporizer）。这使静脉麻醉的控制变得简便易行。

TCI 系统并不能满足个体间的药代动力学的差异。在不同的群体之间，药代动力学参数也有较大差异，药效学上的差异可能比药代动力学更明显，然而临床实践中并无必要追求绝对精确的血药浓度。TCI 系统误差在 ±10%，精确度在 ±30%，可以满足临床需要。

第二节　麻醉诱导

一、静脉麻醉诱导的剂量与方法

常规的静脉麻醉诱导包括三类药物：静脉麻醉药（镇静催眠药）、麻醉性镇痛药（阿片类药）和肌肉松弛药。本章重点介绍镇静催眠药和阿片类药在静脉麻醉中的使用方法。

麻醉诱导有两个主要目的。一是让患者平稳入睡，进入麻醉状态；所谓平稳主要是预防或避免麻醉药对循环系统功能的抑制。二是减轻麻醉诱导时气管内插管的全身应激反应。因此通常是镇静催眠药和阿片类药联合应用，发挥二者协同和扬长避短的效应。

静脉麻醉诱导剂量（或称负荷剂量）通常是遵照教科书和药物说明书的指导剂量按千克体重计算的。临床应用中静脉麻醉诱导的剂量因人而异，个体差异很大。如静脉麻醉药丙泊酚，通常麻醉诱导剂量为2mg/kg，一般患者使用1mg/kg即可以入睡。依托咪酯的通常麻醉诱导剂量0.3mg/kg，半量也同样可以达到使患者入睡的目的。剩下的半量可以在气管插管时视患者的全身情况和对麻醉药的反应酌情给之。这样就可以满足麻醉诱导的两个目的：平稳入睡和减轻气管插管的全身反应。静脉麻醉使用两种或多种药物麻醉诱导时，即联合诱导，如丙泊酚联合使用咪达唑仑，各药的剂量应相应减少。

阿片类药物在麻醉诱导中的作用主要是削弱气管插管引起的伤害性刺激，同时也与镇静催眠药发挥协同麻醉作用。因此具体使用剂量个体差异更大。常用于麻醉诱导的阿片类药——芬太尼和苏芬太尼，二者的效价比为10∶1。芬太尼常用剂量为2 ~ 4μg/kg，苏芬太尼常用剂量为0.2 ~ 0.4μg/kg。临床研究证实，在减轻气管插管引起的心血管不良反应方面，等效剂量的不同阿片类药之间没有大的差别；此外，根据各诱导药物的达峰时间合理安排给药顺序，使各诱导药物同时在气管插管时达到各自的最大效应的方法，比选择阿片类药的何种剂量更为重要。

瑞芬太尼是芬太尼类中唯一对循环功能影响较大的阿片类药，呈剂量依赖性地降低心率、血压和心排血量。瑞芬太尼起效快，达峰时间仅1min，为避免瑞芬太尼的循环功能抑制作用，可在给予肌肉松弛药之后再给药。虽然瑞芬太尼与芬太尼的效价比是1∶1，但是基于它的药效学特性，通常1 ~ 2μg/kg，辅助丙泊酚静脉诱导麻醉即可获良好效果。

二、静脉麻醉诱导剂量的计算方法与药物浓度的设定

静脉麻醉诱导剂量可以按照药代动力学原理来计算，其计算公式为：

剂量（dose）$=C_T \times V_{peak\ effect}$

其中C_T是效应部位的靶浓度，具体由麻醉医师根据临床经验在一定范围内选定（表4–1和表4–2）。

$V_{peak\ effect}$为峰效应时的分布容积，其计算公式为：

$V_{peak\ effect} = V_1 \times C_{p,initial}/C_{p,peak\ effect}$

V_1为中央室分布容积，$C_{p,initial}$为初始血浆药物浓度，$C_{p,peak\ effect}$为达峰效应时血浆药物浓度。

表4–1 TCI丙泊酚静脉麻醉诱导

ASA Ⅰ ~ Ⅱ级患者麻醉诱导
单纯丙泊酚诱导时血浆靶浓度一般设定为4 ~ 6μg/mL，复合用药诱导时丙泊酚血浆靶浓度可设定为3 ~ 3.5μg/mL
待患者意识丧失后丙泊酚血浆靶浓度降至2.5 ~ 3.5μg/mL
诱导过程中应适度补充血容量，根据血压变化适时调整丙泊酚靶浓度，必要时使用血管活性药物
采用“分步TCI”的方法
降低初始血浆靶浓度（如 μg/mL）
每隔1 ~ 2min增加血浆靶浓度0.5 ~ 1.0μg/mL，直至患者意识消失后行气管内插管
诱导过程要密切观察和维持血流动力学平稳

表4–2 芬太尼类药诱导和维持麻醉所需血药浓度（ng/mL）

	芬太尼	阿芬太尼	苏芬太尼	瑞芬太尼
诱导和气管插管 合用静脉麻醉药	3 ~ 5	250 ~ 400	1 ~ 3	4 ~ 8
维持				
术中麻醉维持	2 ~ 5	100 ~ 300	0.25 ~ 1.0	2 ~ 6
强烈上海性刺激时	4 ~ 8	250 ~ 450	1 ~ 3	4 ~ 8
恢复满意通气	< 1 ~ 2	< 200	< 0.2	< 1 ~ 3

计算静脉诱导剂量公式中之所以选用 $V_{peak\ effect}$（达峰效应时的分布容积），是因为从三室模型出发，如果选用 V_1（中央室分布容积），在药物达到效应室之前已发生再分布和排除，以致计算出的药物剂量偏低。图 4-1 显示单次注射芬太尼、阿芬太尼后，达峰效应时血浆药物浓度与初始血浆药物浓度的关系。前者分别为后者的 17%、37%。

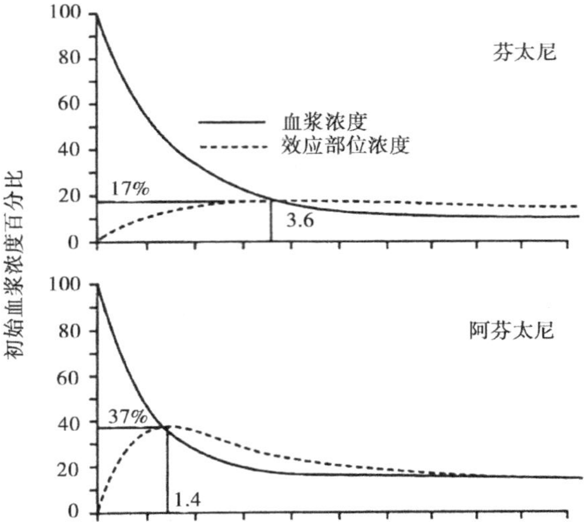

图 4-1　单次注射芬太尼达峰效应时血浆药物浓度与最初血浆药物浓度的关系

注：单次注射芬太尼、阿芬太尼后，达峰效应时三药的血浆药物浓度分别为最初血浆药物浓度的 17%、37%。

由于在临床浓度范围内，这一比率是恒定的，因此根据上述公式很容易计算出 $V_{peak\ effect}$（表 4-3）。

表 4-3　单次给药后药物的峰效应分布容积和达峰时间

药物	锋效应分布容积 $V_{peak\ effect}$/L	达峰效应时间 /min
丙泊酚	37	2.2
依托咪酯	–	2.0
咪达唑仑	31	2.8
芬太尼	75	3.6
阿芬太尼	5.9	1.4
苏芬太尼	89	5.6
瑞芬太尼	17	1.6

根据表 4-3 看出，芬太尼的 $V_{peak\ effect}$ 是 75L，假如要达到 4.0ng/mL 的芬太尼效应室浓度，根据公式计算出的芬太尼剂量 =4ng/mL × 75L=300 μ g，而达峰效应时间为 3.6min。如果要达到 3.5 μ g/mL 的丙泊酚效应室浓度，计算出的丙泊酚剂量 =3.5 μ g/mL × 37L= 130mg，达峰效应时间为 2.2min。

上述是按照药代动力学原理，计算静脉麻醉诱导剂量的理论。实际上，采用 TCI 静脉麻醉诱导，操作十分简便。麻醉医师只要确定一个适宜患者个体的靶浓度。表 4–1 和表 4–2 虽然提供了丙泊酚和芬太尼类药物的麻醉诱导靶浓度的参考数据，但是实际应用时主要还是依靠麻醉医师的临床经验和患者的体质与病情来确定。TCI 系统会自动显示达到目标血浆药物浓度或效应室药物浓度的所需剂量和时间，达到预定的诱导靶浓度后，自动维持这一浓度，并实时显示血浆药物浓度或效应室药物浓度、输注速率、给药时间和累计剂量等。

TCI 麻醉诱导可分为血浆靶浓度控制和效应室靶浓度控制两种方法。以效应室靶浓度控制输注丙泊酚时，有一过性血药浓度的峰值明显高于效应室浓度设定值的“超射”现象，容易引起外周血管扩张、低血压等不良反应。而以血浆靶浓度控制输注丙泊酚虽然麻醉起效缓慢，但诱导平稳，因此一般应用以血浆靶浓度控制输注丙泊酚的方法。

目前尚缺乏根据我国人群的药代动力学特点计算出的 TCI 药代动力学模型。根据国内多中心、大样本的临床研究，中国患者丙泊酚 TCI 麻醉诱导时意识消失点的丙泊酚血浆 C_{50} 和效应室 C_{50} 分别是 3.8 μ g/mL 和 2.2 μ g/mL，性别之间无差别；随年龄增长，意识消失时的丙泊酚浓度有所下降。依托咪酯 TCI 麻醉诱导时意识消失时的效应室浓度为（0.50 ± 0.22）μg/mL。值得一提的是，分析结果发现中国人丙泊酚 TCI 意识消失时，血浆 C_{50} 和效应室 C_{50} 明显低于国外白种人相同实验条件下的结果。50% 的中国患者意识消失的 BIS 值是 58，也明显低于白种人。在完全相同的实验条件和研究方法下，中国患者在较“浅”的血浆浓度和效应室浓度下达到了较“深”的麻醉状态。本研究与 Kenny 研究组在界定意识消失的标准上是一致的，也就是说用 BIS 监测麻醉深度方面，中国人与白种人之间也存在差异。根据 BIS 的工作原理，这一推断是完全可能的。

三、静脉麻醉诱导技巧

联合诱导（coinduction）是两种或多种不同麻醉药物联合应用，以达到作用相加或协同的目的，从而可以减少麻醉药各自的用量，减轻可能产生的不良反应。例如，巴比妥类药物硫喷妥钠与苯二氮䓬类药物咪达唑仑联合诱导可以产生明显的协同作用。因为二者共同作用于 CABA 受体。

应用联合诱导时，丙泊酚的剂量明显降低。咪达唑仑 0.02mg/kg（此量仅相当于咪达唑仑产生意识消失 ED_{50} 的 1/10）与丙泊酚联合诱导，较单纯用丙泊酚诱导明显减少意识消失时的丙泊酚用量，两药呈协同作用。

咪达唑仑与丙泊酚联合诱导的协同作用随咪达唑仑剂量的增加而加强。表中以意识消失和 BIS 降至 50 作为观察指标，可以看出，随着咪达唑仑剂量的增加，丙泊酚诱导量呈剂量相关的递减。咪达唑仑不同剂量间（0.02mg/kg、0.04mg/kg 和 0.06mg/kg）存在显著性差异。

静脉麻醉联合诱导，不仅是催眠药之间的联合应用，也常应用催眠药与阿片类药的联合。一方面催眠药与阿片类药联合应用，作用也明显相加或协同。例如，阿芬太尼 0.02mg/kg 与丙泊酚联合诱导，两药作用相加，丙泊酚用量减少。如果咪达唑仑（0.02mg/kg）、阿芬太尼（0.02mg/kg）与丙泊酚三药联合诱导，可将丙泊酚诱导意识消失的用量平均减少 86%。另一方面，麻醉诱导并非仅仅满足消除意识，通常要完成气管插管。而气管插管是非常强烈的伤害性刺激。消除意识的静脉麻醉药剂量不可能消除气管插管引起的强烈的伤害性刺激。麻醉诱导加用阿片类药可明显减轻气管插管引起的机体应激反应，避免不必要的加大麻醉催眠药剂量，提高安全性，减少不良反应。

表 4-2 已列举了几种常用芬太尼类药麻醉诱导所需的血药浓度。表 4-4 是中国患者丙泊酚麻醉诱导意识消失后，对痛刺激（对尺神经的强直电刺激，相当于切皮的痛刺激）无反应的瑞芬太尼 TCI 血药浓度和效应室浓度的 C_{95}，分别是 6.0ng/mL 和 5.9ng/mL。没有性别与年龄之间的差别。

表 4-4 对痛刺激无反应时瑞芬太尼的血浆和效应室浓度

	C_{90}	C_{95}
血浆浓度（ng/mL）	4.1（4.0 ~ 4.2）	6.0（5.8 ~ 6.2）
效应室浓度（ng/mL）	3.3（3.3 ~ 3.4）	5.9（5.8 ~ 6.0）

在抑制气管插管心血管反应上，等效剂量的不同阿片类药之间没有大的差别，如芬太尼与苏芬太尼之间。而麻醉诱导药物的合理给药顺序，使各诱导药物在气管插管时同时达到各自最大效应（达峰）很关键，比选择何种阿片类药和何种剂量更为重要。咪达唑仑、丙泊酚、依托咪酯、芬太尼、苏芬太尼、瑞芬太尼的达峰效应时间表 4-3 已列出。例如，芬太尼达峰效应时间为 3.6min，而苏芬太尼达峰效应时间为 5.6min，应该如何安排合理的给药时间和顺序不言而喻。

分次和分步麻醉诱导。除了给药顺序上让诱导药物尽可能同时达到峰浓度，麻醉诱导药分次小剂量给药也很关键。例如，通常将丙泊酚的诱导用量分两次给药，第一步达到患者入睡即可（1mg/kg），剩余的剂量可以在气管插管之前再酌情给予。目的是避免一次性大剂量丙泊酚过度抑制循环功能，使麻醉诱导和气管插管期间血流动力学平稳。芬太尼类药需缓慢静注，以免引起呛咳反应。表 4-1 对 ASA Ⅲ－Ⅳ级患者麻醉诱导采用“分步 TCI”的方法。降低初始血浆靶浓度（1.0 ~ 1.5μg/mL），每隔 1 ~ 2min 增加血浆靶浓度 0.5 ~ 1.0μg/mL，直至患者意识消失后行气管内插管。维持诱导过程血流动力学平稳。

第三节　麻醉维持

一、静脉麻醉维持期间给药速率和计算方法

理论上静脉麻醉维持给药速率应等于药物从体内的总清除率（Cls）乘以血浆浓度。为了维持一个稳定的靶浓度（C_T），给药速率应与药物从体内排除的速率相等：

静脉麻醉维持的给药速率 = $C_T \times Cls$

此计算公式概念浅显易懂，但它不适用于多室模型的静脉麻醉药长时间持续输注时的药代动力学特征。药物的吸收和消除在以血液为代表的中央室，而药物的分布在一个或多个假定的周边室，消除和分布是同时进行的，且随着给药时间的延长，药物从中央室分布到周边室的量逐渐减少，其给药量也应随之减少，即以指数衰减形式输注给药：

维持给药速率 =$C_T \times V_1 \times (k_{10}+k_{12}e^{-k21t}+k_{13}e^{-k31t})$

临床医师显然不会用此公式去计算给药速度。通常维持静脉麻醉的方法是参考已知的维持麻醉的给药速率，麻醉医师根据经验和观察患者的生理指标进行调节。例如，丙泊酚麻醉维持给药的速率一般为6 ~ 12mg/（kg·h）。具体到个别患者的麻醉维持，什么速率合适，需要麻醉医师来判断和决定。当然也有客观的参考标准，推荐使用的是神经电生理方法监测麻醉深度。例如，用脑电双频潜指数（BIS）监测，麻醉中调节静脉给药速率，维持 BIS 在 40 ~ 60。另一方面，参考来自文献的临床实验数据，例如，使群体患者意识消失的丙泊酚输注速率为 6.6mg/（kg·h），也即 110μg/（kg·min）。丙泊酚输注速率与患者记忆功能的关系可以参考表 4–7。当丙泊酚输注速率达到 67μg/（kg·min）时，80% 的患者失去记忆。

麻醉中阿片类药持续输注的问题比较特殊。适用于持续输注的阿片类药应该是速效、短效药；长时间输注停药后药物浓度能迅速下降，达到不抑制患者自主呼吸的水平。常用的阿片类药中芬太尼最不适合持续输注。从图 4–2 可以看出芬太尼持续输注 100min 后的半衰期（时 – 量相关半衰期）已超出其输注时间的本身，很难控制。但是也有依据前述的维持给药速率的计算公式计算芬太尼给药模式的方法：

维持给药速率 =$C_T \times V_1 \times (k_{10}+k_{12}e^{-k21t} + k_{13}e^{-k31t})$

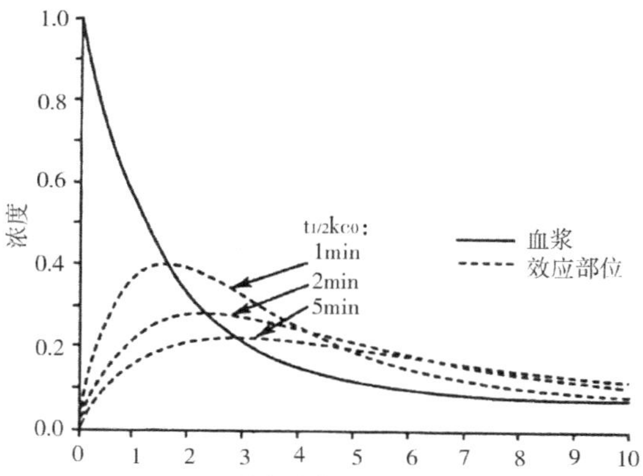

图 4–2　$t_{1/2}K_{e0}$ 对效应室浓度的影响

注：$t_{1/2}K_{e0}$ 是维持一个稳态血药浓度时，效应室浓度达到血浆浓度 50% 时所需的时间，可用 $0.693/K_{e0}$ 来计算。原则上药物的 K_{e0} 越大，$t_{1/2}K_{e0}$ 越小，药物效应室达到峰效应的时间越短，效应室浓度占血浆浓度的比值也越高。

苏芬太尼的时 – 量相关半衰期特点表明它比较适合用于持续输注。图 4–3 显示苏芬太尼持续输注 3 ~ 4h，停止输注后血药浓度下降 50% 的时间为 25 ~ 30min。苏芬太尼对心血管系统几乎没有影响，在心血管手术麻醉时可以用到很大的剂量，而安全性却非常好。唯一担心的是阿片类药的呼吸抑制作用。一般手术麻醉维持，苏芬太尼的输注速率为 0.25 ~ 1.0μg/（kg·h）。相当于 60kg 的成人，每小时输注 15 ~ 60μg。特别要提醒，如果患者准备术后即刻拔出气管导管，苏芬太尼持续输注的速率必须

小于 1.0μg/（kg·h）。而且在手术结束前 30min 停止输注苏芬太尼。如果间断给予苏芬太尼，剂量为 2.5 ~ 10.0μg。

苏芬太尼的药代动力学特性表明它适用于 TCI 方法维持麻醉。苏芬太尼 TCI 配合静脉麻醉药用于麻醉诱导时，防止气管内插管引起的心血管反应的半数有效血浆浓度（C_{50}）为 1.08ng/mL（0.73 ~ 2.55ng/mL）。推荐的用法是麻醉诱导时将苏芬太尼 TCI 血浆靶浓度设置为 2.0ng/mL，待效应室浓度上升达到 0.5ng/mL 时，可以满足气管插管所需的深度。术中维持 TCI 血浆靶浓度为 0.25 ~ 3.0ng/mL（表 4–2）。文献报道，术中血浆苏芬太尼浓度低于 0.5ng/mL，会导致其他补救措施增加。同理，也需要手术结束前 30min 停止输注苏芬太尼。

瑞芬太尼的速效和超短效的优越特性使其特别适合静脉麻醉维持期长时间持续输注。由于其停药后恢复时间（3 ~ 6min）几乎不受持续输入时间的影响，因此无论用恒速方法输注还是 TCI 方法输注，均能良好控制。持续输注的常用速率在 0.1 ~ 1.0μg/（kg·min），剂量范围很宽，由麻醉医师根据手术刺激程度的大小和患者反应程度的强弱来调节。由于起效快，加深或减浅麻醉十分迅速，安全性也得以提高。临床麻醉维持常用的瑞芬太尼输注速率为 0.2 ~ 0.4μg/（kg·min）。瑞芬太尼 TCI 方法给药时，术中维持血浆靶浓度为 2.0 ~ 8.0ng/mL（表 4–2）。

TCI 是将药代动力学理论用于临床麻醉实践的典范。与持续输注方法不同，TCI 自动计算出达到设置的血药浓度所需的给药速率，并使麻醉从诱导到维持成为一个连续的过程。目前临床上常用的静脉麻醉药物的 TCI 药代动力学模型见表 4–5。

表 4–5 常用的麻醉药物和药代动力学模型

麻醉药	药代动力学模型
丙泊酚	Marsh 模型
依托咪酯	Arden 模型
苏芬太尼	Gepts 模型
瑞芬太尼	Minto 模型

TCI 通常以血浆药物浓度为指标，而效应部位（室）药物浓度并不等于血浆药物浓度，常常有一个滞后现象。

k_{e0} 本应是药物从效应室转运至体外的一级速率常数。而目前通常用来表示药物从效应室转运至中央室的速率常数，即反映药物在中央室和效应室之间的平衡速度。k 为一级速率常数，表示单位时间内药物的转运量与现有量之间的比值，例如 k=0.1/h，表示剩余药量中每小时有 10% 被转运；e 表示效应室；0 表示体外。效应室与中央室的滞后程度取决于 K_{e0}。药物的 K_{e0} 越大，效应室与中央室平衡的时间越短。例如丙泊酚 K 为 0.239/min，是芬太尼 K_{e0}0.105/min 的两倍，丙泊酚效应室的达峰时间仅需芬太尼的一半。

$t_{1/2}K_{e0}$ 是维持一个稳态血药浓度时，效应室浓度达到血浆浓度 50% 时所需的时间，可用 0.693/K_{e0} 来计算。原则上药物的 K_{e0} 越大，$t_{1/2}K_{e0}$ 越小，效应室平衡的时间越快（表 4–6）。例如阿芬太尼 K_{e0} 较大，$t_{1/2}K_{e0}$ 不到 1min，达峰效应时间 1.4min，达峰时单次剂量的阿芬太尼约 60%，再分布和排出体外。而芬太尼，达峰效应时间要 4min，达峰时 80% 以上的药物（单次注射）已再分布和排出体外。图 4–2 可以看出。药物的 $t_{1/2}K_{e0}$ 越小，药物效应室达到峰效应的时间越短，效应室浓度占血浆浓度的比值也越高。

TCI 系统显示的血浆和效应室的靶浓度是根据药代动力学推算出来的，前提是假设患者血浆药物浓度为零，实际浓度并不知道。如果系统一旦中断工作，可能会有两种情况。一是操作者人为将注射泵停下来，如注射器内药液走空，需要更换，此时 TCI 系统会将停泵时间记录下来，并继续按药代动力学原理进行计算，一旦注射泵重新工作，可以自动调整泵速，恢复原靶浓度。二是退出系统，如发生故障：TCI 重新工作时，不会考虑体内现存药量，仍将机体血浆浓度视为零，如此推算出来的靶浓度将与实际情况误差很大。

表 4-6 静脉麻醉药单次给药后 $t_{1/2}K_{e0}$ 和效应室达到峰效应的时间

	$t_{1/2}k_{e0}$/min	效应室达到锋效应的时间 /min
阿芬太尼	0.9	1.4
瑞芬太尼	1.3	1.6
依托咪酯	1.5	2.0
丙泊酚	2.4	2.2
苏芬太尼	3.0	5.6
咪达唑仑	4.0	2.8
芬太尼	4.7	3.6

二、静脉麻醉维持期间药物浓度的调控

利用 TCI 的预期血药浓度确定了静脉麻醉药在不同临床目标点（意识消失、对痛刺激反应消失等）的半数有效浓度（C_{50}），为静脉麻醉维持期间靶浓度的调节提供了方便（表 4-1，表 4-2，表 4-4）。然而镇静催眠药与镇痛药的相互作用，使靶浓度的调节变得复杂。在全凭静脉麻醉维持中，选择高浓度镇静催眠药与低浓度镇痛药组合，还是相反，见解不一。英国权威 TCI 专家提出，一个好的 TCI 管理，镇静催眠药应该缓慢诱导达到意识消失，记录意识消失时镇静催眠药的效应室浓度，麻醉维持时只要略高于这个镇静水平的效应室浓度即可。这体现了个体化诱导和维持的方法。意识消失时和苏醒时的效应室浓度基本是同一水平，因此停药后也可根据意识消失时的效应室浓度大致判断苏醒所需的时间。临床研究证实麻醉维持时镇静药的浓度不宜过高，其他问题可用麻醉性镇痛药来解决。例如，依托咪酯 TCI 麻醉，意识消失时的效应室浓度为 0. 50μg/mL ± 0.22μg/mL。由于依托咪酯没有镇痛作用，与瑞芬太尼联合实施静脉麻醉时，需要持续输注较大剂量的瑞芬太尼，达到 0.3 ~ 0.4μg/（kg・min），甚至更高。术中麻醉维持依托咪酯 TCI 的效应室浓度 0.3μg/mL 就可以达到满意的麻醉深度，BIS 值维持在 50 左右。并且极大地提高了麻醉恢复质量，明显减少麻醉恢复期的躁动和术后恶心呕吐。

全凭静脉麻醉被列为术中知晓的高危因素。术中知晓定义为全身麻醉下的患者在手术过程中出现了有意识的状态，并且在术后可以回忆起术中发生的与手术相关联的事件。麻醉深度维持在略高于个体意识消失的效应室浓度，是否可以防止患者术中知晓还缺乏循证医学的依据。不像吸入麻醉，已证实只要维持呼气末麻醉药浓度大于 0.7MAC，即可有效预防术中知晓的发生。业已证实，全凭静脉麻醉中用 BIS 监测，维持 BIS 值在 40 ~ 60，可以将发生术中知晓的高危人群的知晓发生率降低 80% 以上。

一般来说，麻醉下记忆的丧失是呈剂量相关的。从表 4-7 可以看出，患者术中的记忆功能随着麻醉药剂量的增加逐渐下降。丙泊酚输注速率达 110μg/（kg・min），患者意识消失。

手术的伤害性刺激程度在手术中并非一成不变，不同程度的伤害性刺激，如气管插管、切皮等，所需的血浆靶浓度也不同。术中伤害性刺激的变化、患者的反应性变化，都要麻醉医师随时观察，及时调整靶浓度。提前预防性地改变靶浓度来对抗伤害性刺激，比伤害性刺激导致机体出现反应后才处理要平稳得多，对机体的干扰和影响也小得多。

表 4-7 丙泊酚镇静与记忆功能

丙泊酚剂量	外显记忆保存
8μg/（kg・min）	88%
17μg/（kg・min）	86%
33μg/（kg・min）	65%
67μg/（kg・min）	18%

手术中阿片类药采用持续输注或 TCI 输注给药较间断给药有很多益处：①减少总用药量；②血流动力学稳定；③减少不良反应；④减少追加；⑤意识恢复迅速。但是适用于 TCI 输注的阿片类药应该在血与效应室之间的转运非常迅速；并且停药后药物浓度迅速下降，达到患者清醒和不抑制呼吸的水平。瑞芬太尼被认为是阿片类药药理学上的新发展。瑞芬太尼有独特的代谢机制——被非特异性的水解酶持续水解，因此其恢复几乎不受持续输入时间的影响。图 4-3 显示，持续输注瑞芬太尼无论是 1h 还是 10h，

停药后其恢复时间不变，均是 3 ~ 6min，较其他阿片类药有质的差别。

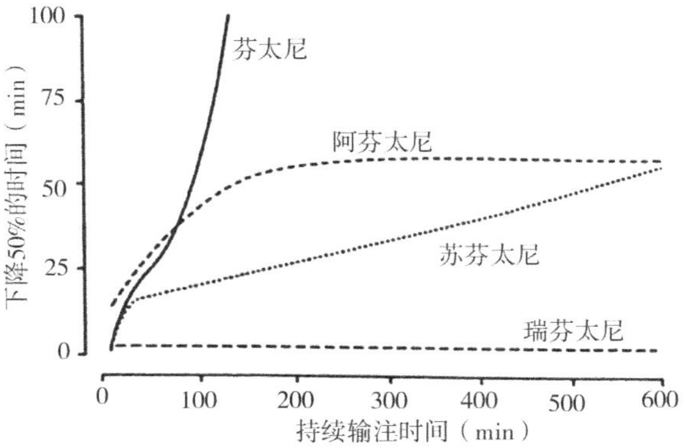

图 4-3 芬太尼类药持续长时间输注后半衰期的变化（时－量相关半衰期）

TCI 是药代动力学的产物，解决的是持续输注时维持特定药物浓度的输注速率问题。C_{50} 是药效学的产物，解决的是针对术中不同的刺激，选择不同需要的药物浓度问题。二者完美结合产生药代－药效模式，解决了药物浓度和效应的时间过程，即麻醉维持过程。

静脉麻醉的发展仅提供了准确的给药指标，尚缺乏患者的反馈指标。也就是说，这些给药指标的确立取决于麻醉医师的经验和判断，是否适合每个具体患者还需要监测麻醉深度和观察患者的反馈指标。此外，TCI 系统可以维持预设的靶浓度，但并不能自动适应外科手术刺激或其他因素引起的麻醉期间的生理波动。解决的方法是将 TCI 设计成一个闭环控制给药系统（closed-loop drug delivery systems）。然而作为闭环控制的反馈指标，麻醉深度监测目前还是临床研究的难题。因此，静脉麻醉的闭环控制给药系统还未成熟。

TCI 虽然在一定程度上解决了静脉麻醉无法连续监测血药浓度变化的弱点，但是毕竟提供的是计算出来的预期血药浓度，并非实测浓度。近年采用质谱仪分析呼出气气体中丙泊酚浓度（ET-propofol）的研究取得重要进展。呼气末气体中丙泊酚浓度与血浆中实测丙泊酚浓度直线相关性非常好，有望不久成为床旁监测指标，可真正解决静脉麻醉中连续、实时监测血药浓度变化的难题。

第四节　麻醉恢复

一、药物的药代动力学特性对麻醉恢复的影响

药物浓度在体内下降的快慢主要取决于药物消除半衰期的长短。理论上，单次给药后，经过 4 ~ 5 个半衰期，体内的药物基本排除。但是较长时间持续输注后的半衰期就完全不一样了。因此又提出时－量相关半衰期（context-sensitive half time）的概念。时－量相关半衰期是指维持恒定血药浓度一定时间后停止输注，中央室的药物浓度下降 50% 所需的时间。其意义在于它不同于药物消除半衰期（$t_{1/2}\beta$）。研究表明，某些具有较长的 $t_{1/2}\beta$ 的药物可以具有较短的时－量相关半衰期。例如，苏芬太尼的 $t_{1/2}\beta$ 比阿芬太尼要长，但如持续输注 8h，停止输注后，苏芬太尼较阿芬太尼恢复要快，即时－量相关半衰期要短，反之亦然。

常用的静脉麻醉药的时－量相关半衰期随输注时间的延长而变化。芬太尼和硫喷妥钠明显不适于长时间输注，也不适于用 TCI 方式给药。因为 TCI 系统提高靶浓度比较好实现，计算机根据药代动力学模型，计算出给药速率，很快可以达到预期设置的靶浓度。然而用 TCI 系统降低靶浓度，计算机所能做的工作就是停泵，然后完全依赖该药在体内的重新分布与代谢。根据药代动力学参数，计算出何时下降到麻醉医师设置的靶浓度，再重新开启注射泵维持该靶浓度。这方面，TCI 不如吸入麻醉可以人工干预，通过加快药物从呼吸道的排除来降低吸入麻醉药的浓度。因此速效和超短效的新型静脉麻醉药推动了静脉麻醉的发展。瑞芬太尼是一个典型的代表，瑞芬太尼长时间持续输注，其时－量相关半衰期始终不变。

药物持续输入停止后，药物浓度的下降比单次负荷剂量给药后的下降要慢。这与输入时间的长短有

关。输入时间越长，停止输入后药物在血浆和效应室衰减得就越慢。这一现象的发生是因为随着输入时间的延长，周边室里的药物已渐渐地充满，导致周边室和中央室浓度梯度减少，停药后药物由中央室向周边室分布减慢，当中央室的药物浓度小于周边室的药物浓度时，药物将反向流动。输入时间更长的话，周边室和中央室最终达到平衡，此时继续输入将不会再增加停止输入后药物浓度的衰减变慢的情况。

根据麻醉药的时－量相关半衰期，选择有优越的药代动力学特点的丙泊酚、依托咪酯、瑞芬太尼等麻醉药维持麻醉，长时间持续输注停药后恢复十分迅速。

二、根据药代动力学和药效学模型预测麻醉药物的恢复时间

TCI 系统根据药代动力学模型在停药后可以继续计算随着时间的推移下降的药物浓度，并显示逐渐降低的血浆和效应室浓度。停药后可根据不同临床目标点的血浆和效应室浓度判断恢复所需的时间。

意识消失时和苏醒时的丙泊酚效应室浓度基本是同一水平，因此停药后可根据意识消失时的效应室浓度判断苏醒所需的时间。只要在 TCI 系统中记录或输入患者个体丙泊酚麻醉诱导入睡（意识消失）时的血浆和效应室浓度，TCI 系统可以推算出停药后达到清醒所需的时间。

同理，利用药代动力学和药效学模型，可以推算出阿片类药物从麻醉状态降至苏醒状态可以拔除气管导管的时间，即恢复满意自主呼吸的时间。例如从表 4–2 可以看出，苏芬太尼在麻醉恢复期达到满意通气水平的血药浓度为 0.2ng/mL。如果麻醉维持 2 ～ 3h，从图 4–3 苏芬太尼恢复曲线上可以看出，持续输入苏芬太尼 2 ～ 3h，停药后苏芬太尼血浆药物浓度下降 50% 大约需要 25min。也就是说如果我们在手术后期将血浆苏芬太尼浓度维持在 0.4ng/mL，停药后 30min 将降至 0.2ng/mL 以下，达到了恢复满意通气的水平，可以拔除气管内导管。苏芬太尼时－量相关半衰期不如瑞芬太尼优越，但是了解苏芬太尼的药代动力学和药效学特性，在麻醉维持和恢复时仍然可以控制得得心应手。通常适用于 3 ～ 4h 的手术，在手术结束前 30 ～ 40min 停止苏芬太尼 TCI 输注，手术结束时麻醉恢复迅速平稳。

表 4–2 列出阿片类药维持满意通气的血药浓度可供临床麻醉时参考。产生呼吸抑制的瑞芬太尼血药浓度和效应室浓度都低于疼痛反应消失时的浓度。国内研究结果，瑞芬太尼产生呼吸抑制时的 TCI 血浆和效应室半数有效浓度（C_{50}）分别为 3.1ng/mL 和 2.1ng/mL。苏芬太尼产生呼吸抑制时的 TCI 血浆半数有效浓度（C_{50}）为 0.14ng/mL。

静脉麻醉的特点是无须经气道给药和无污染。与吸入麻醉相比，静脉麻醉诱导更便捷、舒适，苏醒更迅速和平稳。静脉麻醉的发展得益于三方面重要进展：速效和超短效的静脉麻醉药，对药代动力学和药效学原理的重新认识，以及新的静脉麻醉给药技术（如 TCI）。这些进展解决了静脉麻醉存在的某些局限性，如可控性不如吸入麻醉药，依体重计算用药不科学以及无法连续监测血药浓度变化，使静脉麻醉进入一个新时代。但是这些新技术仍然尚未解决静脉麻醉药个体差异较大的问题，必须加强麻醉深度的监测。也就是说，静脉麻醉的发展仅为我们提供了准确的给药指标，但缺乏患者的反馈指标。是否适合每个具体患者还需要观察和监测患者的麻醉深度。因此，静脉麻醉的闭环控制给药系统（closed loop drug delivery systems）的发展成为今后的方向。

第五章

复合麻醉技术

第一节　复合麻醉技术的分类

狭义的复合麻醉（Combined anesthesia）曾经又被称为平衡麻醉（Balanced anesthesia），是指在同一麻醉过程中为了达到理想的麻醉状态而同时或先后使用两种或两种以上的麻醉药物。复合麻醉与联合麻醉（associated anesthesia）不同，后者是指在同一麻醉过程中同时或先后采用两种或两种以上的麻醉技术。广义的复合麻醉包括狭义的复合麻醉和联合麻醉的定义，即在同一麻醉过程中，为了达到满意的麻醉效果而同时或先后使用两种或两种以上的麻醉药物或（和）麻醉技术，最常见的有吸入与静脉复合全身麻醉、局部麻醉复合全身麻醉以及不同局部麻醉的复合。

一、复合局部麻醉技术

利用不同局部麻醉技术的优点，可形成多种不同的复合方式，临床常见的不同局部麻醉技术的复合包括：①蛛网膜下隙联合硬脊膜外腔麻醉（combined spinal and epidural anesthesia，CSEA）：主要用于膈肌平面以下部位的手术，其中以下腹部、下肢、盆腔、会阴部手术为主。②硬脊膜外腔复合区域神经阻滞麻醉：多用于手术引起内脏牵拉反射或硬脊膜外腔麻醉效果不佳时的辅助方法。例如硬膜外阻滞下行胆囊切除术，出现严重的胆心反射时，联合胆囊颈部的局部浸润麻醉；硬膜外麻醉下，妇科子宫颈操作时出现迷走反射，联合阴部神经阻滞等。③硬脊膜外腔复合局部浸润麻醉：多用于硬脊膜外腔阻滞麻醉不够完善或尚未完全显效时，或患者病情危重而又不宜在硬膜外腔内注入足够剂量的局麻药时使用。④神经阻滞麻醉复合表面麻醉：常见于眼科麻醉。⑤神经阻滞复合区域阻滞麻醉：例如上肢手术行臂丛阻滞效果欠佳时，可联合区域阻滞。

二、局部麻醉复合全身麻醉技术

局部麻醉根据局麻药作用的周围神经范围，分为表面麻醉、局部浸润麻醉、区域阻滞、椎管内阻滞，根据需要，静脉或吸入全身麻醉可以单独或联合与这些非全身麻醉方法复合，形成连续硬膜外麻醉与静吸复合麻醉复合、连续硬膜外麻醉与静脉全身麻醉复合、连续硬膜外麻醉与吸入全身麻醉复合、神经阻滞与吸入全身麻醉复合、神经阻滞与静脉全身麻醉复合等多种麻醉方法，临床上最常见的是硬膜外麻醉与全身麻醉复合。

三、静吸复合全身麻醉技术

根据诱导和维持时使用的麻醉方法，可分为静脉麻醉诱导、吸入麻醉维持，吸入麻醉诱导、静脉麻醉维持，静脉麻醉诱导、静吸复合麻醉维持，静吸复合诱导、静吸复合维持等多种方法。临床上常用静脉麻醉诱导、静吸复合麻醉或吸入麻醉维持。随着吸入麻醉药物的进步，吸入麻醉诱导或复合麻醉诱导的使用也在日益增多。

第二节　复合麻醉的特点

一、复合麻醉的优缺点

复合麻醉不仅可避免单一麻醉方法所致的用药量大、麻醉效果不满意、不良反应多、肌肉松弛作用难以达到满意、暴露术野等问题，使麻醉过程达到镇痛、遗忘、肌肉松弛、自主反射抑制、生理功能稳定的满意水平，还充分利用各种麻醉药物和技术的优点，避免或减轻各自的缺点和不足，从而大大提高围术期的安全性。

（一）复合麻醉的优点

麻醉的主要目的在于充分利用不同麻醉方法和药物的优点，避免各自的缺点，以维持手术过程中患者的生理功能的稳定，因此具体不同麻醉方法或药物的复合又各自具有其优点，但总的说来复合麻醉具有以下优势：

（1）镇痛、镇静、催眠、遗忘等麻醉效果更完善。

（2）更有效地控制疾病、手术、心理等因素造成的应激反应，维持术中稳定的生理功能，以提高患者围术期的安全性。

（3）麻醉诱导过程更加平稳、安全、可控。

（4）减少各种麻醉药物的用量，从而减少其不良反应。

（5）更好地满足不同手术的要求。

（6）术后苏醒更加平稳、迅速、完全。

（7）其他麻醉与硬膜外麻醉复合，可术后保留硬膜外导管进行术后镇痛。

（8）减少一定的麻醉费用。

（二）复合麻醉的缺点

虽然复合麻醉有以上众多优点，临床应用也十分广泛，但在临床应用中也发现其不少的不足与局限，甚至使用不当时同样会导致严重后果。

（1）不同麻醉药物复合时，一些无益的药理效应也可能出现协同作用，例如阿片类与苯二氮䓬类、阿片类与丙泊酚复合应用，呼吸和循环抑制更加明显。

（2）不同麻醉方法可能引起的并发症在复合应用时都可能出现，例如所有静脉麻醉和吸入麻醉可能出现的并发症，都可能出现于静吸复合麻醉中。

（3）由于复合用药，复合麻醉的深度判断缺乏肯定性标志，掌握不当可能导致患者术中知晓或延迟苏醒。局部麻醉与全身麻醉复合时，早期局麻药中毒不易被发现。

（4）虽然全身麻醉的复合能使大多数患者的苏醒过程更加平稳和安全，但药物的相互复杂作用可能使苏醒期的临床表现也更趋复杂，比如静脉复合麻醉、静吸复合麻醉时，多种药物阈下剂量的残留作用相互叠加而出现“再抑制”现象。

（5）复合麻醉由于涉及多种麻醉药物、麻醉方法的复合，而不同麻醉药物、麻醉技术和方法对机体内环境有不同的扰乱，因此在选用复合麻醉药物和剂量、麻醉管理等方面对麻醉医师有较高的要求。

（6）基于上述原因，复合麻醉时要求麻醉医师更全面监控患者的生命体征和麻醉深度，因此对麻醉硬件设施要求较一般麻醉方法高。

二、复合麻醉的应用原则

复合麻醉的优点突出，其发展是现代麻醉向理想麻醉迈进的重要方式。但如前所述，各种麻醉药物、麻醉方法的复合也使麻醉本身更趋复杂化，应用不当将会导致严重后果，因此，在实施过程中应遵循一定的原则。

（一）优化复合麻醉方法

不同的麻醉方法具有各自的优缺点，不同麻醉方法复合的目的就是使之相互补充，弥补各自的不足，从而使麻醉效果更加完善。手术部位、手术创伤大小、患者全身情况、外科方面的要求、患者的要求等是不同麻醉方法以何种方法为主进行复合的选择依据。

（二）合理选用麻醉药物和剂量

复合麻醉常常涉及多种麻醉药物，而各种药物具有不同的药代动力学和药效动力学，药物之间又存在比较复杂的相互作用关系。在选用复合麻醉药物时，首先要深刻了解每一种药物的药理学特点，并充分考虑到药物间的协同、相加、拮抗作用以及配伍禁忌，根据患者的病理生理情况和手术的要求选择麻醉药物的种类和剂量。

（三）优化复合用药

复合药物的种数越多，药物之间的相互作用越复杂，对机体的影响就越难以预料，不良反应的可能性也越高，并且在这种情况下，临床表现不典型，将增加判断和处理的困难，影响复合麻醉的安全性和可控性，相对增加患者围手术期间的危险性。在满足手术需要的前提下，原则上应尽量减少用药的种类，避免用药杂乱无章。

（四）准确判断麻醉深度

麻醉深度的分期由于复合用药而缺乏肯定的标志，特别是在复合全身麻醉需要肌松药物作用的情况下更难以判断。因此应根据药物的药动学、药物之间的影响规律，以及循环、脑电的变化情况判断麻醉深度，合理使用麻醉药物，尽可能避免麻醉过深或过浅和由此对患者造成的不利影响。有条件的可以进行药物浓度监测。

（五）加强麻醉管理

复合麻醉可充分利用不同麻醉方法和药物的优点，减少药物的用量，减少不良反应，但复合麻醉时，不同的麻醉方法会引起不同的生理改变，多种麻醉药物的使用更增加了药物代谢的复杂性，药物间的相互作用和影响，可能使药物代谢规律发生改变，甚至出现意外的药物不良反应或累加不良反应。因此应做好麻醉前准备，注重麻醉期间的监护和管理，及时发现问题并予以适当处理，否则可能导致严重后果。

（六）坚持个体化原则

复合麻醉用药复杂，同时可能使用多种麻醉方法，而每位患者的具体情况又不同，所以在实际应用中必须坚持个体化原则，应根据手术部位、创伤大小、患者精神状况、全身一般情况、外科方面的要求等合理选用复合麻醉方式。

第三节 局部麻醉方法的复合

腰硬联合麻醉（CSEA）具有蛛网膜下隙阻滞和硬膜外间隙阻滞的双重特点，既有蛛网膜下隙阻滞起效快、阻滞效果好的优点，也可通过硬膜外置管提供长时间手术麻醉及术后镇痛。

CSEA 适用于下腹部的普外科和泌尿外科手术、髋关节手术、下肢手术、妇产科手术、肛门会阴部手术和术后镇痛。硬膜外间隙穿刺部位感染，或全身严重感染的患者不能应用 CSEA。活动性凝血障碍不能使用 CSEA。高血压、低血容量和心血管疾病患者应该避免应用 CSEA。脊髓损伤、缺血或炎症的患者不宜使用 CSEA。

CSEA 有单点穿刺法和两点穿刺法。单点穿刺法多选择在 $L_{2\sim3}$ 或 $L_{3\sim4}$ 间隙穿刺，先用硬膜外间隙穿刺针进行硬膜外间隙穿刺，进入硬膜外间隙后，使用专用的蛛网膜下隙穿刺针通过硬膜外间隙穿刺针，刺破硬脊膜进入蛛网膜下隙，并注入局麻药物，退出蛛网膜下隙穿刺针后经硬膜外穿刺针进行硬膜外置管。两点穿刺法则是根据手术部位不同来选择某一间隙实施硬膜外间隙穿刺置管，然后再选择 $L_{2\sim3}$ 或 $L_{3\sim4}$ 间隙穿刺实施 CSEA，方法与单点法相同。

第四节 局部麻醉复合全身麻醉

局部麻醉复合全身麻醉是近年来开展的一类新的麻醉方法，其充分保留了局部和全身麻醉各自的优点，可以在较浅的全身麻醉状态下保持较好的麻醉效果。

一、硬膜外麻醉复合全身麻醉

1. 优点 ①硬膜外阻滞可有效地阻断手术伤害性刺激和减缓应急反应，但又是一种不完善的麻醉，常发生迷走神经反射或手术牵拉反射，平面过高可抑制呼吸，肌松效果不理想。静脉或静吸复合全身麻醉可使患者意识消失、顺行性遗忘，能保证有效通气和肌肉松弛效果，全身麻醉达到一定的深度还能有效阻断伤害性刺激引起的不良躯体反应。两者麻醉方法复合，可减少应激反应，提高麻醉质量。②明显减少硬膜外和全身麻醉用药量，减少不良反应。③苏醒快、拔管早，术后躁动发生率低。④方便术后镇痛，避免剧痛对康复的不利影响。⑤有利于术后呼吸功能的维护。⑥术中维持心肌氧供需平衡，对冠心病患者有利。

2. 缺点 ①操作较复杂费时。②增加创伤和发生硬膜外阻滞并发症的可能。③麻醉深度掌握不好反而易造成生命体征波动，出现低血压等心血管抑制作用，尤其在全麻诱导前硬膜外局麻药用量掌握不好时。④过度追求“浅麻醉”，有可能造成术中知晓。⑤麻醉期间体液用量增加，可能造成水钠潴留。

3. 适应证 凡是在单纯硬膜外麻醉下能够完成的手术，即颈以下部位的手术均为其适应证，尤其是胸腰段的手术，不仅能保证患者的安全、满足手术的需要，而且取得了良好的临床效果。

4. 禁忌证 绝对禁忌证同硬膜外阻滞。相对禁忌证则包括各种短小手术，不必采用复杂的硬膜外麻醉复合全身麻醉。

5. 操作方法 一般根据手术部位选择相应的脊髓节段进行硬膜外间隙穿刺置管，待穿刺成功或硬膜外间隙注药出现阻滞平面后，再进行全身麻醉的诱导。具体操作方法与单纯硬膜外穿刺、全麻诱导过程相同。

6. 药物的使用

（1）局麻药的使用：硬膜外局麻药种类和浓度应根据手术的部位、患者情况、手术对麻醉的要求以及硬膜外麻醉在麻醉维持中的作用而进行选择。如胸外科的肺叶切除、纵隔手术和食管手术等，硬膜外麻醉居次要地位，复合麻醉的主要目的是减少全麻药可能给机体带来的不利影响，同时也有利于术后镇痛，因此可选用肌肉松弛作用相对较弱而时间维持相对较长的局麻药，如较低浓度丁哌卡因（0.25% ~ 0.375%）、罗哌卡因单独或与低浓度利多卡因混合使用。而在硬膜外麻醉起主导作用的中上腹手术，如胃、肝、胆、脾、胰等，复合麻醉的主要目的是利用全身麻醉来消除患者心理精神因素对患者和手术的影响，可按单纯硬膜外麻醉来选用局麻药的种类及浓度。而全身麻醉的维持则只需要满足镇静和耐受气管插管的麻醉深度。

（2）全麻药的使用：

1）硬膜外麻醉与静吸全身麻醉复合：按照全身麻醉的要求给予足量的术前抗胆碱药及镇静药。诱导一般采用静脉麻醉药、麻醉性镇痛药和肌肉松弛药，其中麻醉性镇痛药可酌情减少。气管插管后，维持阶段可用吸入复合静脉麻醉药，其吸入麻醉药的浓度和静脉麻醉药的用量可根据心率、血压的情况进行调节。可采用间断吸入或连续低流量吸入方式，复合持续输注、靶控输注或间断输注静脉麻醉药。由于硬膜外麻醉已具有较好的镇痛和肌肉松弛作用，在麻醉维持过程中，镇痛药和肌肉松弛药用量要减少一半以上。对创伤不太大的手术，甚至不追加麻醉性镇痛药。在主要手术步骤完成后，就可以考虑停止全麻药，一般手术结束患者可及时苏醒，此时可安全拔管。

2）硬膜外麻醉与静脉全身麻醉复合：其基本使用范围与上述方法相同。这种复合麻醉方法可分为气管插管和非气管插管两种情况。气管插管的方法是在麻醉诱导和维持阶段全部使用静脉麻醉药，而不使用吸入麻醉药。非气管插管的方法包括硬膜外麻醉复合神经安定镇痛药和基础麻醉复合硬膜外麻醉。前者一般用于中、下腹部手术，如阑尾炎切除术、肠梗阻肠端切除术或下肢手术等。后者适用于不能配合手术和麻醉的小儿患者，一般先行氯胺酮基础麻醉，再进行硬膜外麻醉，主要用于婴幼儿手术，但目前应用此方法有减少趋势，大多在此基础上置入喉罩。

7. 注意事项

（1）避免全麻诱导与硬膜外麻醉峰效应重叠，以减少对循环功能的抑制，但有时也利用这一点来减轻插管时的心血管反应。在时间较充裕的情况下，应先给予硬膜外试验量，确定有麻醉平面后再实施全身麻醉为佳。

（2）应避免同时追加全身和硬膜外麻醉药，从而避免由此引起的生命体征的波动。

（3）手术过程中应根据病情变化、手术需要等相应调节全身和硬膜外麻醉各自在麻醉过程中的地位。

（4）全身和硬膜外麻醉用药量均相应减少，避免麻醉过深引起苏醒延迟，但同时也要避免麻醉过浅、术中知晓的发生。有研究表明，椎管内神经阻滞也显示有直接镇静效应，能够显著降低同等镇静所需的药量，在保证足够的麻醉深度下，利多卡因椎管内麻醉可降低七氟醚用量的 34%；行硬膜外阻滞抑制伤害性刺激所引起的运动反应时所用的利多卡因的量可使七氟醚的 MAC 减少 50%。有条件的可运用脑电双频指数（BIS）、脑电非线性指数（ENI）等手段进行麻醉深度监测，从而在保证麻醉需要的前提下减少麻醉药用量。

（5）麻醉诱导和维持方法以及用药不应千篇一律，应根据手术的需要、患者的病理生理特点及变化等灵活使用。

二、其他局部麻醉复合全身麻醉

如臂丛和颈丛神经阻滞等与吸入或静脉全身麻醉复合。常用于局部麻醉效果不佳、患者过度紧张、小儿等患者不能配合时。当给予足够量的静脉或吸入麻醉药后，应注意保持呼吸道通畅，必要时仍应进行气管插管或置入喉罩，以策安全。

第五节 吸入与静脉复合全身麻醉

吸入与静脉复合全身麻醉又称为静吸复合麻醉，如前所述，具体方法有多种。由于静脉麻醉起效快、维持时间短、对呼吸道无刺激性、患者舒适易接受，而吸入麻醉的深度易于控制和管理，故临床上常采用静脉麻醉诱导，吸入麻醉或静吸复合麻醉维持，术前准备与一般的全身麻醉相同。随着七氟醚等新型吸入麻醉药的出现，吸入麻醉诱导或静吸复合诱导在临床上的应用也逐渐增多。

一、麻醉诱导

1. 静脉诱导　一般采用静脉全麻药、麻醉性镇痛药和肌肉松弛药复合，静脉全麻药多为丙泊酚 1.5 ~ 2.5mg/kg 或咪达唑仑 0.02 ~ 0.05mg/kg。麻醉性镇痛药以芬太尼为主，诱导剂量一般为 2 ~ 4μg/kg，也可用舒芬太尼、瑞芬太尼、阿芬太尼以及依诺伐等。肌肉松弛药除经典的琥珀胆碱外，维库溴铵、泮库溴铵、罗库溴铵、阿曲库铵等用于静脉麻醉诱导也逐渐增多。这些新型的非去极化肌肉松弛药不仅起效快、效果好，没有去极化肌肉松弛药引起的一系列不良反应，还具有中时效的肌肉松弛效果，因此在临床应用逐渐广泛。

2. 吸入　静吸复合诱导由于经济费用高、操作复杂、患者不易接受等原因，这两种方法在临床应用相对有限，前者主要用于小儿麻醉，后者用于气管插管困难的患者。有研究者观测意识消失时间、诱导期间呼吸暂停发生率、诱导并发症、第一次喉罩插入成功率、患者满意度等指标，对七氟醚和丙泊酚的诱导效果进行比较，经 Meta 分析后表明，七氟醚和丙泊酚具有相似的诱导效应，但由于七氟醚术后恶心呕吐发生较频繁、患者不满意倾向稍多，丙泊酚作为理想的麻醉诱导药仍然更具优势。

二、麻醉维持

1. 吸入麻醉维持　气管插管后，用吸入麻醉药维持麻醉。一般吸入 1 ~ 2MAC 的挥发性麻醉药，常用恩氟烷和异氟烷，吸入浓度为 2% ~ 3%，可同时吸入 50% ~ 66% 的氧化亚氮，麻醉效果更好。目前已有麻醉效能更强、不良反应更小的挥发性麻醉药七氟烷和地氟烷用于临床。

2. 静脉麻醉维持　在麻醉诱导成功后主要依靠静脉麻醉药、麻醉性镇痛药、肌肉松弛药维持麻醉。如吗啡或芬太尼复合麻醉、氯胺酮静脉复合麻醉以及神经安定镇痛麻醉等。目前临床上常用的丙泊酚复合瑞芬太尼进行靶控输注是较为理想的静脉麻醉维持方式。

3. 静吸复合麻醉维持　为目前国内常用的方法之一。此法或以吸入麻醉为主，辅以静脉麻醉或静脉复合麻醉；或以静脉麻醉或静脉复合麻醉为主，辅以吸入麻醉。例如，临床上常用的异氟醚丙泊酚（或咪达唑仑）－芬太尼（或瑞芬太尼）－维库溴铵复合模式中，异氟醚 1% ～ 2% 吸入，丙泊酚 2 ～ 4mg/（kg・h）或咪达唑仑，维库溴铵间断静脉注射以维持麻醉。其中异氟醚和丙泊酚使患者意识消失，芬太尼提供镇痛，咪达唑仑可保证患者术中无记忆，维库溴铵使手术区域及呼吸肌肉松弛，从而便于手术和人工呼吸，同时还可通过调节吸入麻醉药的浓度维持适宜的麻醉深度。

三、注意事项

（1）实施静脉复合麻醉，应充分掌握各种麻醉药的药动学、药效学及不良反应，同时还应掌握药物之间的相互作用，根据需要有时避免药物的协同效应，有时利用药物间的拮抗作用，或反之。根据患者的病情及手术要求合理选用不同静吸麻醉的复合方式，尽可能以最少的麻醉药用量达到最完善的麻醉效果，并将各种麻醉药的不良反应控制在最小范围，不能盲目扩大药物的适应证，做到合理、安全用药。

（2）为了确保患者安全，除短小手术、不用肌肉松弛药的手术外，实施静吸复合麻醉时均应进行气管内插管。

（3）静吸复合麻醉时，经典的乙醚麻醉分期已不适用，必须结合多种征象进行综合判断，有条件可应用麻醉深度监测仪，如 BIS、ENI 等。必须确保一定的麻醉深度下使用肌松药，以避免术中知晓的发生。

（4）所有静脉和吸入麻醉可能出现的并发症都可能出现于静吸复合麻醉，因此，应高度警惕各种相关并发症的发生。

（5）静吸复合麻醉时药物的相互作用可能使苏醒期的临床表现更为复杂，应严格把握气管内导管的拔管指征，警惕多种药物残留作用叠加而至“再抑制”现象。

（6）为了使麻醉维持和苏醒衔接紧密，应根据各种药物的药效学特点及时停用长效的药物，而改用七氟烷、地氟烷、氧化亚氮、丙泊酚、瑞芬太尼等苏醒迅速的麻醉药，手术结束时再停用这些短效药物，使患者迅速而平稳地苏醒。

第六章

血液科手术麻醉

随着医学科学技术的快速进步，血液系统疾病患者的生存期明显延长，因并发外科系统疾病、创伤或妊娠而需手术治疗的机会增加。由于血液系统疾病的种类繁多，其病理生理和临床表现具有特殊性，使这些患者的麻醉选择和管理难度增加。麻醉医师必须了解各种血液系统疾病，掌握疾病的病理生理改变及对机体各器官、系统的影响；了解患者手术前疾病状态及治疗情况；评估实施手术和麻醉的风险；并与血液科医师、手术医师及输血科医师通力合作，做好充分的术前准备。麻醉医师须综合考虑患者全身情况、血液病的特点、手术的种类及创伤大小，制订相应的麻醉计划和措施，以提高围手术期安全性，使麻醉手术顺利进行。

第一节　血液系统疾病概述

一、血液系统疾病的概念

血液系统疾病指原发（如白血病）或主要累及（如缺铁性贫血）血液和造血器官的疾病，以血液、造血器官以及出、凝血机制的病理变化为其主要表现特征。传统上将血液系统疾病分为原发性和继发性：原发性血液病是指血液、造血器官和出、凝血机制本身的异常；继发性血液病则指人体其他各个系统和器官的疾病所造成的血液学异常，如慢性肝病、慢性肾病、慢性感染、结缔组织病和恶性肿瘤等。血液系统与人体其他组织、器官和系统有着极大的不同，它包括血液和造血器官，血液以液体和血细胞状态不停地在体内循环，灌注着每一个组织和器官的微循环。可以说，人体的各个组织和器官内都有血液存在，血液与之存在着特殊的解剖和生理关系，从而也确定了如果血液或造血器官发生了疾病，各个组织和器官都可能出现病理变化。

二、血液系统疾病分类及常见的血液病

血液系统疾病的病种多，种类杂，现分类如下。

（一）红细胞疾病

包括各类急、慢性贫血。贫血原因众多，如红细胞生成和成熟障碍、脱氧核糖核酸（DNA）合成障碍、血红蛋白合成障碍、红细胞破坏过多及红细胞丢失过多等。

1. 缺铁性贫血　指缺铁引起的小细胞低色素性贫血及缺铁相关的异常。

2. 巨幼细胞性贫血　是由叶酸、维生素 B_{12} 缺乏或某些药物影响核苷酸代谢导致细胞核脱氧核糖核酸（DNA）合成障碍所致的贫血。

3. 溶血性贫血　①遗传性球形细胞增多症是一种红细胞膜异常的遗传性溶血性贫血；②红细胞葡萄糖 -6- 磷酸脱氢酶缺乏症是红细胞内戊糖磷酸途径遗传性缺陷导致的溶血性贫血；③镰状细胞贫血和地中海贫血是遗传性血红蛋白病所致的溶血性贫血；④自身免疫性溶血性贫血是免疫识别功能紊乱，自身抗体吸附于红细胞表面而引起的一种溶血性贫血。

（二）粒细胞疾病

如粒细胞缺乏症、粒细胞增多症、中性粒细胞分叶功能不全（Pelger–Huet 畸形）、惰性白细胞综合征及类白血病反应等。

（三）单核细胞和巨噬细胞疾病

如炎症性组织细胞增多症、恶性组织细胞病等。

（四）淋巴细胞和浆细胞疾病

（1）各类淋巴瘤：起源于淋巴结和淋巴组织，是最早发现的血液系统恶性肿瘤。

（2）急、慢性淋巴细胞白血病。

（3）多发性骨髓瘤：是浆细胞的恶性肿瘤。

（五）造血干细胞疾病

如再生障碍性贫血、阵发性睡眠性血红蛋白尿、骨髓增生异常综合征、骨髓增殖性疾病以及急性非淋巴细胞白血病等。

1. 再生障碍性贫血　简称再障，通常指原发性骨髓造血功能衰竭综合征。

2. 阵发性睡眠性血红蛋白尿　是一种获得性造血干细胞良性克隆性疾病。

3. 骨髓增生异常综合征　是一组异质性疾病，起源于造血干细胞，以病态造血、向急性白血病转化的风险高为特征，表现为难治性一系或多系细胞减少的血液病。如难治性贫血、环形铁粒细胞性难治性贫血、慢性粒单细胞白血病等。

4. 骨髓增殖性疾病　指分化相对成熟的一系或多系骨髓细胞不断地克隆性增殖所致的一组肿瘤性疾病。包括：①真性红细胞增多症；②慢性粒细胞白血病、慢性中性粒细胞白血病、慢性嗜酸性粒细胞白血病等；③原发性血小板增多症；④原发性骨髓纤维化症等。

5. 急性非淋巴细胞白血病　是一类造血干细胞的恶性克隆性疾病。

（六）脾功能亢进

脾功能亢进是一种综合征，临床表现为脾大，一种或多种血细胞减少而骨髓造血细胞相应增生；脾切除后症状缓解。

（七）出血性及血栓性疾病

如血管性紫癜、血小板减少性紫癜、凝血障碍性疾病、弥散性血管内凝血以及血栓性疾病等。

1. 血管壁异常的出血性疾病　①遗传性出血性毛细血管扩张症；②家族性单纯性紫癜；③过敏性紫癜；④药物性紫癜等。

2. 血小板异常的出血性疾病　①特发性血小板减少性紫癜；②血小板消耗过度导致的弥散性血管内凝血；③原发性出血性血小板增多症；④遗传性血小板无力症；⑤继发性血小板功能缺陷，如尿毒症等。

3. 凝血异常的出血性疾病　①血友病；②遗传性凝血酶原缺乏症；③肝病性凝血障碍；④维生素 K 缺乏症等。

4. 抗凝及纤维蛋白溶解异常　主要为获得性疾病，如：①肝素使用过量；②香豆素类药物过量；③蛇咬伤、水蛭咬伤；④溶栓药物过量；⑤抗因子Ⅷ、Ⅸ抗体形成等。

5. 血栓性疾病　以血栓形成和血栓栓塞两种病理过程所引起的疾病，称为血栓性疾病。血栓形成是血液有形成分在血管内形成栓子，造成血管部分或完全堵塞，相应部位血供障碍。血栓栓塞是血栓脱落，随血流移动堵塞某些血管。动脉血栓引起相应组织和（或）器官缺血、缺氧、坏死，静脉血栓引起淤血、水肿。多为存在高凝或血栓前状态的基础疾病，如动脉粥样硬化、糖尿病、肾病、妊娠、易栓症、近期手术及创伤、长期使用避孕药等。

三、血液系统疾病常见的症状和体征

血液系统疾病众多，但涉及的常见症状主要有贫血、出血、发热和肝脾、淋巴结肿大。

（一）贫血

贫血是血液系统疾病的常见症状。各种贫血综合征如缺铁性贫血、巨幼细胞性贫血、溶血性贫血等都以贫血为共同表现。造血干细胞疾病如再生障碍性贫血、阵发性睡眠性血红蛋白尿、骨髓增生异常综合征以及急性非淋巴细胞白血病等也常以贫血为首发表现。其他系统和器官的疾病如慢性肝病、肾病、感染及恶性肿瘤等均可引起贫血。贫血引起的症状与组织和器官慢性缺氧及缺氧导致的代偿有关。皮肤、黏膜苍白是贫血患者的共同体征。严重的贫血可有活动后乏力、心悸和气促，长期严重贫血可引起贫血性心脏病。

（二）出血

出血由机体止血和凝血功能障碍所引发，可表现为自发性出血或受伤后难止的出血。有出血倾向的疾病称为出血性疾病，通常皮肤、黏膜出血是其共同的表现，如瘀点、紫癜、瘀斑或血肿，也可表现为鼻出血、齿龈出血和月经过多等。毛细血管异常、血小板数量或质量异常及凝血机制障碍等均可引起出血。严重者可引起内脏出血，如血尿、消化道出血和颅内出血，颅内出血可致死。造血干细胞的多种疾病常可影响止血和凝血功能，可引起出血倾向的临床表现。

（三）发热

发热是血液系统疾病的常见症状，常是淋巴瘤、白血病、恶性组织细胞病及粒细胞缺乏症等的首发表现。可以是因为粒细胞减少、免疫功能减退引起的病原体感染所致；也可能是血液系统疾病本身引起的非感染性发热。如淋巴瘤和恶性组织细胞病可以有不明原因的长期发热，霍奇金淋巴瘤常引起特征性周期热。

（四）淋巴结、肝、脾肿大

淋巴结、肝、脾肿大是血液系统疾病的常见体征。多见于造血系统肿瘤的浸润或骨髓病变引起的髓外造血，如淋巴瘤、淋巴细胞白血病和粒细胞白血病等。溶血性贫血尤其是血管外因素的（即红细胞被单核－巨噬细胞系统破坏，以遗传性溶血性贫血多见，主要是脾破坏红细胞），以及脾功能亢进等都可致脾脏肿大。

四、血液系统疾病的治疗

（一）病因治疗

针对致病因素的治疗，使患者脱离致病因素的作用。

（二）维持血液成分及其功能正常

1. 补充治疗　如补充叶酸或维生素 B_{12} 治疗营养性巨幼细胞性贫血；补充铁剂治疗缺铁性贫血；补充维生素 K，促进肝脏合成凝血因子Ⅱ、Ⅶ、Ⅸ、Ⅹ等。

2. 造血细胞因子的应用　如慢性再生障碍性贫血时应用雄激素刺激造血；使用红细胞生成素治疗肾性贫血；用粒系集落刺激因子和血小板生成素促进造血系统恶性肿瘤化疗后粒细胞和血小板减少的恢复等；α 干扰素治疗毛细胞白血病、慢性粒细胞性白血病、低恶度非霍奇金淋巴瘤和多发性骨髓瘤等。

3. 脾切除　去除体内最大的单核－巨噬细胞系统的器官，减少血细胞的破坏与潴留，从而延长血细胞的寿命。脾切除对遗传性球形细胞增多症所致的溶血性贫血有确切疗效。

4. 成分输血治疗　如严重贫血或失血时输注红细胞，血小板减少有出血危险时补充血小板，血友病 A 有活动性出血时补充凝血因子Ⅷ。

5. 抗生素的使用　白细胞减少有感染时予以有效的抗感染药物治疗。

（三）去除异常血液成分和抑制异常功能

1. 抗肿瘤化学治疗　是对造血系统恶性肿瘤的主要治疗方法。

2. 放射治疗　使用放射线杀灭白血病或淋巴瘤细胞。

3. 诱导分化　1986 年我国科学家发现全反式维 A 酸、三氧化二砷能诱导早幼粒白血病细胞凋亡并使其分化成正常成熟的粒细胞，但不影响正常组织和细胞，这是特异性去除白血病细胞的新途径。

4. 治疗性血液成分单采　通过血细胞分离器，选择性地去除血液中某一成分，可用以治疗骨髓增殖性疾病、白血病等。用血浆置换术可治疗巨球蛋白血症、某些自身免疫病、同种免疫性疾病及血栓性血小板减少性紫癜等。

5. 免疫治疗　用于免疫机制介导的血液病，如原发性再生障碍性贫血、自身免疫性溶血性贫血、特发性血小板减少性紫癜等。免疫治疗包括应用肾上腺皮质激素、抗胸腺细胞球蛋白、抗淋巴细胞球蛋白及环孢素等。

6. 抗凝及溶栓治疗　如弥散性血管内凝血（DIC）时为防止凝血因子进一步消耗，采用肝素抗凝。血小板过多时为防止血小板异常聚集，可使用双嘧达莫等药物。一旦血栓形成，可使用尿激酶、组织纤溶酶原激活物（t-PA）等溶栓，以恢复血流通畅。

（四）造血干细胞移植

造血干细胞移植包括异基因骨髓移植、同基因骨髓移植、自身骨髓移植、周围造血干细胞移植及脐血移植。通过去除异常的骨髓造血组织，植入健康的造血干细胞，重建造血与免疫系统。这是可能根治造血系统恶性肿瘤和遗传性疾病等的综合性治疗方法。

（五）基因治疗和分子靶向治疗

随着肿瘤细胞生物学和遗传学的飞速发展，一系列与造血系统恶性肿瘤发病机制密切相关的基因、受体、抗原及细胞内关键物质相继被发现，引发了基因治疗和分子靶向治疗。以伊马替尼和美罗华为代表的分子靶向治疗药物分别在慢性粒细胞性白血病、急性淋巴细胞白血病、慢性淋巴细胞白血病、霍奇金和非霍奇金淋巴瘤的治疗中展现出良好的前景。

第二节　术前评估及准备

因为血液系统疾病病种多，病情多样，患者常并存贫血、出凝血障碍或感染等病情，往往继发心、肺、脑、肾等重要器官的病理生理改变，长期应用激素或接受放、化疗，常有体质虚弱、营养不良和免疫功能降低等，故许多患者对麻醉和手术的耐受性显著下降。术前麻醉医师应获取患者病史、体检、化验及各种检查资料，了解病情及治疗情况，结合现病史、既往病史、治疗用药等对患者的全身状况和各个器官的功能状态做出评估。

一、红细胞疾病

红细胞疾病多以贫血为主要症状。贫血可因为其病因的不同、严重程度的不同而影响术前的评估。划分贫血程度的标准如下：血红蛋白 > 90g/L 与低于正常参考值下限之间为轻度贫血；血红蛋白在 60 ~ 90g/L 为中度贫血；血红蛋白在 30 ~ 60g/L 为重度贫血；血红蛋白 < 30g/L 为极重度贫血。轻度的、短期的、治疗效果好的病患其循环和呼吸系统的代偿和耐受能力好。严重贫血致携氧能力降低，对缺氧耐受性差。

（一）术前评估

对这类疾病的评估要注意以下几方面：

1. 神经系统　贫血引起的缺氧可导致中枢神经组织损害，有头昏、头痛、记忆减退和注意力不集中等表现。小儿可有哭闹不安、躁动。儿童生长发育迟缓、智力低下。影响中枢神经的药物应酌情减量。

2. 皮肤黏膜　皮肤黏膜苍白是贫血的主要表现，溶血性贫血时，可出现皮肤黏膜黄染，当存在缺氧和二氧化碳蓄积时也不会出现发绀。

3. 呼吸系统　轻度贫血者在活动后易出现呼吸加快、加深，严重者平静状态下也可能有气短，甚至端坐呼吸。

4. 循环系统　贫血造成组织缺氧，机体产生相应的代偿作用，心肌收缩力增加、心率增快、循环时间加速和心排血量增多。随着贫血的加重，心脏负荷亦加重。贫血患者活动后出现心悸、心率加快。贫血愈重，活动量愈大，症状愈明显。重度的慢性贫血可引起心脏代偿性扩大、心律失常和心功能不全，即贫血性心脏病。病情严重者长期卧床，常不能耐受快速或大量输血补液，容易并发心力衰竭。麻醉前因严重贫血、血清蛋白降低及毛细血管通透性增加，易造成组织水肿。

5. 泌尿系统　贫血患者由于代偿引起肾血管收缩、肾缺氧而致肾功能改变，尿比重减低，重症者可出现蛋白尿和氮质血症。溶血性贫血出现血红蛋白尿和含铁血黄素尿，重者可出现游离血红蛋白堵塞肾小管，进而引起少尿、无尿、急性肾衰竭。

6. 易感染 贫血导致组织缺氧、粒细胞功能障碍而易于感染。自身免疫性溶血性贫血常用肾上腺皮质激素治疗，此类患者抗感染能力降低。

（二）术前准备

1. 病因治疗 术前针对贫血发病原因积极治疗。如缺铁性贫血予以补铁及导致缺铁原发病的治疗，自身免疫性溶血性贫血采用肾上腺皮质激素治疗等。巨幼细胞性贫血多见于恶性贫血和叶酸缺乏，择期手术应推迟，待叶酸和维生素 B_{12} 得到纠正，一般需 1 ～ 2 周后方能手术。

2. 输血治疗 对严重贫血者，可输红细胞纠正贫血，改善机体缺氧状态；采取分次小量成分输血以防心力衰竭。慢性贫血的患者机体已有了良好的代偿，即使血红蛋白为 60g/L 也能耐受小手术。通常应将血红蛋白补充到 70g/L 以上。老年或合并心血管疾病的患者术前血红蛋白最好大于 100g/L，以防止术中出血引起心、脑、肾缺血。麻醉前应尽量改善全身情况，提高手术麻醉耐受力。

二、粒细胞疾病

（一）粒细胞缺乏症

外周血中性粒细胞绝对计数，成人低于 2.0×10^9/L 时，大于 10 岁儿童低于 1.8×10^9/L，小于 10 岁儿童低于 1.5×10^9/L 时，称为中性粒细胞减少；严重者低于 0.5×10^9/L 时，称为粒细胞缺乏症。

1. 术前评估 粒细胞缺乏症患者易发生感染和出现疲乏、无力、头晕及食欲减退等非特异性症状。常见的感染部位是呼吸道、消化道及泌尿生殖道，严重者可出现高热、黏膜坏死性溃疡及重症脓毒症或脓毒性休克。粒细胞严重缺乏时，感染部位不能形成有效的炎症反应，常无脓液，X 线检查可无炎症浸润阴影；局部穿刺可无脓液。

2. 术前准备 未经治疗的重症患者原则上不做择期手术，除非急诊手术，如急性阑尾炎、宫外孕、急性胆囊炎、消化道穿孔、肠梗阻或软组织脓肿等。术前应做好充分准备：①术前检查白细胞总数、分类，了解既往白细胞数及骨髓检查结果。一般手术要求中性粒细胞应大于 1.0×10^9/L，中等手术至少大于 1.5×10^9/L。如果中性粒细胞大于 2.0×10^9/L，或白细胞大于 4.0×10^9/L，则患者可耐受各种手术。②了解既往对粒细胞减少的治疗及反应。如果是自身免疫性粒细胞减少和免疫介导机制所致的粒细胞缺乏，术前用糖皮质激素等免疫抑制剂治疗，围手术期应加大原有的激素用量，避免肾上腺皮质功能不全或危象。③重症患者粒细胞低，又必须行手术治疗时，术前可给予重组人粒细胞集落刺激因子（G–CSF）75 ～ 150μg/d，皮下注射，可迅速提高中性粒细胞计数，或术前输白细胞以增强免疫力。

（二）粒细胞增多症

粒细胞增多症是指年龄大于 1 个月的儿童和各年龄组成人外周血中性杆状核和分叶核粒细胞计数大于 7.5×10^9/L 和小于 1 个月的婴儿大于 26×10^9/L。中性粒细胞增多症是根据白细胞总数 × 中性粒细胞百分比计数出的绝对值升高，而并非是根据白细胞分类计数时中性粒细胞百分比增高。中性粒细胞增多见于多种疾病如感染、创伤、肿瘤、内分泌紊乱及变态过敏反应等。粒细胞增多症无特异性临床表现。

术前麻醉医师应了解患者可能出现暂时性毛细血管阻塞，使局部血流量减少而引起局部缺血，如引起心肌的再灌注损伤和梗死等。最常见的并发症为心、脑、肾、脾及肺栓塞等。

三、单核细胞和巨噬细胞疾病

（一）反应性组织细胞增多症

反应性组织细胞增多症是一种单核巨噬细胞系统的良性疾病，多与感染、免疫调节紊乱性疾病、结缔组织病、亚急性细菌性心内膜炎和免疫抑制等有关。患者因原发病不同而临床表现各异，大多数患者有发热，以高热居多，常有肝脾肿大、淋巴结肿大和皮疹。如疾病累及中枢神经系统和呼吸系统，可产生相应的症状和体征。出现严重肝损害或并发弥散性血管内凝血（DIC）时，可引发多部位出血。

术前麻醉医师应关注原发病带来的病理生理变化及临床损害。术前应积极治疗相关疾病。

（二）恶性组织细胞病

恶性组织细胞病是单核－巨噬细胞系统中组织细胞的恶性增生性疾病。临床表现以发热、肝脾淋巴结肿大、全血细胞减少和进行性衰竭为特征。恶性组织细胞浸润是本病病理学的基本特点，可累及全身大多数器官组织。发热是最突出的表现，体温可高达40℃以上。贫血也是较常见症状之一，急性型早期即出现贫血，呈进行性加重；出血以皮肤瘀点或瘀斑为多见，还可出现鼻出血、血尿、呕血或便血。肝、脾、淋巴结肿大多见，脾肿大可达下腹。晚期患者乏力、食欲减退、消瘦、衰弱，全身衰竭非常显著。

术前评估发热、贫血、出血及全身状态。术前积极处理严重贫血或出血，给予成分输血和止血药物。有感染时应用抗生素控制感染，使之可耐受手术。对于行联合化疗的患者，注意化疗药物对全身的影响。使用激素者围手术期应增加剂量。

四、淋巴细胞和浆细胞疾病

（一）淋巴瘤

淋巴瘤起源于淋巴结和淋巴组织，是免疫系统的恶性肿瘤，分为霍奇金淋巴瘤和非霍奇金淋巴瘤。

（二）急、慢性淋巴细胞白血病

1. 急性淋巴细胞白血病　是由于未分化或分化很差的淋巴细胞在造血组织（特别是骨髓、脾脏和淋巴结）无限增殖所致的恶性血液病。小儿多发，轻者可表现为发热、上呼吸道感染、皮疹等症状，重者有贫血、出血，肝脾淋巴结肿大，纵隔淋巴结肿大或胸腺浸润，出现呼吸困难、咳嗽等症状，中枢神经系统浸润出现颅内压增高等。

2. 慢性淋巴细胞白血病　是影响B淋巴细胞系的恶性肿瘤，在骨髓内产生大量不成熟的淋巴细胞，抑制骨髓的正常造血，并且通过血液在全身扩散，导致患者出现贫血、出血、感染及器官浸润等。

（三）多发性骨髓瘤

多发性骨髓瘤是浆细胞的恶性肿瘤。

五、造血干细胞疾病

如再生障碍性贫血、阵发性睡眠性血红蛋白尿、骨髓增生异常综合征、骨髓增殖性疾病以及急性非淋巴细胞白血病等。

（一）再生障碍性贫血

再生障碍性贫血，简称再障，是原发性骨髓造血功能衰竭综合征。主要表现为骨髓造血功能低下、全血细胞减少和贫血、出血和感染。免疫抑制治疗有效。

1. 术前评估　①重型再生障碍性贫血起病急、进展快、病情重，有严重的贫血、难以控制的感染及出血。发热常在39℃以上，以呼吸道感染最常见；皮肤可有出血点或大片瘀斑、口腔黏膜血疱、鼻出血、眼结膜出血等；深部脏器出血可见呕血、咯血、便血、血尿、眼底出血和颅内出血，后者常危及患者的生命。②非重型再生障碍性贫血起病和进展较缓慢，贫血、感染和出血的程度较重型轻，也较易控制。久治无效者可发生颅内出血。

2. 术前准备　重症急性期患者原则上不应进行择期手术。再生障碍性贫血的患者常常是三系均减少，术前应根据病情纠正贫血、补充血小板并防止感染。纠正贫血应输浓缩红细胞，不输全血，最好使血红蛋白 > 60g/L，大手术应在100g/L以上，对有发生心力衰竭风险的患者应控制输液速度。术前有出血倾向、血小板 < 50×10^9/L者，可输注血小板，使血小板 > 50×10^9/L，以减少围手术期出血。建议输入去白细胞的红细胞和血小板，拟行造血干细胞移植的患者应输入辐照后的红细胞和血小板。

（二）阵发性睡眠性血红蛋白尿

阵发性睡眠性血红蛋白尿（paroxysmal nocturnal hemoglobinuria，PNH）是一种获得性造血干细胞良性克隆性疾病。由于红细胞膜有缺陷，红细胞对激活补体异常敏感。临床上表现为与睡眠有关、间歇发作的慢性血管内溶血和血红蛋白尿，可伴有全血细胞减少或反复血栓形成。

1. 术前评估　①PNH患者发生血红蛋白尿可伴乏力、胸骨后及腰腹疼痛、发热等。睡眠时，呼吸中枢敏感性降低，酸性代谢产物积聚，所以血红蛋白尿常与睡眠有关，早晨重，下午轻。此外，感染、月经、输血、手术、情绪波动、饮酒、疲劳或服用铁剂、维生素 C、阿司匹林、氯化铵等，也都可引起血红蛋白尿，诱发溶血性贫血危象。② PNH 患者可有血细胞减少，红细胞减少呈现不同程度的贫血，中性粒细胞减少可致各种感染，血小板减少可有出血倾向。③ PNH 患者可有血栓形成，可能与溶血后红细胞释放促凝物质及补体作用于血小板膜，促进血小板聚集有关。肝静脉血栓形成（Budd-Chian 综合征）较常见，其次为肠系膜、脑静脉和下肢深静脉。

2. 术前准备　PNH 通常为慢性贫血，术前血红蛋白 60 ~ 80g/L 以上的患者小手术一般不需输血。遇严重贫血者术前应输血提高血红蛋白的水平，以维持组织氧供，并可防止发生急性溶血。术前输血尚能抑制红细胞生成，间接减少补体敏感的红细胞，减轻血管内溶血。应注意的是 PNH 的患者应避免输入全血，以免提高补体水平，诱发或加重溶血，可输入洗涤红细胞或去白细胞红细胞。对于血小板减少的 PNH 患者，围手术期需输入血小板时，也应去除白细胞和血浆，以免诱发急性溶血。

（三）骨髓增生异常综合征

骨髓增生异常综合征是造血干细胞增殖分化异常所致的造血功能障碍。主要表现为外周血全血细胞减少、骨髓细胞增生、成熟和幼稚细胞有形态异常，即病态造血。部分患者可转化成为急性白血病。常见的症状有贫血、中性粒细胞减少导致感染、血小板减少引起出血，可伴有脾肿大。术前应做相应处理，防治感染、纠正严重贫血和血小板减少。

（四）骨髓增殖性疾病

1. 真性红细胞增多症　是一种原因未明的造血干细胞克隆性疾病。

2. 慢性粒细胞白血病、慢性中性粒细胞白血病、慢性嗜酸性粒细胞白血病等　是发生在多能造血干细胞上的恶性骨髓增生性疾病（获得性造血干细胞恶性克隆性疾病），主要涉及髓系。外周血粒细胞显著增多并有不成熟性。病程发展缓慢，几乎所有的患者均有脾脏肿大，也常伴有肝肿大，而淋巴结肿大极为罕见。有乏力、食欲减退、体重减轻、腹痛及皮肤容易青紫等。晚期血小板逐渐减少，并出现贫血。急性变后预后极差，往往在数月内死亡。

慢性粒细胞白血病治疗后可长期生存，需行手术治疗的机会相对多。围手术期应注意的是虽然其血小板数量正常或增高，但血小板的功能异常，常有出血倾向，可导致出血或血肿，术中可能遇到难以控制的出血，术前应备血小板制剂和新鲜冰冻血浆。

3. 原发性血小板增多症　是骨髓增生性疾病，其特征为出血倾向及血栓形成，外周血血小板持续明显增多，功能不正常。由于本病常有反复出血，故也称为出血性血小板增多症。出血常为自发性、反复发作，以胃肠道出血常见，也可有鼻出血、齿龈出血、血尿、呼吸道出血及皮肤瘀斑。有时可因手术后出血不止而被发现。偶有脑出血，引起死亡。血栓发生率较出血少。有动脉或静脉血栓形成。静脉以脾、肠系膜及下肢静脉为血栓好发部位。下肢血管栓塞后，可表现肢体麻木感、疼痛，甚至坏疽。肠系膜血管血栓形成可致呕吐、腹痛。肺、肾、肾上腺或脑内如发生栓塞可引起相应临床症状，成为致死的原因。脾大见于 80% 以上的病例，一般为轻到中度肿大，少数患者有肝肿大。

原发性血小板增多症的患者，术前应用烷化剂、抗血小板药物治疗，或用血小板单采技术，使血小板降至（200 ~ 300）$\times 10^9$/L 再行手术，以减少围手术期深静脉血栓形成的危险。围手术期发生心、肺、肾、肾上腺或脑等重要器官血栓或出血是本病的主要致死因素。文献报道 1 个月内有过脑、肺栓塞，或下肢深静脉血栓者，术后复发率达 40%，麻醉手术的危险性极大。对并发下肢深静脉血栓者，术前应安放血栓过滤器。

4. 原发性骨髓纤维化症　为原因不明的骨髓弥漫性纤维增生症，常伴有髓外造血（或称髓外化生），主要在脾，其次在肝、淋巴结等。脾脏显著增大。骨髓活检证实纤维组织增生是其特点。早期有乏力、低热、盗汗、体重减轻等代谢亢进症状，或出现腹胀、纳差、左上腹或中上腹饱胀、脾大等症状。进展期和晚期多数患者出现心悸、气促、出血和骨痛等。脾脏肿大，可呈巨脾，质地坚硬。巨脾引起上腹部或全腹明显饱胀或肿块下坠感，并发脾周围炎或脾梗死时出现脾区持续性疼痛甚至剧痛。少数病例可因高尿酸血症并发痛风及肾结石，也有并发肝硬化者。因肝及门静脉血栓形成，可导致门静脉高压症。严重贫血和出血为本症的晚期表现。

术前主要是改善贫血，注意肝肾功能。

（五）急性非淋巴细胞白血病

急性非淋巴细胞白血病是造血干细胞的恶性克隆性疾病。

六、出血性疾病

（一）血管壁异常的出血性疾病

1. 遗传性出血性毛细血管扩张症　是遗传性血管壁结构异常所致的出血性疾病，患者部分毛细血管、小血管壁变薄，局部血管扩张、扭曲。常见于口腔、鼻黏膜、手掌、指甲床和耳部及消化道。临床上以病变部位自发性或轻伤时反复出血为特征，多表现为鼻出血及牙龈出血。内脏出血以呕血、黑便为多见，也可有咯血、血尿、月经过多、眼底或颅内出血等。病变累及肝脏可因流经肝动静脉瘘的血流量增多而出现肝肿大，动－静脉瘘的分流可产生高动力循环状态，并可产生高排性充血性心力衰竭，可因肺的动静脉瘘而引起低氧血症、继发性红细胞增多症。

术前无特殊处理，对症治疗。常因反复出血而继发贫血，需补铁治疗，严重者需输血。

2. 血管性紫癜　过敏性紫癜、药物性紫癜等，出现各种出血表现，还应注意肾脏损害。

（二）血小板异常的出血性疾病

血小板异常可导致出血倾向，轻者皮肤黏膜出血，重者内脏甚至颅内出血。血小板异常的原因很多，手术前要了解血小板异常的病因、相关疾病的治疗，有助于术前评估和术前准备。血小板减少可能是再生障碍性贫血、白血病、放疗及化疗后的骨髓抑制等使血小板生成减少；与免疫反应等有关的因素可使血小板破坏过多，如特发性血小板减少性紫癜；弥散性血管内凝血使血小板消耗过度。原发性血小板异常较为少见，如遗传性血小板无力症、巨大血小板综合征等，多需输浓缩血小板治疗，应尽量避免外伤和手术。获得性血小板异常较为多见，与抗血小板药物、感染、尿毒症、肝病及系统性红斑狼疮等有关，需根据病因进行术前纠正。

血小板异常患者的术前准备主要是减少围手术期出血的风险。功能良好的血小板计数 $> 80 \times 10^9/L$，手术时出血的机会小；低于 $50 \times 10^9/L$，伤口有渗血可能；小于 $< 20 \times 10^9/L$，则常有严重出血。通常术前血小板计数 $< 50 \times 10^9/L$ 时，应考虑输注血小板，最好能达到 $80 \times 10^9/L$ 以上。但有些疾病的产妇血小板低于 $50 \times 10^9/L$，也能耐受手术，而不一定输注血小板，如特发性血小板减少性紫癜。血小板计数在（50 ~ 100）$\times 10^9/L$ 之间者，应根据是否有自发性出血或创面渗血决定是否输血小板。血小板异常的患者如术中出现不可控的创面出血，即使血小板计数正常，也是输血小板的指征。一般每单位血小板可使成人的血小板数量增加（2 ~ 3）$\times 10^9/L$。我国规定 1 单位血小板由 200mL 全血制备，血小板含量 $\geqslant 20 \times 10^{10}/L$。对于药物引起血小板功能低下的，如继发于抗血小板治疗者，如果实施较大创伤的手术，术前应停药数天，如氯吡格雷、阿司匹林应停用一周。当发现有血小板功能减退时，成年患者输注 2 ~ 5U 血小板，就可使出血异常获得纠正。

（三）凝血异常的出血性疾病

（1）血友病。

（2）遗传性凝血酶原缺乏症：是一种罕见的凝血因子遗传性缺陷。临床表现为程度不同的出血症状，出血倾向的严重性与血浆凝血酶原活性含量有关。杂合子一般无出血症状，少数患者偶有鼻出血、拔牙后出血略多于正常人等症状。纯合子和双重杂合子患者有较严重的出血倾向。鼻出血、月经过多、皮肤瘀斑、血尿、拔牙后出血、创伤或手术后出血较常见。

七、血栓性疾病

一些遗传性疾病可导致血栓疾病，如遗传性抗凝血酶缺陷症常发生静脉血栓形成；遗传性蛋白 C 缺陷症和遗传性蛋白 S 缺陷症以静脉血栓多见；异常纤维蛋白原血症主要为静脉血栓形成。获得性易栓症常见的有抗磷脂血栓形成综合征。临床上表现有复发性静脉血栓栓塞和动脉栓塞。其他可见于骨髓增殖性疾病、恶性肿瘤、系统性红斑狼疮、心脑血管疾病、糖尿病及高脂血症等。血栓性疾病的术前准备主要是控制和治疗原发疾病，评估原发病与手术麻醉的风险。血栓性疾病通常用抗凝治疗，常应用抗血小板药物、抗凝药物及溶栓药物。

八、常用治疗方法对患者影响的评估

许多血液系统疾病在治疗时，应用化疗、放疗、免疫治疗及造血干细胞移植等，且常将这些治疗方法联合应用。这些治疗的不良反应对机体的影响较大，产生心肺毒性、血液毒性、神经毒性、肝肾功能损害及免疫力下降等，并可能会给麻醉和围手术期处理带来更大的危险。术前要全面评估，术中加强监测，注意麻醉方法和麻醉药物的影响，尽量避免加重对患者心、肺、肾、造血及神经的损害。

（一）化学治疗对机体的不良反应

1. 胃肠道反应　最常见，主要表现为恶心呕吐、腹痛、腹泻。严重者导致全身营养状况低下和水电解质紊乱，降低患者对麻醉的耐受性。

2. 心脏毒性　以阿霉素最常见，可引起心肌损害，重者可出现进行性心力衰竭，甚至死亡。这种心肌损害早期可有多种心电图改变、心律失常，还可出现心包炎、心肌缺血、心肌梗死等。表阿霉素的心脏毒性比阿霉素轻。术前应注意心脏功能的检查与评估。

3. 肺毒性　可表现为呼吸困难、胸闷、干咳。胸部X线或CT可见肺底或弥漫性肺间质病变。其他表现还可有肺泡出血、胸膜渗出、支气管痉挛等。重者出现呼吸功能障碍、低氧血症。

4. 肝脏不良反应　化疗药可引起肝功能损害，导致药物性肝炎、静脉闭塞性肝炎及慢性肝纤维化等。术前要注意进行肝功能的评估。

5. 泌尿系统损害　大部分化疗药经肾脏排泄，容易导致肾脏和膀胱的毒性反应，可出现急性肾损害，表现为肾功能障碍、出血性膀胱炎等。

6. 骨髓抑制　主要为粒细胞减少和血小板降低，增加麻醉手术的出血和感染风险。

7. 神经毒性　化疗药常可引起神经的毒性作用，不同的药物可表现不同的症状。多种药物的联合应用，或联合放疗与免疫治疗可增加神经不良反应的发生。可能有头痛、精神症状、记忆减退、嗜睡及耳鸣等，也有周围神经损害导致感觉减退、腱反射消失。麻醉前应注意评估，避免椎管内麻醉和神经阻滞麻醉加重神经损害。

8. 内分泌紊乱　化疗药可导致内分泌功能紊乱，如高血糖、高血脂及高尿酸、高钾血症、高磷及低钙血症。也可能引起甲状腺、肾上腺功能异常。

（二）免疫治疗

免疫治疗的方法包括应用细胞毒性药物（常用环磷酰胺、甲氨蝶呤、长春新碱、硫唑嘌呤、麦考酚酸酯等）及非细胞毒性药物（如皮质类固醇、环孢素、他克莫司、雷帕霉素、单克隆抗体等）。其常见的不良反应有：

1. 细胞毒性作用　消化道反应致恶心呕吐、食欲下降；骨髓抑制致白细胞、血小板减少和贫血。

2. 肝肾毒性作用　肝肾是药物代谢和排泄的器官，受损后常见有转氨酶、胆红素、血肌酐和尿素氮升高。

3. 感染　免疫功能抑制后，机体易发生细菌、真菌、病毒等感染，并增加复杂多重感染的可能。

（三）放射治疗对机体的不良反应

1. 皮肤损伤　可引起放射性皮炎、毛细血管扩张和皮下组织纤维化，表现为局部水肿，常可并发感染，发生放射性蜂窝组织炎。严重者可发生皮肤坏死、溃疡，且不易愈合。术前访视、麻醉操作前应注意检查穿刺部位的皮肤。

2. 心脏损伤　放射治疗淋巴瘤，行胸部照射时，可出现放射性心肌损伤、心包炎等。麻醉前应予以注意和评估。

3. 肺脏损伤　放射性肺损伤可发生肺充血、肺泡纤维蛋白渗出增多或透明膜形成，最后形成肺间质纤维化。存在肺损伤的患者，麻醉和围手术期呼吸管理难度增加，易出现肺部并发症。

4. 肾脏损伤　肾脏对放疗的耐受性低，肾脏接受放疗的患者易致肾损伤，可出现血尿，术前应对肾功能做出评估。

5. 骨髓抑制和淋巴组织损伤　骨髓和淋巴组织对放射线高度敏感。放疗患者可使血细胞普遍减少，出现贫血、血小板减少及白细胞降低。

6. 消化道损伤　放射性消化道损伤可使食管、胃肠道黏膜充血、水肿甚至坏死，表现为食管炎、恶心、呕吐、腹痛、腹泻或便秘等，看进一步导致胃肠综合征、水电解质紊乱、蛋白丢失，加重患者的营养障碍。

7. 神经系统损伤　根据放射部位的不同，引起中枢及外周神经损伤。中枢神经系统主要表现为恶心呕吐、头痛、记忆力下降及癫痫发作等。放疗可能导致放射性脊髓损伤，可能在放疗后数月至数年内发生。应注意评估，避免麻醉加重损伤。

8. 头颈部放疗　接受头颈部放射治疗的患者，因咽喉部结构僵硬，宜作为困难气道处理。

（四）造血干细胞移植常见的并发症

1. 各种感染　以巨细胞病毒引起的感染最严重，可表现为间质性肺炎、肠炎、视网膜炎等。间质性肺炎可快速进展为呼吸困难、低氧血症和血流动力学改变。

2. 肝血管闭塞病　主要因肝血管和窦状隙内皮的细胞损害导致血管病变，临床特征是出现体重增加、黄疸、肝肿大、腹腔积液等。重者呈进行性肝脏功能衰竭。

3. 移植物抗宿主病　是最严重的并发症，可出现皮肤病变、消化道症状、肝功能损害，急性重症者可致死。

第三节　麻醉选择

一、麻醉方法选择及注意事项

根据对患者的全面评估、手术部位及手术时长等，选择适当的麻醉方法。对于无出凝血功能障碍的患者，麻醉方法的选择无特殊禁忌，可选用局部麻醉、神经阻滞麻醉、椎管内麻醉和全身麻醉。

有出凝血障碍者在没有做好充分的术前准备情况下，不宜选择椎管内麻醉，以避免硬膜外血肿，引起神经损伤，甚至截瘫。有报道对未诊断的血友病患者实施硬膜外阻滞，出现血肿导致永久性截瘫。有出凝血障碍患者如何进行区域阻滞麻醉，目前没有明确的指南、建议或指导方针，其应用应基于个体患者围手术期并发症和手术转归风险与收益而决断。许多临床实践证明，许多出血性疾病，如血小板减少性紫癜、血友病、血管性血友病等，在积极的术前准备下，输注血小板或凝血因子，达到正常标准后，选用连续硬膜外阻滞仍属安全，一般均可安全进行麻醉和手术。如果腰麻能满足手术要求，建议用细的穿刺针，避免反复多次穿刺，以减少硬膜外血肿的发生。通常情况下，在无出血顾虑以及凝血功能正常的前提下，椎管内麻醉安全的血小板计数在 $80 \times 10^9/L$ 以上，且血小板质量应正常。一些研究表明在血小板计数为（50 ~ 80）$\times 10^9/L$ 时，成功实施神经阻滞麻醉，未出现血肿等并发症。但目前仍未明确神经阻滞麻醉的最小安全血小板计数。

拟行椎管内麻醉时还应考虑其他风险：如多发性骨髓瘤可能使椎体骨质破坏而压迫神经，术前详细了解神经系统的症状和体征；腰背部接受放疗的患者，因为皮肤受损、组织水肿、易出血等，应放弃硬膜外麻醉；放化疗加重免疫功能的抑制，增加感染机会，应严格遵守无菌操作技术，术后观察肢体感觉和运动的恢复；放化疗对心脏有不良反应，麻醉中发生低血压、心律失常等的风险大，不适当的麻醉处理可能会出现严重事件，高平面（胸$_4$以上）的硬膜外麻醉阻滞心交感神经，应慎用。

选用气管内插管全身麻醉时应注意操作手法轻柔，保护口咽部黏膜。黏膜的损伤可增加出血和感染。有的易出血患者黏膜损伤后出血不止。选择喉罩可减少黏膜损伤的机会，但也应选用大小合适的号码，用润滑剂涂抹，轻柔操作，避免黏膜下血肿的发生。颌面、颈部放疗的患者，麻醉前要检查口咽、张口、颞颌关节的功能情况，一般认为宜作为困难气道处理。一些白血病患者，如单核细胞白血病和淋巴细胞白血病能引起扁桃体、咽喉部增殖肿胀，造成气管插管困难，并有出血危险。对于白血病、淋巴瘤等可能有纵隔肿块的患者，应注意肿块对气管、支气管及上腔静脉的压迫。压迫严重者全身麻醉诱导给肌松剂后可能出现气道完全梗阻，必要时应清醒插管，气管导管要插到狭窄部位以下。

对于时间不长的浅表手术可以选择局部麻醉复合镇静和镇痛的麻醉方法。如咪达唑仑、丙泊酚或依托咪酯，与芬太尼类镇痛药或氯胺酮复合应用。术前要严格禁食，术中常规吸氧、监测呼吸，出现舌后坠和呼吸抑制时，要托下颌开放上呼吸道或人工辅助通气。

二、麻醉药物的选择

常用的全身麻醉药物、镇痛药、肌松药及局部麻醉药都可用于血液系统疾病的患者。具体麻醉药物的选择和使用剂量应根据患者病情、心血管功能、肝肾功能和手术大小等仔细考虑。

许多血液病患者因疾病本身或放化疗的影响，存在心、肺、肝或肾功能障碍，应选择对心血管抑制轻的药物及对肝肾毒性小的药物。可选用依托咪酯、咪达唑仑、芬太尼等。瑞芬太尼、阿曲库铵、顺式阿曲库铵不经肝肾代谢，可安全用于肝肾功能差的患者。

出血性疾病或有出血倾向的患者还应考虑药物对凝血功能的影响。一些文献报道局部麻醉药可以抑制血小板的功能，从而抑制凝血功能。硬膜外阻滞麻醉时局部麻醉药经硬膜外腔部分吸收入血，减少血小板黏附、聚集和释放，抑制凝血功能。有报道利多卡因和布比卡因均可影响血小板的功能和纤溶系统；左旋布比卡因对血小板也有一定的抑制作用，且与剂量相关。但未见临床应用局部麻醉药导致出凝血异常的报道。丙泊酚有抑制血小板聚集的作用，曾有报道与脂肪乳剂有关，但也有报道是丙泊酚本身抑制了血小板的功能。因此有凝血障碍患者长时间的全身麻醉手术应避免长时间、大剂量地使用丙泊酚。咪达唑仑也有抑制血小板聚集的作用。氟烷和七氟烷可抑制血小板功能，且有剂量相关性。而临床常用浓度的异氟烷、恩氟烷、地氟烷和氧化亚氮对凝血功能几乎没有影响。阿片类药物和肌松剂对凝血基本没有影响。神经安定镇痛药、吩噻嗪类药对凝血机制有影响，应防止过量。有报道个别患者使用氟哌利多后发生白细胞减少或粒细胞缺乏症，吩噻嗪类药物对血液病患者的降压作用也较正常人明显。非甾体抗炎药（NSAID）是围手术期常用的解热镇痛药，其中非选择性 NSAID 对血小板聚集有明显影响，禁用于血小板异常患者；而选择性 COX2 抑制剂则影响明显小。

三、激素的应用

许多血液系统疾病在治疗中常应用肾上腺糖皮质激素。如果患者长期应用激素，可致正常的下丘脑－垂体－肾上腺系统的功能受抑制，在围手术期的应激作用下，有出现肾上腺皮质功能不全的风险。通常围手术期需要补充肾上腺皮质激素，以预防肾上腺皮质功能不全，提高手术麻醉安全性。如果是短小的手术，可以只在手术当天静脉补充氢化可的松 50 ~ 100mg。如果拟实施较大的手术，可于手术前一晚静脉补充氢化可的松 50 ~ 100mg，手术当日补充 100 ~ 200mg，并持续用至术后 1 ~ 2 天。遇手术创伤大、术中出血多、循环不稳定的患者应加大激素的用量，术日氢化可的松 100 ~ 200mg，每 6 ~ 8 小时重复应用。也可以使用其他激素，如甲泼尼松 20 ~ 40mg 或地塞米松 10 ~ 20mg。

第七章

内分泌疾病手术麻醉

第一节　垂体瘤手术麻醉

一、垂体解剖与生理特点

垂体主要包括了前叶以及后叶。

1. 垂体前叶分泌两类激素　如下所述。

（1）促激素：通过作用于周围腺体而对其他内分泌腺体激素释放表现出一定的促进作用，详细如下：①促甲状腺激素；②促肾上腺皮质激素；③促性腺激素。

（2）直接作用于周围器官组织的激素：①生长激素（GH）；②催乳素（PRL）；③黑色素细胞刺激素（MSH）。

垂体前叶激素除受到内分泌腺体分泌功能的影响，下丘脑释放激素或抑制激素，这样就会对垂体前叶产生一定的作用，此时主要用于调节其内分泌功能。

2. 垂体后叶中含有大量的抗利尿激素和催产素，后两种物质主要源自于下丘脑　在机体水平衡调节中，抗利尿激素扮演着非常关键的角色，其对肾小管水重吸收表现出显著的促进作用，这样就可以实现尿液的有效浓缩。在这一过程中其还负责收缩动脉和毛细血管，使得血压变得更高。对催产素进行分析可知，其对子宫收缩表现出一定的促进作用，同时对乳腺分泌表现出一定的促进作用。垂体受到疾病的干扰，在这种情况下其分泌功能也就会受到一定程度的影响。垂体分泌功能处于一种亢进的状态，其表现如下：患者在出现了垂体腺瘤后，在这种背景下患者就会出现泌乳素瘤以及生长素瘤。垂体功能如果出现了一定程度的衰退，在这种背景下，激素的分泌变得相对更少，同时这在一定程度上也就会影响到促激素分泌。若患者的神经垂体功能不正常，在这种背景下所造成的影响就是分泌相对更少的抗利尿激素，最终所导致的后果就是患者出现了尿崩症。

二、垂体瘤分类

根据分泌激素的不同分为泌乳素瘤、生长激素瘤等。

（1）若机体分泌相对更多的泌乳素，这在一定程度上就会影响到男性，尤其是其性功能，相对更少地合成睾酮，同时形成相对更少的精子；而对女性患者也存在着一定的影响，对卵巢合成黄体酮表现出抑制作用，即患者会出现泌乳等情况。肿瘤增大后，肿瘤此时就表现出压迫的作用，同时在一定程度上会削弱患者的垂体功能。对泌乳素瘤进行分析可知，其相对较少地影响全身。

（2）生长激素瘤若大量地分泌生长激素，严重情况下患者存在很大的概率会出现巨人症。

（3）促肾上腺皮质激素瘤垂体若有 ACTH 大量的分泌，促进肾上腺皮质在这种情况下会出现一些增生，同时所分泌的皮质醇也非常多，最终所导致的后果就是患者出现了库欣综合征。

（4）无功能腺瘤垂体腺瘤，并没有表现出分泌功能，其表现在很大程度上关联着肿瘤大小等，即患者会出现复视及斜视等情况。

三、麻醉准备要点

垂体肿瘤的麻醉处理应根据病情、手术方式等具体情况而定。

1. 泌乳素瘤 对全身影响较小，手术麻醉处理一般无特殊。但如肿瘤压迫引起垂体分泌功能障碍，应针对病情给予补充激素治疗和对症治疗。

2. 肢端肥大症 患者麻醉中可能会遇到上呼吸道梗阻、气管插管困难、心律失常等问题，应给予重视。

3. 库欣综合征 患者麻醉诱导时易发生呼吸困难，麻醉期间循环波动较明显。此外，还应注意其高血压、高血糖、水电解质紊乱等病理改变。

4. 无功能腺瘤 患者出现垂体功能减低时，应及时补充激素。

四、特殊病例麻醉管理要点

（一）肢端肥大症

1. 心血管系统 常伴有高血压、缺血性心脏病、心律失常、心脏扩大、心肌病等。对有症状和心脏杂音的患者应进行心电图和超声心动图检查。

2. 气道管理 患者存在插管困难甚至通气困难可能。术前应进行详细的呼吸道评估和考虑直接或间接喉镜检查。预期插管困难的患者可以选择清醒状态下的纤维光镜技术。有睡眠呼吸暂停史或严重心血管病的患者术后考虑进入 ICU。术前慎用阿片类镇痛药、镇静催眠药物。

3. 内分泌系统 如下所述。

（1）普遍并发糖尿病，术前应常规进行血糖监测，必要时使用胰岛素。

（2）垂体切除术后，因 TSH 和 ACTH 的降低，可出现甲状腺功能减退和肾上腺皮质功能减退，应补充相应激素。

4. 其他注意事项 如下所述。

（1）药物：患者服用的生长抑素类药物（奥曲肽）可能引起胃肠道不良反应如呕吐和腹泻，溴隐亭可能引起严重的体位性低血压。

（2）神经压迫综合征多见，应注意保护易损部位（肘部的尺神经、腕部正中神经、膝下的腓总神经）。

（二）垂体功能减退

垂体瘤手术、放疗后，或者肿瘤压迫、供血障碍及炎症等因素均可导致垂体激素分泌障碍，不同的激素缺乏产生不同的症状和体征。

1. 垂体前叶功能减退 垂体前叶分泌功能减退，此时患者所出现的症状具体如下，患者的甲状腺、肾上腺皮质功能与正常人相比出现了衰退，同时有着相对更弱的性腺功能，即患者会出现休克等症状。若病因在于肿瘤，在这种背景下患者所出现的症状为视力障碍等。针对麻醉药物，患者表现出极高的敏感度，在进行手术前如果使用了吗啡类等药物，这在很大程度上就会抑制到神经系统，在实际应用的过程中需要慎重考虑；在关于麻醉维持用药方面，必须要考虑手术的需求以及患者的实际情况来对剂量进行严格的控制。在治疗的过程中，支持疗法是最为基础性的选择，基于此实现对水及电解质紊乱的有效纠正。

2. 垂体后叶功能出现了衰退 这种情况下患者多为尿崩症，在实施了垂体手术等后，机体相对更少地分泌抗利尿激素。患者存在着低比重尿等症状。在治疗方案方面最好采用抗利尿激素，理想的治疗选择也可以是氯磺丙脲等。

第二节　甲状腺功能亢进症手术麻醉

一、甲状腺的生理

甲状腺滤泡上皮细胞所需的碘以及酪氨酸碘化主要来自于血液，经过一系列的过程后所形成的产物为甲状腺激素，主要为 T_4 和 T_3，在甲状腺中进行保存。甲状腺激素的主要生理功能：①促进细胞内氧化，提高基础代谢率，使组织产热增加。甲状腺激素能促进肝糖原酵解和组织对糖的利用；促进蛋白质的分解，如骨骼肌蛋白质分解，出现消瘦和乏力；并增加脂肪组织对儿茶酚胺和胰高血糖素的脂解作用，加快胆固醇的转化和排泄。②维持正常生长发育，特别对脑和骨骼发育尤为重要。甲状腺功能低下的儿童，表现为智力下降和身材矮小为特征的呆小病。③对心血管系统影响，甲状腺激素能增强心肌对儿茶酚胺的敏感性。④对神经系统的影响，甲状腺功能亢进时可出现易激动、注意力不集中等中枢神经系统兴奋症状。⑤对消化系统影响，甲状腺功能亢进时食欲亢进，大便次数增加，此与胃肠蠕动增强及胃肠排空加快有关。甲状腺功能亢进症诱发因素比较多，引发甲状腺素分泌反馈机制不正常，在这种情况下循环中就会有着非常多的甲状腺素，此时患者就会表现出全身代谢亢进。类型主要可以分为原发性、继发性以及高功能腺瘤。其中最为普遍的就是原发性，其发病机制目前认为与自身免疫有关。患者年龄多在 20 ~ 40 岁，甲状腺弥漫性肿大，两侧对称，且常伴有眼球突出。

二、麻醉前准备

甲状腺功能亢进症患者一般应经过一段时间抗甲状腺功能亢进药物治疗，待病情稳定后才考虑手术，否则，围术期易发生甲状腺危象。

1. 药物准备　是术前降低基础代谢率的重要措施。有两种方法。

（1）先用硫脲类药物，待甲状腺功能亢进症状被基本控制后，改用碘剂（Logul 氏液）1 ~ 2 周，再行手术。

（2）开始即服用碘剂，2 ~ 3 周后甲状腺功能亢进症状得到基本控制，便可进行手术。

由于抗甲状腺药物能引起甲状腺肿大以及动脉性充血，在实施手术的过程中出血的概率是非常大的，手术中面临着诸多的困难，服用后患者同时还需要使用碘剂，持续的时间为 2 周，这在一定程度上就会缩小甲状腺，硬度也将得到提高。在使用了碘剂后，此时蛋白水解酶就会被有效地抑制，相对更少地分解甲状腺球蛋白，这一过程对甲状腺素释放也存在着一定的抑制作用，同时甲状腺也会有着相对更小的血流量。但停用碘剂后甲状腺功能亢进症状可重新出现，甚至比原来更严重。因此，凡不准备实施手术者，不要服用碘剂。β 受体阻滞药可用于对上述 2 种药物准备无效或不能耐受者，如普萘洛尔，能阻断 β 受体对儿茶酚胺的敏感性，从而改善甲状腺功能亢进症的症状，待心率降至正常水平，即可施行手术。

2. 麻醉前评估　麻醉前访视患者时，可根据其症状、体征及实验室检查评估病情严重程度及术前准备是否充分。术前准备充分的指标：基础代谢率 < +20%；脉率 < 90/min，脉压减小；患者情绪稳定，睡眠良好，体重增加等。

3. 麻醉前用药　根据甲状腺功能亢进症状控制的情况和拟采用的麻醉方法综合考虑，一般来说，镇静药用量应加大。胆碱能受体阻滞药一般选用东莨菪碱。但对于有呼吸道压迫或梗阻症状的患者，麻醉前镇静或镇痛药应减少用量或避免使用。

三、麻醉方法和管理要点

（一）麻醉方法的选择

1. 局部浸润麻醉　对于症状轻、病程短或经抗甲状腺药物治疗后，病情稳定，无气管压迫症状，且合作较好的患者可采用局部浸润麻醉。局部麻醉药内一般不加肾上腺素，以免引起心率增快。术中常须加用镇痛或镇静药，故现在已极少采用。

2. 颈丛神经阻滞或连续颈部硬膜外阻滞　相比于局部浸润麻醉，颈丛神经阻滞有着相对更为理想的麻醉效果，术者需要对甲状腺进行牵拉，这在一定程度上依然会让患者感到不适。颈部硬膜外阻滞能提供完善的镇痛效果，但术中可能因硬膜外阻滞平面过广、静脉辅助药作用等出现呼吸抑制，在麻醉的过程中，需要对患者呼吸功能变化进行全方位的观察，使得呼吸道尽可能不会出现梗阻的情况，在实施麻醉的过程中，气管插管用具必须要提前准备好。

3. 气管插管全身麻醉　当前阶段有着普遍的应用，适用的患者有以下特点：胸骨后甲状腺肿，在一定程度上压迫到气管，出现了一些移位，在进行手术前，经过各种治疗依然无法有效地控制甲状腺功能亢进症状，部分患者十分地紧张，顺从性差。

（二）麻醉管理

1. 术前准备　备好困难插管设备，预防困难气道的发生包括准备不同内径的气管导管、不同型号的喉镜，甚至纤维支气管镜。对于有呼吸道压迫症状者，宜选择表面麻醉下清醒气管内插管。

2. 麻醉药物选择　凡具有拟交感活性或不能与肾上腺素配伍的全身麻醉药，如氟烷、氯胺酮均不宜用于甲状腺功能亢进患者。其他的吸入麻醉药、静脉麻醉药、镇痛药及肌松药等均可选用。

3. 术后管理　手术结束后待患者完全清醒，咽喉保护性反射恢复后方可考虑拔除气管导管。患者在出现了呼吸道梗阻后，必须要在第一时间内接受气管插管术。

（三）并发症防治

1. 甲状腺功能亢进危象　多由于术前准备不充分而发生，患者表现为不安、精神激动、体温升高（≥ 40℃）、心率增快（≥ 140/min），常伴有呕吐和腹泻、电解质紊乱，晚期可出现昏迷、虚脱，可死于心力衰竭、肺水肿。充分的术前药物准备是预防的关键，利于术中保持麻醉过程的平稳。一旦发生甲状腺功能亢进危象，应立即使用抗甲状腺药物及 β 受体阻滞药，并积极对症支持治疗。

2. 呼吸困难和窒息　多发生于手术后 48h 内，是最危急的并发症。临床表现为进行性呼吸困难、发绀甚至窒息。常见原因是：①手术切口内出血、水肿或敷料包扎过紧；②喉头水肿；③气管软化塌陷；④喉痉挛、呼吸道分泌物等；⑤双侧喉返神经损伤，声带麻痹。对疑有气管壁软化的患者，术后拔管一定要慎重，随时准备重新插管；双侧喉返神经损伤所致呼吸道梗阻，应行紧急气管造口术。急救器械必须要配备到手术间以及病房，患者在出现了呼吸道梗阻后，第一时间干预。

3. 喉返神经或喉上神经损伤　一侧喉返神经出现了损伤后，这种情况下所导致的后果就是出现了声带麻痹，在手术完成后容易出现声嘶的情况；若两侧喉返神经主干出现了受损的情况，这种情况下所导致的后果就是出现了呼吸困难，为了应对这种情况，有必要第一时间接受气管造口术。若患者出现的是暂时性喉返神经损伤，这种损伤并不严重，通常情况下只需要接受理疗及维生素等治疗，相应的恢复时间为 3 ~ 6 个月。喉上神经内支出现了损伤后，这在一定程度上会影响到喉部黏膜，导致出现感觉丧失的情况，在这种背景下出现呛咳可能性是非常大的，如果出现的是外支损伤，这在很大程度上会影响到环甲肌，导致其出现瘫痪的情况，这在一定程度上也就降低了声调，通常情况下在治疗手段方面多采用了理疗等。

4. 手足抽搐　在手术操作的过程中导致甲状旁腺受到误伤，抑或是影响到血液供给，这是最为根本的原因，机体有着相对更低的血钙浓度，这在一定程度上就提高了神经肌肉的应激性，在这种背景下，手术中存在着一定的概率会出现手足抽搐，这种情况也可能会出现在手术后，部分患者甚至还会出现喉和膈肌痉挛的情况，这种情况是非常危险的，极容易导致患者出现窒息的情况。应立即静脉注射 10% 葡萄糖酸钙 10 ~ 20mL，严重者需行异位甲状旁腺移植。

5. 颈动脉窦反射　颈动脉窦壁内含有压力感受器，手术刺激该部位时，可引起血压降低、心率变慢，甚至心搏骤停。可在颈动脉窦周围行局部浸润阻滞进行预防，术中一旦出现，应暂停手术并立即静脉注射阿托品，必要时采取心肺复苏措施。

第三节 原发性甲状旁腺功能亢进症手术麻醉

一、甲状旁腺的解剖和生理

正常甲状旁腺主要包括了两对，一个是上甲状旁腺，分析其所处的位置可知其主要靠近甲状腺上极背侧，还有一个就是下甲状旁腺，分析其所处的位置可知其主要靠近甲状腺下极前抑或是侧后面。甲状腺下动脉负责提供血液给甲状旁腺。甲状旁腺可以实现甲状旁腺激素的有效分泌，其可以保证相对稳定的血钙磷浓度，其对骨和肾存在着直接作用，而对小肠则存在着间接作用，对骨质溶解表现出一定的促进作用；对肾小管重吸收钙表现出一定的促进作用，对肾小管再吸收磷表现出一定的抑制作用，对尿排出磷酸盐表现出一定的促进作用；对肠钙吸收表现出一定的促进作用。

二、甲状旁腺功能亢进症的病理生理特点

甲状旁腺功能亢进症是由于甲状旁腺腺瘤、增生等引起甲状旁腺素合成和分泌过多，出现钙、磷和骨代谢紊乱的一种全身性疾病，表现为高血钙、高尿钙、低血磷和高尿磷。甲状旁腺素分泌过多，使骨钙溶解释放入血、肾小管和肠道吸收钙的能力加强，血钙升高；同时使近端肾小管对磷的吸收降低，尿磷排出增多，血磷降低。因此，患者出现骨质疏松及骨质软化，以及纤维性囊性骨炎、肾结石、肾钙化，甚至肾功能损害；胃肠道表现为高酸性消化道溃疡、急性胰腺炎等。

三、麻醉前准备

1. 病情评估　着重了解是否存在重要脏器的功能损害和内环境失衡，如因尿路结石可致肾功能不全，甚至肾功能衰竭；消化系统疾病致水电解质、酸碱平衡紊乱；高血钙致心律失常甚至心力衰竭等。应针对具体病情充分做好麻醉前准备。

2. 术前准备　在饮食方面侧重于低钙、高磷，饮水需要适当多一些，使得高钙血症得到有效的纠正。

四、麻醉方法和管理要点

（一）麻醉方式的选择

1. 局部浸润、颈丛神经阻滞　适用于定位较明确且无呼吸道压迫症状者。

2. 气管插管全身麻醉　适用于定位不明确，需探查或可能存在异位甲状旁腺，有呼吸道压迫症状或患者全身情况较差，或有严重心、肾功能不全或水电解质、酸碱平衡紊乱者。

（二）麻醉管理

1. 药物选择　避免使用加重肾功能损害的药物。全身情况较重者往往对麻醉药物敏感，应适当减少剂量。

2. 麻醉监测及并发症防治　除常规监测外，应连续观察心电图变化，及时治疗可能出现的严重心律失常；监测动脉血气或血电解质变化，预防手足抽搐甚至喉痉挛等并发症的发生。必要时可静脉注射葡萄糖酸钙。

第四节 嗜铬细胞瘤手术的麻醉

一、概述

分析嗜铬细胞瘤可知，其主要由嗜铬细胞发展而来。在胚胎早期，在神经嵴以及神经管的基础之上，此时也就诞生了交感神经元细胞，很多还形成了胚胎肾上腺髓质。其他部分形成了肾上腺外嗜铬细胞。出生后，此时有着相对成熟的后肾上腺髓质嗜铬细胞，另一部分则消失。此类同源神经外胚层细胞在特殊情况下存在一定的概率会出现肿瘤。所以肾上腺髓质出现了绝大部分的嗜铬细胞瘤。肾上腺外嗜铬细

胞瘤一般情况下出现在主动脉旁器，如颈动脉体、腹主动脉旁的交感神经节，及胸腔、膀胱旁等部位。

很多嗜铬细胞瘤并不是恶性的，良性肿瘤占有很高比重，达到了 90%，即嗜铬细胞瘤。大部分嗜铬细胞瘤出现在肾上腺髓质嗜铬质细胞，这部分细胞瘤所占的比重达到了 80% ~ 90%，单侧单个病变占据了绝大多数，相应的比重达到了 90%。多发肿瘤数量相对少一些，相应的比重即为 10%。恶性嗜铬细胞瘤也是非常普遍，相应的比重即为 10% ~ 50%。

嗜铬细胞瘤发病率的调查资料较少，据国外统计资料，嗜铬细胞瘤在高血压患者中的发病率最低为 0.4%，最高为 2%。尸检发现率为 0.094% ~ 0.250%。国内资料近年报道的发病例数也在急剧增加，但尚缺乏大组病例的流行病学调查统计，估计我国的发病率不会低于国外。随着高血压患者接受嗜铬细胞瘤特殊检测人数的增加，发病率将会较以往有所增加。

嗜铬细胞瘤可以实现儿茶酚胺的有效分泌，这在很大程度上关联着病理生理基础。高血压为其突出的重要表现，儿茶酚胺大量的分泌，这在一定程度上就会影响到血管，后者所存在的状态为收缩状态，尽管有着相对较高的血压，不过却有着相对较低的血容量。近年来，由于术前准备的不断改进，术中监测日益完备，及有效的控制血压药物和高效的麻醉方法，该手术和麻醉的死亡率已大大降低，为 1% ~ 5%，甚至有多个零死亡报道。

二、临床表现

嗜铬细胞瘤非常普遍，多发于 20 ~ 50 岁，临床症状包括了高血压等，患者通常会集中出现某个症状。

（一）心血管系统表现

1. 高血压　主要包括了两种类型，详细如下。

（1）阵发性高血压型：儿茶酚胺进入血液循环是间隔性的，这就增加了末梢阻力，收缩压超过了 26.6kPa，同时有着 17 ~ 24kPa 的舒张压。在发作后，患者会出现视力模糊等症状。缓解后，患者容易出现衰弱的情况，身体发热，有更多尿量。诱发因素包括了情绪激动等，每个人都有着不同的发作频率和持续时间。

（2）持续性高血压型：儿童患者多数为持续性高血压，相应的比重为 90%，这远高于成人，后者为 50%。通常伴有阵发性加剧或由阵发性演变而来，则易于想到肾上腺髓质腺瘤的可能性，容易被误诊。若患者并发畏热、多汗等症状，存在一定的概率有肾上腺髓质腺瘤，儿童和青年人在出现了这种情况后，此时可以推测可能会是本病。

2. 低血压、休克　患者出现休克等，这在一定程度上关联着瘤内出血等。

3. 心脏表现　由于儿茶酚胺对心肌的直接不良反应，出现局灶性心肌坏死，病理特点如下，心肌收缩带出现了坏死的情况，病变在一定程度上关联着 Ca^{2+} 过多进入细胞，极容易导致患者出现心室纤颤。1958 年，Szakas 将嗜铬细胞瘤引起的心肌病变称为儿茶酚胺心肌病，部分患者也可以表现为扩张性充血性心肌病。心肌本身也可发生嗜铬细胞瘤。

（二）代谢紊乱

1. 基础代谢增高　儿茶酚胺对垂体分泌 TSH 及 ACTH 表现出促进作用，这样可以提高基础代谢，但血清甲状腺激素及甲状腺摄碘率皆为正常。代谢亢进可引起发热。

2. 糖代谢紊乱　儿茶酚胺对胰岛 α – 受体会产生一定的刺激，这样机体会相对更少地分泌胰岛素，对肌肉 β 受体产生作用，周围组织更少地利用糖。

3. 脂代谢紊乱　脂肪相对更快地分解，血液中有着相对更多的游离脂肪酸，导致消瘦的出现。

4. 电解质代谢紊乱　出现低钾血症的患者仅限于部分人群，在一定程度上关联着醛固酮分泌。

（三）其他表现

1. 消化系统　儿茶酚胺能够实现对胃肠平滑肌有效松弛，最终导致便秘。胃肠小动脉收缩痉挛非常严重，长期容易导致穿孔等症状。本病患者极容易出现胆石症。患者中上腹部可以感觉到存在着肿块，若不及时干预，极容易导致高血压症。

2. 泌尿系统　患者有着相对比较长的病程，部分患者的肾功能可能会出现一定程度的衰退。膀胱内出现了肾上腺髓质腺瘤，对于这部分患者来讲在进行排尿的过程中，出现高血压的概率是非常大的。

3. 其他　患儿下肢动脉收缩非常严重，此时患者极容易出现间歇性跛行。神经系统通常会出现脑栓塞等，高血压发作时，患者有濒死的恐惧感。

三、麻醉前准备与评估

肿瘤切除过程中，患者存在一定的概率会出现高血压危象，切除完成后，则容易出现低血压、休克。嗜铬细胞瘤可以实现多巴胺等的分泌，导致高血压的出现。患者精神刺激后，此时会有着更多的血儿茶酚胺类物质，容易导致脑出血等。术后，血中有着相对更少的儿茶酚胺物质，有效循环容量严重不足，而发生难治性低血压。

（一）麻醉前准备

α－肾上腺素受体阻滞剂的应用是麻醉前准备最重要和基本的内容。

1. 控制血压　最常用药物为酚苄明（phenoxybenzamine），对 α_1 受体有显著作用，容易口服用药，10mg/8h 提高到 20 ～ 40mg/8h，部分患者达到 80mg/8h。酚苄明表现出非选择性 α 受体抑制作用，这在一定程度上就会影响到 β 受体，导致其无法实现拮抗，此时患者存在一定的概率会出现心律失常，酚苄明用量以及用药时间要合理控制。哌唑嗪可以实现对 α_1 受体的选择性抑制，在肿瘤探查术中应用，该术无法有效地控制血压骤升，第一次用药在剂量方面通常为 1mg/d，多数情况下在剂量方面为 2 ～ 3mg/d，极限情况下在剂量方面为 6 ～ 8mg/d。酚妥拉明适用于控制突发高血压危象，只需要进行 1 ～ 5mg 的静脉注射就可以。

部分患者可以合用钙通道阻滞剂。部分患者容易出现高肾素血症，一些患者受体下降调节，血管紧张素Ⅱ导致患者出现高血压，此时需要用到苯丁醋脯酸。

2. 纠正心律失常　患者存在着心动过速等，合用 β 受体阻滞剂，比普萘洛尔效果更好，近年已逐渐取代了其地位。艾司洛尔由于其超短效的特点成为术前、术中高血压危象时心动过速或心律失常的首选。美托洛尔和阿替洛尔常用于术前准备。

3. 补充容量　扩容是一项十分重要的措施。患者外周血管收缩是非常严重的。肿瘤切除后，此时会有着相对更少的儿茶酚胺。术前需要对血压进行控制，预充一定的血容量，再辅以术中扩容，这不但可使术中血压平稳，而且可防止术中因血容量不足而大量快速扩容可能发生的心力衰竭、肺水肿等并发症。

4. 改善一般情况　如纠正电解质紊乱、调整血糖及术前心理准备工作。

5. 儿茶酚胺心肌病治疗　患者多表现为心肌梗死等，但这种心肌病在使用 α 受体阻滞剂及护心治疗后通常可以逆转。此类患者术前至少应准备半年以上，等心肌损害恢复至较好状态后，再接受手术治疗。充分有效的术前 α－肾上腺素受体阻滞剂应用，导致儿茶酚胺外周血管收缩效应被阻断，这样可以使得死亡率有效降低。

（二）麻醉前评估

对嗜铬细胞瘤手术的麻醉前评估，最重要的就是评估术前扩血管、扩容治疗是否有效和充分。常用的临床判断标准包括：血压下降并稳定于正常水平，不存在多汗等现象，有着相对更大的体重，四肢末梢并没有出现发凉感，甲床呈现为红润，红细胞压积下降 < 45%，近年有文献报道采用指端微循环图像分析技术，可以更加客观地判断微循环状态。

四、麻醉管理

嗜铬细胞瘤手术的麻醉方法选择和处理，对于手术顺利进行有较大的影响，处理不当常可影响手术的施行和患者的安全。

（一）麻醉前用药

术前为了保持患者精神情绪稳定，可给予戊巴比妥钠或安定类药物，术前晚口服或手术日晨肌内注射，麻醉前可给予吗啡、哌替啶、氟哌啶或异丙嗪，阿托品可引起心率增快，以选用东莨菪碱为宜。

（二）麻醉方法

1926 年，Mayo 应用乙醚麻醉顺利切除了嗜铬细胞瘤，为历史首次。麻醉选择以不刺激交感神经系统，不增加心肌对儿茶酚胺敏感性为基本原则。气管插管全身麻醉为最常选用的麻醉方法。

1. 全身麻醉　适用于各种年龄特别是小儿、精神紧张容易引起发作的患者，可以避免或减轻手术探查或切除肿瘤前后由于血压剧烈波动，对患者引起强烈的不良反应。如发生呼吸、循环功能障碍，也便于处理。诱导插管需力求平稳，保证足够的麻醉深度，配合咽喉部和气管局部麻醉，必要时插管前使用小剂量艾司洛尔，以充分抑制插管反应。

甲氧氟烷、安氟烷、异氟烷、七氟烷不诱发儿茶酚胺增加，心律失常的发生率甚低。对于肾功能不好的患者不宜用甲氧氟烷。氧化亚氮对交感神经－肾上腺系统无兴奋作用，但麻醉作用较弱，一般应与其他吸入或静脉全身麻醉药配合应用。氟烷增加心肌对儿茶酚胺的敏感性，容易发生心律失常。地氟烷当浓度达 1.0 ~ 1.5MAC 时可显著兴奋交感神经导致高血压和心动过速，但也有文献报道，对术前经过充分准备，且地氟烷浓度不超过 1MAC 时仍可安全使用。故对未进行充分术前准备患者不宜使用地氟烷，对有良好准备者控制浓度不超过 1MAC 仍可慎用。

肌松药常用维库溴铵、阿曲库铵、罗库溴铵等，加拉腆铵酚能增快心率，筒箭毒碱有释放组胺作用，潘库溴铵有轻度儿茶酚胺释放作用宜慎用。琥珀胆碱本身能增加儿茶酚胺释放，肌颤时腹压增加可能挤压体积较大肿瘤，刺激瘤体导致儿茶酚胺释放，故应慎用，或提前使用小量非去极化肌松药。

其他常用药物如异丙酚、安定、咪达唑仑、芬太尼、瑞芬太尼、舒芬太尼等均可常规使用。

2. 椎管内麻醉　单纯使用椎管内麻醉完成嗜铬细胞瘤手术近年已不被推荐，但有文献报道使用椎管内麻醉复合气管插管全身麻醉，也取得了较好的效果，但需注意穿刺时体位变动可能对体积较大肿瘤的挤压和患者精神紧张可能导致的不良后果。

（三）术中管理

麻醉中的血流动力学改变十分剧烈，极容易导致危象出现，这些血流动力学变化无论术前如何进行充分的治疗在多数患者都很难避免发生，其中有 1/4 ~ 1/3 的患者出现严重的术中事件如持续高血压、心律失常等。对并发症较多、老年患者应引起高度重视，及时处理术中各种病情变化，防止发生严重意外。

1. 手术室内麻醉前准备　开放两条快速静脉通道（含中心静脉），除常规监测心电图、脉搏氧饱和度、呼末 CO_2 分压、体温外，需要进行有创动脉压、中心静脉压，必要时放置肺动脉漂浮导管，全面有效监测血流动力学变化。准备床旁血气分析、血糖检测。常规准备血管活性药物，包括酚妥拉明（推荐使用方法：浓度 1mg/mL，单次 1 ~ 5mg。下同）、艾司洛尔 [浓度 5mg/mL，单次 0.5 ~ 1mg/kg，持续输注 50 ~ 200μg/（kg・min）]、硝普钠 [持续输注 0.5 ~ 1.5μg/（kg・min）]、去甲肾上腺素 [单次 0.1 ~ 0.2μg/kg，持续输注 0.05 ~ 1.00μg/（kg・min）]、肾上腺素 [单次 0.1 ~ 0.2μg/kg，持续输注 0.05 ~ 1.00μg/（kg・min）]，必要时准备利多卡因、胺碘酮等抗心律失常药物，手术室内应备有可正常使用的除颤器。

2. 容量治疗　术前有效的扩容治疗并不能完全满足术中需求，在肿瘤全部静脉被切断前恰当的预扩容可使手术后半程循环保持稳定，或仅需要小剂量、短时间血管活性药物支持。可选择平衡液、胶体溶液，由于扩容和手术失血可导致血色素下降，必要时需及时输血。动态观察 CVP、尿量和手术情况可有效指导容量治疗。一般情况下除补充禁食、禁水、生理需要量、第三间隙转移、出血量等以外，用于扩容的量要达到患者血容量的 20% ~ 30%（500 ~ 1 500mL，根据患者具体情况需要灵活调整，有些患者需要量可能更大），在肿瘤静脉全部切断前均匀输入。必须注意，术中肿瘤切除前常出现高血压发作或高血压危象，绝不能因为血压高而施行欠缺补充方案，在调控血压的同时必须补足血容量。

3. 循环状况调控　尽可能好的循环调控绝不仅仅是药物的正确使用，麻醉与外科医生的密切协作起着非常重要的作用。外科医生在重要的手术操作前提前、及时提醒麻醉医生，如挤压瘤体、夹闭全部静脉或出血量大等，麻醉医生术前充分了解病情，密切观察手术进程，随时与外科医生保持沟通，结合患者监护情况变化，及时使用血管活性药物，尽量避免循环剧烈波动，保证手术安全。

（1）高血压危象：核心是高血压，周围小动脉出现的收缩十分严重，不过这种收缩并不是持续性的，这导致在极短的时间内就提高了血压。收缩压升高可达 2.66kPa 以上，严重时舒张压也显著增高，可达 8.62kPa 以上。高血压危象的处理原则是既能使血压正常，实现对不可逆性靶器官损害的预防。

情况如下：①麻醉诱导期：术前用药不合理，使得精神十分紧张，负面刺激：如体位变动等。②手术期：如分离等操作时。③当患者并发严重缺氧或二氧化碳蓄积。围术期发生高血压发作或危象最常见的原因是外科医生探查、分离肿瘤时对瘤体的挤压，当出现与之同步的血压迅速上升，不能长时间等待观察，当超过原血压水平的 20% 时，即应立即开始降压。根据情况采用酚妥拉明 1 ~ 5mg 静脉注射，硝普钠微量泵输入，先从 0.5 ~ 1.5μg/（kg·min）的剂量开始，根据血压高低再随时调整，获得满意效果为止。其他药物如硝酸甘油、乌拉地尔、拉贝洛尔、前列腺素 E 等也可应用。在肿瘤切除后有可能持续高血压，可能由于：①体内多发性肿瘤未切除干净。②肿瘤恶性变有转移灶。③长期高血压造成肾血管病变产生肾性高血压。④肾上腺髓质增生。需要根据病情继续治疗。

（2）心律失常：通常在发生高血压时并发有心率增快，首先要排除儿茶酚胺的作用及其他各种增加心肌应激性的不利因素，同时应除外麻醉过浅、缺氧及二氧化碳蓄积等带来的影响，应先使用降压药降低血压，然后再根据情况考虑使用 β 受体阻滞药降低心率，短效的 β 受体阻滞药艾司洛尔因其起效快、作用时间短、相对安全性高而常用。血压剧烈波动可能引发严重心律失常，如室性心动过速或频繁室性早搏，应马上对症采取有效措施控制，否则后果严重，常成为死亡原因之一。可静脉慢注利多卡因、胺碘酮，并立即准备好除颤器。

（3）低血压：当肿瘤与周围组织和血管全部离断后，血中儿茶酚胺的浓度随肿瘤切除迅速降低，常出现低血压甚至休克，容易致死。此类患者的术前准备受到广泛重视，比如应用 α、β 受体阻滞药。手术中实施预防性扩容。大多数患者经过这种处理，发生严重低血压的概率明显减少。手术中外科医生应当提醒麻醉医生，可稍提前 30 秒钟左右停止一切降压措施，并密切观察血压、心率、CVP 变化，给以充分补充液体，必要时立即静脉注入去甲肾上腺素 0.1 ~ 0.2μg/kg，继以微量泵持续输注 0.05 ~ 1.00μg/（kg·min），肾上腺素亦可选择使用。根据血压水平调整速度，可延续到术后的一段时期。

五、术后处理

嗜铬细胞瘤患者术后容易出现心律失常等。必须要关注血压等，有创监测均应保留到 ICU 或病房监护室。

1. 肾上腺危象　术后肾上腺皮质缺血，使得肾上腺功能受到影响。可给予氢化可的松 100 ~ 200mg 静滴，术后改用强的松，持续一周左右。

2. 低血糖　嗜铬细胞瘤导致儿茶酚胺大量分泌，分解非常多的糖原，胰岛素相对更少分泌。切除后，容易导致低血糖。部分患者甚至还会出现低血糖性休克，清醒时，临床多表现为低血压等，恢复期，一般情况下为循环抑制，相应的对策为含糖溶液的输入。有必要第一时间测定血糖。确诊患者使用胰岛素时，围术期只需要采用 50% 的用量即可。

六、特殊嗜铬细胞瘤

目前典型的嗜铬细胞瘤诊断和处理上基本没有困难。但是一些特殊类型嗜铬细胞瘤症状无法明确分辨，发病涉及多个器官，出现误诊的可能性非常高，有着相对较高的致死率。发达国家的一些学者提出，嗜铬细胞瘤是一种“10%”肿瘤，认为约 10% 的嗜铬细胞瘤是恶性的，约 10% 是双侧性的，约 10% 是肾上腺外的，约 10% 发病于儿童，约 10% 是家族性的，约 10% 为复发性的，约 10% 和多发内分泌肿瘤有关，约 10% 于卒中后发现，还有约 10% 的嗜铬细胞瘤和其他疾病伴发，这些疾病包括 Von Hippel-Lindan 病、神经纤维瘤病等。对这些特殊嗜铬细胞瘤认识不足、处理失当可造成严重后果。

（一）静止型嗜铬细胞瘤

表现形式具体如下：①隐匿功能性。②无功能性。前者通常不存在着高血压等征象，不过应急刺激下有着快速升高的血压；后者即围术期有着相对稳定的血压。患者不存在高血压史，相应急骤血压升高出现与否在术前无法有效预测。现代影像技术的广泛应用，对无典型高血压表现，儿茶酚胺及尿香草扁桃酸（VMA）均正常的无症状嗜铬细胞瘤，其发生率在迅速增加。无症状不等于无功能。近年来肾上腺偶发瘤的发现率逐年提高，其中静止型嗜铬细胞瘤的发生率为 1.5% ~ 23.0%。近年来对性质不明确的肾上腺肿瘤、怀疑嗜铬细胞瘤的患者，无论有无高血压表现，实施常规准备，将手术危险性控制在最低水平。

（二）肾上腺外嗜铬细胞瘤

对于有儿茶酚胺症的表现的患者，如果肾上腺区域没有发现占位病变，应该考虑到肾上腺外嗜铬细胞瘤的可能。发病率以往报道为 10%，近几年有上升的趋势，目前认为肾上腺外嗜铬细胞瘤占全部嗜铬细胞瘤发病的 18% ~ 24%。肾上腺外嗜铬细胞瘤约占成人的 15%，占儿童嗜铬细胞瘤的 30%。肾上腺外嗜铬细胞瘤常常是多发性的，发病率为 15% ~ 24%。肾上腺外嗜铬细胞瘤的复发和转移率相对较高。

85% 的肾上腺外嗜铬细胞瘤发生在膈肌以下部位：上段腹主动脉旁约占 46%，下段腹主动脉旁 29%，膀胱 10%，胸腔 10%，头颈部 3%，盆腔 2%。一些不常见的部位有嗜铬细胞瘤的报道，如远端输尿管、前列腺、输精管、骶尾部、肛门、肾包囊、子宫阔韧带、卵巢、阴道壁、外耳道等。

肾上腺外嗜铬细胞瘤的临床表现复杂，常见有：①阵发性症状发作（血压突然升高、心悸、头痛、出汗和面色苍白）。②高血压（不稳定性、进行性加重）。③肾上腺或腹中部实质性肿块。

位于肠系膜下动脉和主动脉分叉处之间的主动脉旁嗜铬体又称为 ZuckerkandL 器。Zuckerkandl 体内的嗜铬细胞瘤常表现为低血压、低血容量、心悸和心动过速。Zuckerkandl 体内的嗜铬细胞瘤还有一个特点，即大量摄入饮食、用力排便或触诊腹部时可使上述临床表现更为明显，有的还可以引起胃肠道出血。

腹膜后嗜铬细胞瘤临床表现通常为腹部或背部疼痛，且常可在腹部触及实质性肿块。

膀胱嗜铬细胞瘤，大约占整个膀胱肿瘤的 0.31%，占嗜铬细胞瘤的 1.56%。大多数膀胱肿瘤为单发性的，主要发生在膀胱穹隆、膀胱三角区及膀胱右侧壁。无痛性肉眼血尿及排尿时头痛、头晕、血压升高等“肿瘤激惹征”是本病的常见症状。其症状可由膀胱充盈、按压腹部、排便或性交而诱发。当嗜铬细胞瘤位于膀胱三角及颈部时，可出现尿频、尿急及排尿困难诸症状。在直肠指检时有时还可触及肿块。

发生在肾门区域内的肾上腺外嗜铬细胞瘤还可引起肾动脉狭窄，大多数患者在切除嗜铬细胞瘤后肾动脉狭窄的症状即可解除。输尿管走行区域的嗜铬细胞瘤可以引起上尿路梗阻，引起肾功能不良。

支气管嗜铬细胞瘤可表现为哮喘和干咳，纤维支气管镜检查可以确诊。

有时嗜铬细胞瘤自发破裂出血，容易和急腹症混淆。肝区嗜铬细胞瘤也有被误诊为肝癌的报道。肠系膜嗜铬细胞瘤可以有肠梗阻的表现。

这类患者术前容易误诊、漏诊，在进行其他手术时出现难以解释的急剧血压升高或剧烈波动，应想到是否有嗜铬细胞瘤的存在。如果可能应停止手术，待诊断、术前准备充分后再进行，如不行，应立即进行按嗜铬细胞瘤麻醉方案进行循环调控、容量治疗，严密监测患者病情，防止发生严重意外。

（三）多发性内分泌肿瘤

多发性内分泌肿瘤（multiple endocrine neoplasia，MEN）也称为多发性内分泌腺瘤病，是指在两个以上内分泌腺发生肿瘤或增生，出现多种内分泌功能障碍，有明显的家族遗传性。一般分为 3 型，MEN- Ⅰ型（wermer 综合征）包括甲状旁腺、胰岛、垂体、肾上腺皮质和甲状腺功能亢进。MEN- Ⅱ a 或 MEN- Ⅱ型（sipple 综合征）包括嗜铬细胞瘤（可能为双侧和肾上腺外分布）、甲状腺髓样癌和甲状旁腺增生。MEN- Ⅱ b 或 MEN- Ⅲ型，包括甲状腺髓样癌、嗜铬细胞瘤和神经瘤等。

含嗜铬细胞瘤的后两种亚型可家族性发病，抑或是散在性发病，有着相对复杂的临床表现。特点如下：①组合肿瘤不同，其对应着差异的临床表现，就诊的原因多数是某症状。②甲状腺髓样癌有着较早的发病年龄，拥有着超过 80% 的发病率，存在着异位 ACTH 综合征。③肾上腺嗜铬细胞瘤拥有着相对较晚的发病年龄，通常有着 50% ~ 80% 的发病率，其中一半为双侧多病灶发病。恶性嗜铬细胞瘤的患者不多，较容易复发。④甲状旁腺增生在临床表现方面多为骨质疏松。⑤ MEN- Ⅱ b 比较独特的症状为类马方征面容以及体型。MEN- Ⅱ的治疗多为切除，做好术前检查。最先开始切除的就是嗜铬细胞瘤，后续需要切除的就是甲 状腺瘤，两种手术的时间间隔为 14 天。嗜铬细胞瘤发病多数情况下是双侧，术中做好肾上腺危象的应对，肾上腺组织的正常部分可以留一些。

（四）妊娠期嗜铬细胞瘤

妊娠期嗜铬细胞瘤极大地威胁着母婴。确诊前，在死亡率方面根据统计结果可知母亲具体为 48%，胎儿具体为 54%，确诊后接受治疗，母亲具体为 17%，胎儿具体为 50%。通常表现为儿茶酚胺增多综合征。部分无症状患儿产后容易出现休克。若患者存在着心律失常等，此时就可以考虑患者是否存在着嗜铬细胞瘤。

妊娠小于 3 个月，此时最理想的操作就是先人工流产，后续对病灶进行处理。妊娠前半期必须要进行处理，先切除，后续用药，足月选择剖宫产，也可以将肿瘤一并切除。手术选择有腹腔镜手术。做好监护，α 及 β 阻滞剂需要保证合理的剂量，做好足月分娩患者的检查。

（五）其他

1. 儿童嗜铬细胞瘤　嗜铬细胞瘤在小儿比较少见，临床症状与成人有不同，头痛等较普遍。多尿等儿童有着 25% 的发生率。90% 的患者高血压呈持续性，常伴心脏损害。儿童家族性嗜铬细胞瘤在发病率方面根据统计数据可知具体为 28%，双侧嗜铬细胞瘤在发病率方面根据统计数据可知具体为 20%，恶性嗜铬细胞瘤的发生率为 8.3% ~ 13.1%。手术切除是主要的治疗手段。术前治疗可采用 α 及 β 受体阻滞剂，必要时可采用 α－甲基酪氨酸。

2. 恶性嗜铬细胞瘤　大约占嗜铬细胞瘤的 10%，一般文献报道为 13% ~ 26%。肾上腺外的嗜铬细胞瘤中，恶性发生率明显高于肾上腺内者。恶性嗜铬细胞瘤无论从组织学上还是临床表现上均难与良性嗜铬细胞瘤区分，其主要特点是易向周围侵犯，易复发和转移。临床诊断的可靠标准是复发和转移病灶的出现。围术期处理没有特殊性。

第五节　皮质醇增多症手术的麻醉

一、概述

皮质醇增多症是肾上腺皮质分泌过量的糖皮质激素所致的疾病综合征。1932 年，库欣进行了 10 例文献病例的收集，综合个人了解的 2 例，展开了全方位的阐述，故又称库欣综合征（Cushing syndrome）。根据病因不同，分为库欣病（垂体分泌 ACTH 过多）、库欣综合征（肾上腺分泌糖皮质激素过多）和异位 ACTH 综合征。皮质醇分泌过多。垂体肿瘤及垂体以外癌瘤手术的麻醉不在本节讨论中。

来源于肾上腺病变的患者手术治疗效果好。肾上腺皮质增生主要为垂体性双侧肾上腺皮质增生，占比 2/3，可伴有或不伴有垂体肿瘤。肾上腺皮质肿瘤约占 1/4，多为良性，属腺瘤性质，一般为单侧单发的。癌肿较少见。肿瘤自主生长，与 ACTH 并不存在关联性。肿瘤可以实现皮质激素大量分泌，降低了血浆 ACTH 浓度。

二、临床表现

临床表现由过多皮质醇导致。尤其是女性，发病率方面，为男性的一倍，15 ~ 40 岁为多发年龄段，7 岁 ~ 62 岁均可以发病。成人更为普遍。肾上腺皮质增生有着相对较慢的进展，有症状后就诊多在 2 ~ 3 年后，癌肿有着相对较快的发展。

1. 肥胖　表现出向心性。尤其是躯干部以及头部，表现为水牛背等，四肢相对细嫩，容易疲乏。

2. 多血质和紫纹　皮肤相对较为菲薄，皮下毛细血管壁通常情况下表现为多血质。在出现了小的损伤后，出现瘀斑的可能性非常大，腋窝等部位出现紫纹，有着 3/4 的发病率。有着相对较宽的紫纹，也可以出现在股内侧。

3. 疲倦、衰弱以及腰背痛　普遍出现在肋骨处。部分患者甚至还会出现病理骨折。

4. 高血压　这在一定程度上关联着盐皮质激素导致的水、钠潴留。

5. 毛发变多，脱发以及痤疮　通常会有脱发，这在一定程度上关联着皮肤萎缩。痤疮多出现在背部等部位。

6. 性功能障碍　男性患者通常情况下多表现为阳痿，女性患者通常情况下多表现为闭经等。

7. 糖尿病 通常情况下为隐性，占比为 60% ~ 90%。少数患者存在着糖尿。在胰岛素治疗方面，此类患者通常会表现出拮抗作用。

8. 电解质代谢以及酸碱平衡出现了紊乱 部分患者会出现低氯性碱中毒等情况。

9. 有着相对较弱的感染抵抗力 出现病毒感染的可能性较大。容易扩散，导致毒血症等出现。漏诊误诊的概率大。躯干部存在着痤疮等，对手术有一定的干扰。

10. 其他症状 比如有着相对更严重的消化道溃疡等。

三、麻醉前准备

皮质醇增多症患者有着相对糟糕的手术耐受性，在切除后肾上腺后，功能变化大，不容易麻醉管理。术前准备是非常有必要的。

1. 纠正代谢紊乱，低血钾十分普遍，容易导致患者出现心律失常。因此补钾要适当。及时处理血糖增高，可以根据患者情况采用胰岛素治疗。切除后对血糖浓度进行密切监控。严重者容易出现骨质疏松，用药多采用了苯丙酸诺龙等。若患者同时存在着高血压，治疗用药方面多采用降压药，若患者出现了感染的情况，此时也需要根据患者的情况给予第一时间的治疗。

2. 皮质激素的补充 患者皮质醇浓度高，切除后骤降，必须要做好补充，选择醋酸可的松在手术前一天进行肌内注射，相应的剂量具体为 100mg，选择氢化可的松在手术中进行静脉滴注，相应的剂量具体为 100mg。

四、麻醉管理

皮质醇增多症患者有较糟糕的耐受性，需要使用相对少一些的麻醉药物，多为普通人的 1/2 ~ 1/3。

1. 麻醉方法 麻醉方法有较多的选择，在全身麻醉中，肌松弛药等并不存在绝对禁忌。氟烷对肾上腺皮质功能有显著的抑制作用，其次为甲氧氟烷。长期用依托咪酯会抑制肾上腺皮质功能。

全身麻醉中，皮质醇增多症患者无法顺利插管；出现缺氧的可能性大；诱导期中，患者存在一定的概率会出现误吸等；麻醉恢复期，拔管容易出现缺氧，此时需要用到口咽导管；条件允许转移到恢复室。

硬膜外麻醉更简单，不良反应更少，容易恢复。不过穿刺有难度；麻醉平面要合适，其中侧卧腰切口位容易抑制呼吸，术中经面罩给氧；应用适量镇静药物；若有着相对较高的肾上腺位置，修补胸膜前，必须要采用面罩加压给氧。若患者存在着精神症状，此时硬膜外麻醉并不是理想选择。通常情况下理想的选择为硬膜外麻醉复合浅全身麻醉。

2. 围术期管理 患者有较糟糕的代偿功能，全身麻醉过深等对呼吸功能有影响，必须要进行密切观察。术中做好血容量的补充，需要对肾上腺皮质功能不全进行考虑，若有高热等，若应用升压药等无法取得理想的效果，此时可以采用氢化可的松，应用方式为静脉注射，相应的剂量为 100 ~ 300mg，选择醋酸可的松在术后进行肌内注射，时间间隔为 8 个小时，剂量具体为 50 ~ 100mg，可以持续 1 ~ 2 周。

皮质醇增多症患者容易出血，晚期存在一定的概率会出现骨质疏松，术中肢体必须要固定好。患者必须要做好抗感染处理。

第六节 多发性内分泌腺瘤病手术麻醉

多发性内分泌腺瘤病出现肿瘤的内分泌腺体有多个，发病表现出家族性。

一、多发性内分泌腺瘤病的分类

根据受累的腺体不同可分为三型：

1. MEN- Ⅰ型 多见于腺垂体等肿瘤，脂肪瘤等也出现在 MEN- Ⅰ型病例中。
2. MEN- Ⅱ a 型或 MEN- Ⅱ型 多为甲状旁腺肿瘤。
3. MEN- Ⅱ b 型或 MEN- Ⅲ型 多为黏膜神经瘤等。

二、多发性内分泌腺瘤病手术麻醉管理要点

（一）MEN-Ⅰ型

1. 病理特点

（1）甲状旁腺出现了一定程度的增生、腺瘤，通常 4 个甲状旁腺均受累。

（2）胰岛细胞腺瘤或腺癌。

（3）垂体腺瘤。

（4）肾上腺皮质腺瘤或增生。

（5）甲状腺病变存在着甲状腺癌等。

（6）在 MEN-Ⅰ型中较为普遍的就是类癌，在胸腺中较为普遍，发现时已经转移。

2. 手术麻醉准备要点　如下所述。

（1）病变多为内分泌腺体增生，考虑到患者的情况第一选择是手术。特别是内分泌危象的情况。

（2）治疗需要充分考虑所有病变的程度等。

（3）MEN-Ⅰ型患者同时存在着甲状旁腺功能亢进，提前进行治疗。

（4）围术期注意监测血中有关激素水平。

（二）MEN-Ⅱ型

1. 病理特点　如下所述。

（1）甲状腺髓样癌，其中较为普遍的就是局部淋巴结转移。

（2）对肾上腺嗜铬细胞瘤进行分析可知，恶性是少数的，其中双侧病变是非常普遍的。

（3）甲状旁腺增生或多发性甲状旁腺瘤。

2. 手术麻醉准备要点　如下所述。

（1）首先考虑肾上腺嗜铬细胞瘤切除术，否则在进行其他外科手术时可导致严重高血压。

（2）术前准备与普通的嗜铬细胞瘤是相同的。

（3）双侧肾上腺如果需要进行切除，肾上腺皮质激素必须要进行及时的补充。

（4）在切除肾上腺嗜铬细胞瘤后，后续所需要进行的操作就是将甲状腺及甲状旁腺切除。

（三）MEN-Ⅲ型

1. 病理特点　如下所述。

（1）C 细胞出现一定程度的增生。

（2）肾上腺髓质增生等。

（3）多发性黏膜神经瘤。

（4）类马方体型。

2. 手术麻醉准备要点　治疗原与同 MEN-Ⅱ是一样的。可以选择不处理面神经瘤，选择手术切除巨结肠等。

三、MEN-Ⅰ的特殊表现

（一）类癌综合征（carcinoid syndrome,CS）

MEN-Ⅰ型患者中发生率最高的就是类癌。胃肠道中出现非常普遍，占比为 75%。

1. 病理生理特点　可实现缓激肽等分泌。儿茶酚胺、组胺及肿瘤的机械压迫等均可刺激上述介质的释放。

临床表现在很大程度上关联着肿瘤的部位等，肿瘤释放介质最开始进入到肝，肝转移，此时导致患者出现了肝功能障碍，在这种情况下患者存在一定的概率会出现临床类癌综合征。

2. 手术麻醉准备要点　无症状类癌瘤患者的麻醉一般不会出现特殊困难，但类癌综合征的患者围术期管理较为困难，应予以重视。

（1）对症支持治疗：抗腹泻、支气管舒张、纠正脱水和电解质紊乱，需要时治疗心力衰竭。

（2）预防递质释放：术前 2 周开始给予生长激素抑制因子——奥曲肽。

（3）避免可能引发类癌危象的因素：儿茶酚胺、焦虑、可以引起组胺释放的药物（如吗啡等）。

（4）如果怀疑心脏受累，行超声心动图检查。

（5）类癌危象：多为支气管痉挛，选择奥曲肽，使用方式为静脉注射，相应的剂量为 50 ~ 100μg；应用去氧肾上腺素等。

（二）血管活性肠肽瘤（VIPoma）

1. 病理生理特征　常是小细胞支气管源性癌，见于 MEN- Ⅰ型患者。血管活性肠肽大量分泌，多表现为低胃酸等，称为 Vemer-Morrison 综合征。因肿瘤组织分泌 PTH 样物质，患者可有高血钙表现。患者出现糖耐量异常等。

2. 手术麻醉准备要点　如下所述。

（1）使用奥曲肽和糖皮质激素治疗低血容量，对水电解质平衡进行纠正。糖皮质激素有利于对腹泻进行控制。

（2）大手术中行有创动脉压监测，术中经常监测血气分析以了解体内水电解质平衡和酸中毒情况。

第七节　糖尿病手术麻醉

尿病为慢性全身性疾病，多表现为血糖升高。时间越长，容易出现大血管病变，引发肾功能衰竭、肢端坏疽、心肌梗死及脑血管病变等，严重威胁患者生命，对麻醉手术产生重要影响。

一、糖尿病的病理生理

胰岛素可以转运糖和钾离子到细胞膜内，细胞进一步吸收葡萄糖，有利于合成肝糖原；对蛋白质分解有抑制作用。若有较低的胰岛素，机体有异常。

（一）糖代谢异常

肝糖原相对更少的合成，肌肉及脂肪组织相对更少地利用葡萄糖，有着更高浓度的血糖，超限后出现尿糖。手术应激可以提高胰高血糖素等，这不利于围术期血糖控制。

（二）脂肪代谢异常

多表现为高血糖等。

（三）蛋白质代谢紊乱

对蛋白质合成有抑制作用，容易出现酸中毒等。

（四）其他

高血糖持续时间长，此时就会损害组织细胞，导致肾功能不全等。

二、麻醉前处理

心血管疾病等使得患者面临着较大手术麻醉风险，因此必须要做好术前评估和治疗。

（一）术前评估

1. 心血管　糖尿病患者易患高血压、缺血性心脏病、脑血管病、心肌梗死和心肌病。自主神经病变可导致心动过速或心动过缓和体位性低血压。糖尿病患者患缺血性心脏病的概率比正常人高出 3 倍，且可以隐匿发生。

2. 呼吸系统　糖尿病患者易发生肺部感染，尤其是肥胖和吸烟的患者。

3. 气管软组织（特别是关节周围的韧带）　发生增厚会出现“关节活动受限综合征”。如果颈部受到影响，可能会影响气管插管的操作。

4. 自主神经病变　存在于 50% 的糖尿病患者中，增加了术中血压波动、心肌缺血、心律失常、胃食管反流和低体温的风险。

5. 肾　40% 的糖尿病患者出现微量蛋白尿。微量蛋白尿与高血压、缺血性心脏病、视网膜病变有关，可随血管紧张素转化酶抑制药的治疗而有所缓解。

6. 胃肠道　50% 的患者有胃排空延迟，容易反流。

7. 眼　普遍有白内障，特别是高龄的糖尿病患者。

8. 感染　糖尿病患者易于感染，导致肢端坏疽或伤口不愈合。

9. 其他　在使用皮质类固醇、噻嗪类利尿药、避孕药物时可能会引起或恶化糖尿病。甲状腺疾病、肥胖、妊娠、应激也可影响对糖尿病的控制。

（二）术前准备要点

1. 术前准备　做好病史的了解，对糖尿病症状积极控制，机体应激时，周围组织无法有效地利用胰岛素，提高了血糖，麻醉方法及用药必须要适当，避免影响糖代谢。

2. 糖尿病的用药　二甲双胍应在大手术前 2d 停药，因为它有造成乳酸酸中毒的危险；氯磺丙脲时效较长，应在手术前 3d 停药；短效药物（如格列本脲）术前也应替换。若患者之前用长效胰岛素（如混悬锌结晶胰岛素），应在术前几天停药，改用中效或短效胰岛素；中效和短效胰岛素和其他口服降糖药可以服用至手术当天。

3. 胰岛素用量　对外科手术的应激反应可以改变患者对胰岛素的需求。需要根据患者类型（患者是 IDDM 还是 NIDDM）、血糖控制情况、手术范围、手术时间和术后的禁食水的时间等调整胰岛素用量。一旦患者术后开始恢复，其胰岛素的需求量会下降。

4. 血糖　术前常规监测血糖，IDDM 每 4h 一次，NIDDM 每 8h 一次。测量尿酮体和尿糖。尽量安排在第 1 台手术。

（三）围术期控制糖尿病的一般原则

（1）避免低血糖，防止引起不可逆性脑损伤。

（2）避免可导致渗透性利尿和严重脱水的严重的高血糖（> 14mmol/L）。

（3）避免血糖大幅度摆动，维持血糖在 6 ~ 10mmol/L 的范围内。

（4）避免发生细胞内葡萄糖的缺乏，防止酮症酸中毒。

（5）防止低血钾、低血镁、低磷血症。

（6）若糖化血红蛋白 > 9%（正常 3.8% ~ 6.4%），提示血糖控制不佳。

三、麻醉处理

心血管疾病等使得患者面临着较大手术麻醉风险，因此必须要做好术前评估和治疗。

（一）糖尿病患者的麻醉要点

麻醉及手术刺激在一定程度上会提高血糖。术中出血等使得应激反应变得更严重。麻醉方法及用药必须要适当，避免影响糖代谢。

1. 术前药　镇静药要有合适的剂量。

2. 麻醉方式的选择　局部麻醉、神经阻滞及椎体、管内阻滞相对较小地影响机体，适用于盆腔手术，但应严格无菌操作。同时应注意麻醉平面不宜过广，防止术中血压波动；全身麻醉容易管理循环系统，选用安氟醚等。部分糖尿病患者喉镜显露声门难度较高。因此麻醉深度要合适。

3. 麻醉中处理　应激性刺激导致无法有效控制血糖，在围术期，血糖最低诱发低血糖，最高不导致高渗性昏迷。

（1）术前禁食期间有必要酌情静脉输入葡萄糖。接受短小手术（如肺活检）的 1 型糖尿病患者，术前降糖药可以继续使用。做好血糖水平的测定。

（2）手术大，应用血糖监测仪术进行监测，时间间隔为 2 ~ 4h，考虑实际情况来补充胰岛素。

（3）若患者有严重的心脏疾患，采用血管扩张药等，极容易导致血压快速下降，对儿茶酚胺患者有更高的敏感性，使用血管活性药物后，容易造成负面反应。所以，术中应加强监测以及反复测定血糖、尿糖、尿酮体，麻醉操作及麻醉用药应慎重。

（4）患者存在着自主神经病变，在麻醉诱导期间，必须采取必要的措施来预防出现胃反流、误吸。术中应加强呼吸管理，避免缺氧和二氧化碳蓄积。

（二）急诊手术的麻醉处理

急诊手术患者有糖尿病是非常普遍的，术前准备要适当，做好一系列的检查。

（1）糖尿病患者已确诊，做好血糖、尿糖的监测，展开针对性的治疗。

（2）若无法很好地控制糖尿病症状，术前展开糖尿病治疗，有效地纠正水电解质紊乱。

（3）患者出现了酮症酸中毒后，手术需要尽可能靠后一些，在对高渗性昏迷纠正后才可以手术，使得心律失常等得到有效改善。

（三）糖尿病的急性并发症的处理

1. 低血糖　血糖过低，小于 2.8mmol/L，此时患者存在一定的概率会出现低血糖昏迷。

（1）原因：术前采用口服的方式使用降糖药，抑或是使用了过多的胰岛素，没有合理地使用中长效胰岛素，这些因素的出现都容易导致患者出现围术期低血糖。

（2）临床表现：通常出现视物模糊、腹痛。患者也会出现反应迟钝等。患者在精神方面也不正常。延脑在一定程度上受到了抑制时，患者在具体的临床表现方面为深昏迷，多数情况下会表现出血压下降等。

（3）治疗：在治疗对策方面主要为葡萄糖，一些症状比较轻的患者，在治疗对策方面多采用了口服葡萄糖水，一些症状比较严重的患者，在治疗对策方面多采用了快速输注葡萄糖，选择 50% 葡萄糖进行静脉注射，相应的剂量具体为 40 ~ 100mL，可以结合患者的实际情况来进行重复。后续使用 5% ~ 10% 葡萄糖进行静脉注射，相应的剂量具体为 300 ~ 400mL/h，最终所达到的目的就是稳定血糖。

2. 酮症酸中毒　对糖尿病酮症酸中毒进行分析可知，多种因素影响到糖尿病患者，这导致胰岛素处于相对较低的水平，大幅地提高了糖激素，这就导致了糖平衡失去了调节等，进而导致患者出现了电解质紊乱等。

（1）病理生理：酮症酸中毒对患者的影响是多方面的，其在一定程度上会降低心肌收缩力，在一定程度上会降低外周阻力，同时可以进一步提高血糖和渗透，细胞内出现了脱水的情况，而一些患者则是出现了渗透性利尿，严重情况下，部分患者还会出现低血容量。电解质紊乱有着多种症状表现，通常情况下具体囊括了高血糖、高钾血症以及低钠血症。在这种背景下，机体与正常相比有着相对更低的总钾量，由于胰岛素存在着不足的情况，导致钾离子无法有效地转移到细胞内，在这种情况下患者有着相对更高的血钾水平。

（2）治疗：①依托于胰岛素实现对血糖有效地控制，第一次主要采用了静脉注射的方式，相应的剂量具体为 10U，后续所需要进行的治疗对策就是进行静脉连续输注。②补充液体：最开始需要进行做的就是扩容，此时需要用到生理盐水，需要用到的量为 1 ~ 2L，这样就可以使得钾、磷和镁离子得到有效地补充。③纠正酸中毒：若存在着 pH < 7.1 的情况，在治疗药物选择方面，通常情况需要使用碳酸氢钠等。④对多种诱因进行一一排除。

3. 高渗性非酮症高血糖昏迷　多表现为严重的脱水等，患者通常会出现昏迷。

（1）病理生理：见于非糖尿病患者。特征如下：血糖指标方面经过测量可知超过了 600mg/dL（33.3mmol/L），患者在出现了渗透性利尿后，此时血容量处于相对较低的水平，同时还导致患者出现电解质紊乱等情况。

（2）治疗：主要采用胰岛素等进行治疗。剂量必须要一些。若有着低于 300mg/dL 的血糖，结合患者的实际情况，胰岛素就可以停止使用，对电解质异常进行积极的纠正。

第八节　肥胖病手术麻醉

一、肥胖的定义及标准

（一）体重指数与标准体重

过去通常情况下采用了 Broca 指数，男性标准体重（kg）的计算过程具体如下：在身高（cm）的基础之上减去 100。女性标准体重的计算过程具体如下：在身高（cm）的基础之上减去 105。不过这一指数并没有囊括身高与体重间所存在的关联性。当前阶段，最为接近现实的选择就是使用体重指数来对体重标准进行表示，这一做法有着普遍的应用。

BMI（kg/m^2）= 体重（kg）/[身高（m）^{2}]。

标准体重男性的 BMI 为 $22kg/m^2$，女性为 $20kg/m^2$，其正常值范围为 18.5 ~ $24.9kg/m^2$。

BMI 是与体内脂肪总量密切相关的指标，在一定程度上可以体现出全身性超重以及肥胖。对风险测量的过程中，准确性要相对更高一些。不过需要注意并不是每个人都适用 BMI，如未满 18 岁，运动员，正在做重量训练，怀孕或哺乳中，身体虚弱或久坐不动的老人。

（二）肥胖定义

肥胖具体就是皮下积累了大量的脂肪，只有将高度水肿等假性肥胖进行排除，此时才可以对肥胖与否进行判断。过去一般认为体重超过标准体重 10% 即为肥胖，体重超过标准体重 20% 则为明显肥胖。

按体重指数划分肥胖的标准：一般认为 BMI ≤ $25kg/m^2$，此时就可以判定为体重为正常；BMI 26 ~ $29kg/m^2$，此时就可以判定为体重为超重，超重超过 20%；BMI ≥ $30kg/m^2$，未超过 100% 或 45kg，此时就可以判定为体重为肥胖；BMI > $40kg/m^2$，超标 100%，此时就可以判定为体重为病态肥胖。美国 NIH 以体重指数将成人肥胖分为三度。Ⅰ度：BMI 30 ~ 34. $9kg/m^2$；Ⅱ度：BMI 35 ~ $39.9kg/m^2$；Ⅲ度即重度肥胖，BMI > $40kg/m^2$。病态肥胖指 BMI > $40kg/m^2$ 或 BMI > $35kg/m^2$ 伴有明显并发症的患者。

（三）匹克威克综合征

很多病态肥胖患者有着动脉 CO_2 分压；而出现静息下低通气量和高 CO_2 血症的患者也不在少数，这部分患者所占的比重为 5% ~ 10%。

综合征表现有右心功能不全等。晚上刚要入睡，舌后坠，这种情况下所导致的影响就是上呼吸道出现了梗阻，在氧气供应无法实现的情况下，机体积蓄大量的 CO_2，导致患者从睡眠中醒来，呼吸在此时就会得以恢复，在进入到睡眠状态后，舌后坠的情况会再次发生，这在很大程度上会影响到患者的睡眠质量，而到了白天患者会非常想要睡觉。

OHS 患者如果在治疗过程中接受了手术以及麻醉，其会面临着极高的风险，特殊情况下患者采取仰卧位，这在很大程度上也会威胁到患者的安全，一些患者存在着坐位睡觉习惯，对于这部分患者，在手术前一定要给予足够的关注。患者只需要进行轻度减肥，在这种情况下其生理状况将会得到有效的改善，肥胖患者必须要进行适当的减肥，只有在达到手术要求后才可以进行手术。

二、肥胖对生理的影响

（一）呼吸系统

肥胖患者在进行手术之前有着相对较弱的呼吸储备功能：对于严重肥胖患者来讲，皮下积聚了大量的脂肪，同时很多脂肪组织也分布在内脏器官周围，导致患者出现胸椎后伸等情况，在这种情况下肋骨就无法正常地运动，有着固定的胸廓，同时有着相对更高的膈肌，这样患者就无法自如地进行呼吸运动。腹壁所呈现出的状态为饱满，有着相对更大的重量，这对于腹式呼吸动作也造成不利影响。非常多的脂肪集中在胸部，这在一定程度上也就降低了胸廓顺应性。在这种背景下，患者有着相对更多的呼吸做功，这在一定程度上也就降低了呼吸效率。

（二）心血管系统

肥胖患者与正常患者相比有着相对更高的绝对血容量，不过有着相对更少的体液量，这在一定程度上也就降低了血容量在体重中的占比，同时有着相对较低的血容量，极限情况下会达到 45mL/kg。体重非常大，这使得机体有着相对更高的代谢需求，同时有着相对更大的心排血量。1kg 体重增加的幅度对应着 CO 有着 0.1L/min 的增加。每搏量的增加，这样 CO 也就得以增加。肥胖者与非肥胖患者有着较接近的每搏指数和每搏功指数，说明患者有着衰退的心脏储备功能。SV 和 SW 持续增加，此时所导致的后果就是左心室扩张等。血压高，体重大，低氧血症出现后，此时有着相对更高的外周血管阻力。肺血容量增加后，此时患者有一定的可能会出现右侧心力衰竭。肥胖者有更大的需氧量，运动耐力降低。心律失常诱发因素：儿茶酚胺增加以及并发阻塞性睡眠呼吸暂停综合征（OSAS）等。

（三）咽部的病理生理变化

肥胖诱发 OSA 或 OSH：首先，脂肪组织堆积在咽部，降低了咽部开放度，容易导致口咽壁塌陷出现。颈部和下颌部有着非常厚的脂肪组织，口咽部和喉咽部在这种情况下有着相对更大的腔外压。咽部气道受到了压迫，在吸气的过程中，咽部此时存在一定的概率会出现塌陷。

三、肥胖对健康的影响

肥胖影响健康，与心血管疾病等有关，体重减轻 5% ~ 10%，相关疾病就会减少。

四、麻醉前病情评估及准备要点

（1）常规插管评估，包括了舌体大小等。

（2）对患者呼吸暂停等病史进行了解，确定患者存在 OSA 与否。

（3）做好动脉血气检查等，对肺功能等进行判断。测定动脉血气基础值，对 CO_2 清除能力进行判断。

（4）对心肌缺血等病史等进行了解，展开常规心电图，有助于对心肌缺血等了解，不过准确度不高，可以配合心脏彩超等。

（5）了解患者入院前六个月用药史，了解患者采取过减肥治疗措施与否。一些新型减肥药会干扰到麻醉诱导等，对麻黄碱等有相对更低反应性。

（6）术前用药：术前用药有镇痛药等。

五、肥胖患者的麻醉问题

（1）麻醉诱导前，静脉给药途径稳固建立，选上肢静脉，若无法顺利外周静脉置管，这种情况下可以进行的选择为中心静脉置管。

（2）病态肥胖患者等可以采用创动脉压监测。

（3）为便于术中呼吸管理，肥胖患者全身麻醉后最好均行气管插管，表面麻醉进程中，可以选择清醒气管插管。肥胖患者头无法顺利后仰，插管耗时长，难度高。所以插管前给氧必须要充足。

（4）麻醉维持中，气体交换要足够，维持正常的呼吸以及循环功能。正压呼吸使得功能余气量得以增加，应用得当则不会使心排血量减低。由于肥胖患者胸廓顺应性差，气道压力通常会比较高，因而不能单纯以此作为判断麻醉深度或肌肉松弛程度的指标。

（5）如选择椎管内麻醉，重点观察循环功能。腰麻平面较高，患者存在一定的概率会出现心搏骤停。肥胖患者硬膜外麻醉药量要少 30% ~ 40%，原因是胸腹部有着较多的脂肪，仰卧使得硬膜外腔小静脉丛变得相对充盈，减小了硬膜外腔容积。

（6）全身麻醉持续时间长，增加了苏醒时间，容易出现术后并发症。上腹部探查等需要适当控制时间。

六、术后处理要点

（1）麻醉药物术后对呼吸的影响。中枢性抑制作用药物极大地增加了咽部肥胖患者出现咽壁塌陷的概率。阿片类药物对通气反射有抑制作用。

（2）肥胖患者，若患者同时存在着 OSA 的患者，呼吸暂停容易在术后七天出现。术后用到更多的镇痛药，极容易诱发气道梗阻。

（3）肥胖患者拔管后发生气道阻塞的危险性显著增高。患者完全清醒才能拔管状态。局部麻醉有利于拔管。最好采用反屈氏位或半卧位拔管。操作中准备好鼻咽通气道，若无把握，此时可以采用纤维支气管镜拔除气管导管。

七、术后并发症

肥胖患者全身麻醉、腹部尤其上腹部及胸部手术麻醉后易发生呼吸系统的并发症，其中以肺不张较为多见，且与肥胖程度有直接关系。其他如术后切口感染、切口疝、深部静脉血栓形成的发生率也很高。长时间的麻醉与手术、麻醉用药过多、术终肌松药的残余作用、术后切口疼痛抑制呼吸、呼吸管理不当等因素均为增加肺部并发症的原因。此外，肥胖患者术后血氧分压普遍降低，以术后第 2 天最为明显，可持续到术后第 4 天，术后仰卧位比半卧位更容易引起动脉血氧分压的下降。

术后呼吸系统并发症的预防措施如下：

（1）在手术进行的过程中尽可能不要阻塞呼吸道。

（2）时间短一些。

（3）给氧足够，麻醉药适宜。

（4）在手术完成后，对肌松药多余的作用拮抗。

（5）术后适量应用麻醉性镇痛药，注意对呼吸的管理等。

术后 2d 应用半卧位。在手术之前必须要做好减肥治疗。

第八章

创伤患者的麻醉

随着工业和交通现代化的发展，创伤患者日趋增多，创伤已成为全球范围内的五大死亡原因之一。根据“中国统计年鉴 2010”的数据显示，2009 年仅交通事故伤达 238 351 起，死亡 57 759 人，伤 275 125 人，直接财产损失达 91 436.8 万元。由此可见，创伤给社会造成了巨大损失，对人民生命健康构成巨大威胁。

因为大多数创伤患者需要立即急诊手术，病情的严重和复杂程度很不一致，临床医师又常常无法获得患者的完整病史（包括并发症），加上难以预期的结果，因此可以说，对创伤患者的急救处理和麻醉管理是一项难度较高的工作。为此，首先要了解严重创伤的病理生理变化；其次是掌握创伤患者的病情评估和处理措施；最后是选择合适的麻醉方法和药物，以及预防和治疗疗术中和术后的并发症。

第一节　创伤性休克的病理生理

休克是因组织氧供不足而引起的全身性疾病，包括低灌注引起的原发性细胞损伤以及由此而引起的继发性炎症反应，是导致创伤患者死亡超过半数之原因，其中 40% 的患者死于急性失血，而超过 10% 的患者死于休克后引起的多器官功能障碍综合征（MODS）。

一、创伤性休克的病因

凡是造成全身氧输送、氧摄取和利用受损的任何因素都可导致休克的发生，表 8–1 列举了创伤患者导致休克的常见原因。尽管失血是导致创伤性休克最为常见的原因，但是休克往往是多种因素共同作用的结果。比如，胸外伤患者可能同时并发出血、张力性气胸、心脏压塞，这些因素都可引起全身低灌注，从而共同促发休克的发生。此外，患者的潜在并发症也可能是休克的重要促发因素，糖尿病和心肌缺血导致氧输送下降，酗酒、并发症的治疗药物可能导致机体低灌注状态，从而削弱机体正常的代偿机制。

表 8–1　创伤患者导致休克的病因

病因	病理生理
气道梗阻或肺损伤	氧不能输送到血液循环
张力性气胸	减少回心血量
心脏压塞	减少回心血量
失血	血氧容量下降
	血容量不足
心脏损伤	心脏泵功能障碍
脊髓损伤	血管异常舒张
	心脏泵功能障碍
中毒	细胞代谢衰竭
	血管异常舒张
脓毒症	细胞代谢衰竭
	血管异常舒张

二、创伤性休克的病理生理机制

在创伤性失血早期，甚至是在低灌注还未进展到细胞缺血阶段时，机体就开始启动局部和全身性的代偿反应。受损血管收缩限制出血，而侧支血管扩张增加缺血组织血流。创伤后疼痛、失血和大脑皮质反应激活神经内分泌系统，增加心脏的变时和变力效应，将血流从缺血耐受性血管床分流到中心循环。这种体液的再分布效应使机体在血管内容量大量丢失的情况下仍能够维持心、脑等重要脏器的血流灌注。但这种体液的分流也是导致再灌注损伤的潜在原因。强烈收缩的血管床突然恢复血流时，可能释放大量局部积聚的毒性代谢产物进入中心循环，引起心功能障碍或心律失常。

休克的重要标志是组织细胞低灌注。当低灌注引起的氧输送下降超过细胞的代偿范围时，就会导致组织细胞功能障碍，进而促发炎症级联反应（图 8-1）。炎症反应一旦启动，便成为一种独立于初始促发因素而发展的疾病过程，这就是为什么在创伤出血后，即使出血得到控制而且患者恢复到正常生命体征和正常血流灌注时，却仍可能死于 MODS 的原因。

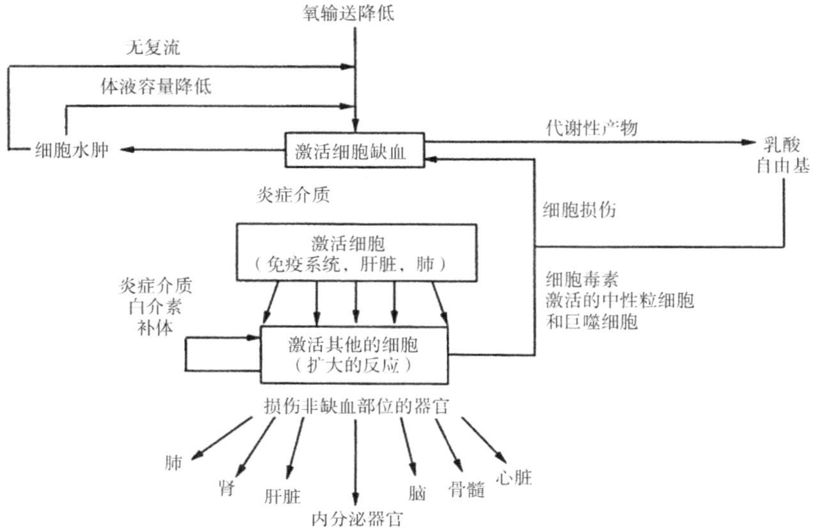

图 8-1 休克级联反应（shock cascade）

注：机体局部的一个器官的缺血将激发全身性炎症反应，该反应甚至会在充分复苏后仍持续存在，这就是严重失血性休克导致多器官功能障碍的病理生理学基础。

特定器官系统对创伤性休克的反应也有其特殊方式（表 8-2）。

表 8-2 机体各器官系统对缺血的反应

器官系统	中度缺血	重度缺血
中枢神经系统	焦虑，随后嗜睡	昏迷，细胞凋亡
心血管系统	血管收缩	心肌缺血
	心率增快，心排血量增加	心律失常
肺	呼吸频率增加	V/Q 失调
		AROS（如果患者存活）
肾	细胞冬眠	急性肾小管坏死
胃肠道	肠梗阻	梗死
		屏障功能丧失
肝	葡萄糖释放增加	无复流（no reflow）再灌注损伤
		合成功能丧失
造血系统	无	血细胞生成下降
		免疫功能受损

因为脑和脊髓的无氧代谢储备功能非常有限，含氧血流中断数分钟就会导致永久性神经损害。当氧供降低时，部分脑细胞可处于一定程度的冬眠（hibernation）状态并降低脑代谢率，这可以解释失血性休克进展过程中意识水平的变化：正常、激动、嗜睡、昏迷。血流完全中断的脑组织会发生细胞坏死和脑梗死，而缺血部位则发生细胞凋亡。脑是机体对缺氧最为敏感的器官，机体将尽最大可能调动全身的代

偿机制来维持脑的血流灌注，所以休克复苏后存活的患者几乎不会出现永久性神经功能损伤，除非在脑内存在局部脑血流障碍（如脑卒中或直接脑损伤）。

心脏功能在休克早期代偿性增强，表现为心率增快、心肌收缩力增强和冠脉血流增加。与脑一样，除非氧输送完全停止，否则心脏很少会成为低灌注的前哨损伤器官。创伤患者如果出现心肌缺血的表现（如血肌钙蛋白升高、心电图 ST 段改变等）则提示直接的心脏损伤（心脏挫伤）或潜在的严重冠脉疾病。然而，随着休克的病情进展，代谢性酸中毒对心肌的抑制作用，以及快速大量液体复苏引起的低温、贫血和低钙血症等因素的作用，常会出现心力衰竭。由于血管的收缩是能量依赖性的，进行性的缺血将最终导致血管系统衰竭，即使快速输注复苏液体也会发生对肾上腺素无反应的异常血管舒张，这也是致死性急性休克的标志。如果失血得到控制，患者存活转入 ICU，全身炎症反应综合征或脓毒血症毒素释放也可能导致心力衰竭。

由于肺毛细血管是血液循环的下游过滤器（downstream filter），因此肺也是缺血时易受炎症产物侵害的器官之一。免疫复合物和细胞因子在肺毛细血管的积聚会导致中性粒细胞和血小板聚集、毛细血管通透性增加、肺组织结构破坏和急性呼吸窘迫综合征（ARDS）。在创伤性休克患者中，肺通常是 MODS 的前哨受损脏器。

肾脏和肾上腺在休克时最早发生神经内分泌改变，产生肾素、血管紧张素、醛固酮、皮质醇、红细胞生成素和儿茶酚胺。在低血压时，肾脏通过选择性收缩血管、肾髓质和肾皮质部血液的自身调节以维持肾小球滤过率。持续性低血压会导致细胞能量下降、尿浓缩功能丧失，继而出现斑片状细胞坏死、肾小管上皮细胞坏死和肾衰竭。

肠道是受低灌注影响最早的脏器之一，并且可能是 MODS 的主要促发因素。休克早期即可出现强烈的血管收缩，并且常导致“无复流”现象（即使在体循环恢复的情况下仍然存在）。肠细胞的死亡会破坏肠黏膜的屏障功能从而导致细菌向肝脏、肺移位，进而可能导致 ARDS，肝脏具有复杂的微循环，已证实在休克恢复期间会受到再灌注损伤。肝细胞新陈代谢活跃，在缺血性炎症反应和血糖调节方面发挥重要作用。休克后出现的肝脏合成功能衰竭甚至可能致命。骨骼肌在休克期间代谢并不活跃，而且耐受缺血缺氧的能力强于其他器官。当出血促发外周血管收缩但还不至于威胁中心循环时，创伤患者能够维持正常的神志和生命体征。但是在外周组织却不断积累着氧债（oxygen debt），大量骨骼肌持续性的缺血会产生大量乳酸、自由基及炎症介质，最终成为促发全身炎症反应综合征的重要因素。骨骼肌细胞持续性缺血还会导致细胞内钠离子和游离水增加，从而加剧血管内及组织间液的消耗。

三、创伤性休克的临床转归

从组织氧供需平衡的角度分析，创伤性休克的临床转归主要分为 4 种（图 8-2）。在出血初期，机体通过增加心率和心肌收缩力，提高心排血量代偿氧供的降低。如果出血迅速被控制，液体复苏恢复血管内容量并补偿血管外体液丢失，那么将如图 8-2A 所示，不会对机体造成长期影响。如果失血较严重或持续时间较长，机体需要通过收缩外周和内脏血管予以代偿。尽管能够维持重要器官的氧供，但是这种机制本身是不可靠的，因为在组织中会积累氧债，这类患者必须尽快诊断并控制出血。如果不能尽快有效地控制出血，其临床转归将如图 8-2B 所示，最终将死于急性失血性休克。严重的全身性低灌注可引起血管舒张并对血管活性药物失去反应，导致血管系统衰竭，出现创伤致死性三联症（lethal triad）：低温、酸中毒和凝血功能障碍。此时休克将导致不可逆性损伤，患者最终死于心力衰竭。图 8-2C 和图 8-2D 都是在病情还未进展到急性不可逆性阶段前控制住了出血。一旦出血被控制，液体复苏就可恢复血管内容量和微循环灌注。但是，如果休克的严重程度足以激活易感机体的炎症反应，即可促发全身炎症反应综合征（SIRS）和 MODS。创伤复苏后的器官功能障碍往往开始于肺，表现为 ARDS，急性肾衰竭也较常见；胃肠功能受损表现为肠梗阻和不能耐受肠内饮食；血糖不稳定和凝血因子活性下降提示肝功能障碍；持续性贫血和复发性脓毒血症表明骨髓功能障碍或衰竭。SIRS 的发生及 MODS 的程度是年龄、创伤的程度和性质、治疗的特异性、患者的基因易感性、患者的并发症等诸多因素相互作用的结果。一部分患者（图 8-2C 所示）在恢复全身循环灌注后，心排血量增加产生氧供的超射，伴随局限性可恢复的器官功能障碍。而另一部分患者（图 8-2D 所示），器官功能障碍更为严重，伴随反复的脓毒血症，患者最终将死于呼吸衰竭和复发性脓毒性休克。

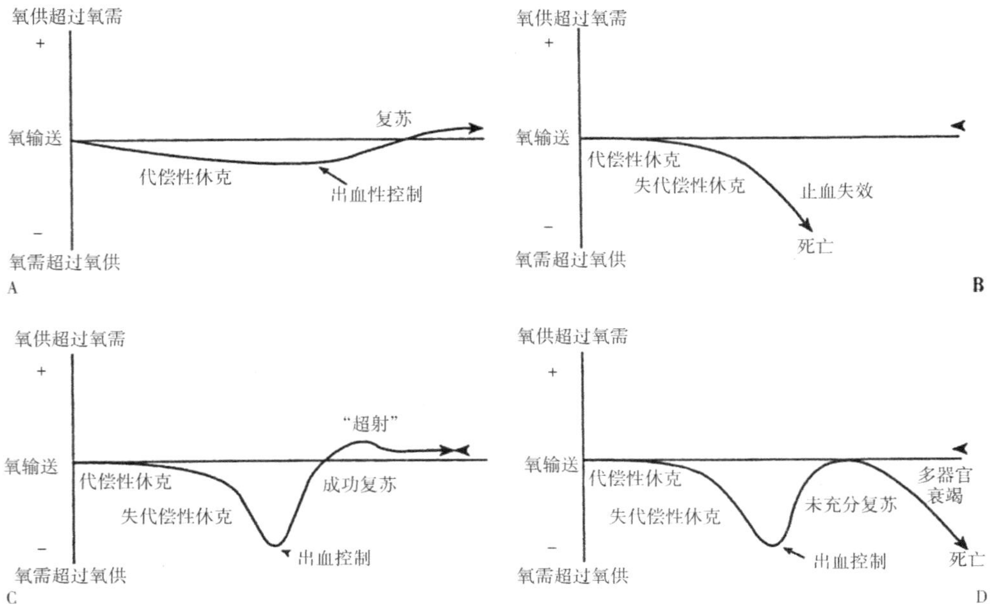

图 8-2　从组织氧供需平衡角度评价失血性休克的临床转归

注：A 图表示失血在机体可代偿范围内，机体仅存在轻微的组织缺血；B 图表示患者严重失血超过机体代偿范围，引起全身性缺血，患者在急诊室或手术室死于急性休克；C 图表示患者失血最终得到控制并存活，复苏成功，氧供恢复，但由于患者的高动力循环可引起氧供超射（overshot）；D 图表示患者失血虽然得到控制并存活，但失血性休克引起的炎症反应过于严重，组织氧供未能恢复，患者在数天一数周后在 ICU 死于 MODS。

四、创伤性休克的诊断

由于休克的后果非常严重，尽快诊断并尽早治疗对改善创伤性休克患者的临床转归至关重要。首先必须明确创伤的性质：任何高能量创伤（高处坠落、机动车相撞、枪伤和工业爆炸等）都可能导致休克的发生。其次，患者的意识状态改变也非常重要：随着休克病情的进展，患者的意识可发生正常—焦虑—激动—嗜睡—昏迷的渐进性改变。再次，早期的生命体征对诊断也有帮助：休克患者的早期表现有面色苍白、外周湿冷伴冷汗、脉搏细弱和脉压降低等。表 8-3 列举了休克的早期临床表现，一旦发现任何一个上述表现，应尽快通过实验室检查明确具体病因（如血流的机械梗阻、出血和脊髓损伤等）。

表 8-3　休克的早期症状和体征

存在大量失血或长骨骨折等明显损伤
焦虑，继而进展为嗜睡和昏迷
苍白，冷汗
皮肤弹性降低
低血压合并脉压降低
心动过速
指脉搏氧饱和度无法显示
气管插管后呼气末二氧化碳分压降低（晚期和严重休克的表现）
对标准剂量的镇痛药或麻醉药异常敏感或引起低血压

反映组织低灌注的实验室检查是早期诊断休克的可靠指标。动脉血的碱剩余（base deficit）或呼吸因素校正后的 pH 值可用于估计休克的严重程度。血乳酸含量是诊断休克的另一敏感指标。因为乳酸从循环中清除的速度要比酸中毒纠正慢，所以血乳酸水平是反映休克严重程度和持续时间的可靠指标。入院时的血乳酸水平是预测严重创伤患者临床预后的敏感指标，乳酸从循环中的清除速率则可反映创伤患者的复苏效果和质量。即使存在大量失血，机体通过代偿也能维持正常的生命体征，所以代谢性酸中毒或血

乳酸升高就是反映低灌注的最早和最敏感指标。同样，术后早期的ICU患者，生命体征稳定但血乳酸持续升高，就应该怀疑是否存在隐匿性低灌注综合征（如未发现的代偿性休克），可能需要采取更为积极的液体治疗策略。

尽管有些方法可用于持续监测休克的程度和对治疗的反应，但是目前还没有较为理想的措施。混合静脉血氧饱和度已被证明与灌注密切相关，并且能够对全身的灌注变化快速反应，但是需要放置中心静脉导管或肺动脉导管。持续监测胃黏膜pH值（gastric tonometry）可敏感反映患者的全身灌注状态的变化，但是该监测仪过于笨重，使用不便，定标困难，并且需要较长时间才可获得稳定的平衡，所以目前基本被弃用。通过快速评估舌下二氧化碳浓度（sublingual carbon dioxide concentration）的简单方法也正在被开发利用，但还未获得广泛应用。易损骨骼肌组织近红外线血氧测定仪（near-infrared tissue oximetry）可能是目前较有前途的监测方法，该方法无创且使用方便，肌肉的组织氧饱和度与混合静脉血氧饱和度密切相关。该监测方法已经被用于指导创伤患者在ICU的复苏并获得了较好的结果。考虑到创伤患者的生理差异较大，生命体征的动态变化趋势比其绝对值更有价值，因此动态持续性监测和密切观察患者对治疗措施的反应尤为重要。

第二节 创伤患者的病情评估及处理

迅速评估患者伤情及尽早制订复苏方案对创伤患者非常重要。创伤患者的初期评估包括ABCDE五项检查，即气道（airway）、呼吸（brealhing）、循环（circulation）、功能障碍（disability）和暴露（exposure）。如果前三项检查之一存在功能障碍，则必须立即开始复苏。对于严重创伤患者，评估应与复苏同步进行，不能因为评估而延误对患者的复苏。应假定所有创伤患者都存在颈椎损伤、饱胃和低血容量，直至确定诊断，麻醉处理过程中也必须予以考虑。气道、呼吸和循环三个方面稳定后还必须要对患者进一步检查和评估，包括从头到脚的全面体检，神经功能评估（Glasgow昏迷评分、运动和感觉功能的评估），实验室检查（血型和交叉配血试验、血细胞计数、血小板计数、凝血功能、电解质、血气分析、血糖、肾功能和尿常规等）、ECG和影像学检查（胸片、颈椎X线、CT、MRI、超声检查等），目的在于发现在初步评估中可能遗漏的隐匿性损伤，评估初步处理的效果，并为进一步处理提供方向。

一、气道

（一）气道评估

建立和维持气道通畅是初步评估的首要步骤。如能讲话则气道常是通畅的，但无意识患者可能需要气道和通气支持。气道梗阻的显著征象包括鼾声、咕噜音、喘鸣和反常呼吸。对于无意识患者应考虑到有无异物的存在。有呼吸停止、持续性气道梗阻、严重颅脑损伤、颌面部创伤、颈部贯通伤伴血肿扩大或严重胸部创伤者，则需要进一步气道处理，如气管插管、环甲膜切开或气管切开术。

如果患者清醒，且无颈部疼痛或触痛，则不太可能有颈椎损伤。以下五种情况提示潜在的颈椎不稳定：①颈部疼痛；②严重的放射痛；③任何神经系统的症状和体征；④沉醉状态；⑤当场失去意识。一旦怀疑有颈椎不稳定，则应避免颈部过度后仰和过度轴向牵引， 当进行喉镜操作时应由助手协助稳定头部和颈部（ manual in-line stabilization，MILS）。

喉部开放伤可能合并颈部大血管出血、血肿或水肿引起的气道梗阻、皮下气肿和颈椎损伤。闭合性喉部损伤表现可不明显，但可能存在颈部捻发音、血肿、吞咽困难、咯血或发音困难。如果能看清喉头结构，则可在清醒状态下尝试局麻下用直接喉镜或纤维支气管镜插管。如果面部或颈部损伤不允许气管插管，则应考虑局麻下气管切开。上呼吸道创伤引起的急性梗阻需紧急环甲膜切开或气管切开。

（二）气道管理

如果对患者维持气道完整性的能力有任何怀疑，则应建立确实可靠的人工气道。首先必须充分评估是否存在困难气道，对于已知或预期困难气道的创伤患者，如果能够配合，病情稳定，建议选择纤维支气管镜引导下的清醒插管术。对于无困难气道的创伤患者，快速序贯诱导下的经口气管内插管是最为常用的气道管理方法。但如果患者因颌面创伤造成口咽部有较多血液，则不宜使用纤维支气管镜。

对疑有颈椎损伤的存在自主呼吸的患者，可选择经鼻插管，但这可能会增加误吸的风险。颌面中部和颅底骨折的患者禁用经鼻插管。

麻醉诱导后发生未预期的困难气道，可使用喉罩（LMA）保持通气，然后再采用可视喉镜、纤维支气管镜等尝试气管内插管，必要时行紧急气管造口术。

在对创伤患者进行气道管理的过程中，始终应注意对颈椎的保护和反流误吸的预防。

对已经施行气管内插管的患者，通过听诊双肺呼吸音、监测呼气末二氧化碳分压及纤维支气管镜检查来确认气管导管的正确位置，确保气管内导管通畅，通气和氧合充分。

二、呼吸

通过观察有无发绀、辅助呼吸肌运动、连枷胸、穿透性胸壁损伤，听诊双侧呼吸音，触诊有无皮下气肿、气管移位和肋骨骨折，进行肺、膈肌和胸壁的评估。张力性气胸、大量胸腔积血和肺挫伤是导致肺通气功能严重受损的三大常见原因，应尽快加以明确。有呼吸困难的患者应高度警惕张力性气胸和血胸的发生，胸腔闭式引流术可能要在X线片确诊之前紧急放置。正压通气可能会使张力性气胸恶化并迅速导致循环衰竭，所以创伤患者的呼吸和气体交换情况应在气管插管后或开始正压通气时进行再评估。正压机械通气降低回心血量，导致低血容量患者低血压，所以休克患者在刚开始机械通气时，应该采用低潮气量和慢呼吸频率的呼吸模式，然后根据患者的血流动力学状态和耐受情况再逐渐调整呼吸机参数。

三、循环

（一）评估循环状态

创伤性休克患者早期最突出的矛盾是血容量不足，也是造成全身性生理紊乱的主要原因，纠正低血容量、维持循环稳定必须与气道处理同时进行。根据心率、脉搏、血压、意识及外周灌注的变化可初步判断循环系统状态。美国外科医师学会（American College of Surgeons）将急性出血分为4级（表8-4）。

表8-4　急性出血的分级

症状与体征	分级			
	Ⅰ	Ⅱ	Ⅲ	Ⅳ
失血量（%）	15	15 ~ 30	30 ~ 40	> 40
失血量（mL）	750	750 ~ 1 500	1 500 ~ 2 000	> 2 000
脉率（bpm）	100	> 100	> 120	> 140
血压	正常	正常	降低	降低
脉压	正常或增高	降低	降低	降低
毛细血管充盈试验	正常	阳性	阳性	阳性
呼吸频率（bpm）	14 ~ 20	20 ~ 30	30 ~ 40	> 35
尿量（mL/h）	≥ 30	20 ~ 30	5 ~ 15	无尿
意识状态	轻度焦虑	焦虑	精神错乱	精神错乱或昏迷

除症状和体征外，还可根据创伤的部位和性质判断出血量。如骨盆骨折可失血1 500 ~ 2 000mL;一侧股骨骨折可失血800 ~ 1 200mL；一侧肱骨骨折失血达200 ~ 500mL；而一侧胸肋膈角消失可失血500mL；血胸失血可达1 000 ~ 1 500mL；腹腔内出血可达1 500 ~ 2 000mL，如伴有后腹膜血肿及复合创伤，甚至多达3 000mL等。

（二）静脉通路

检查已建立的静脉通路以保证通畅，至少应开放两条大孔径静脉通路。腹部损伤和可疑大静脉破裂的患者，静脉通路应建立在膈肌平面以上。如果怀疑上腔静脉、无名静脉或锁骨下静脉梗阻或破裂，应将静脉通路建立在膈肌平面以下。如果外周静脉置管失败，则考虑中心静脉穿刺置管，颈内静脉、锁骨下静脉、股静脉可供选择，但对于可疑颈椎损伤的患者，应避免使用颈内静脉或颈外静脉通路。对已经中心静脉置管的患者（通常是从急诊室带入手术室），必须确认导管的位置正确。

（三）容量复苏

1. 损伤控制性复苏策略　一旦确定了休克的诊断就应该尽快开始容量复苏治疗，创伤复苏治疗能否取得最终的成功则取决于出血的原因是否得到纠正。但是明确失血原因并控制出血的过程需要花费一定的时间（诊断性检查、开放补液通路、建立有创监测、转运入手术室和麻醉诱导等）。在这段时间里，液体治疗就好比向一个底部有漏洞的大容器内不断倾倒液体一样，所以这段时间是复苏治疗最为复杂、最为关键也是最容易被临床医师误解的阶段。在这个阶段，复苏的目标仅仅在于支持患者的生理功能，而不是一定要使患者的生理功能恢复到正常标准。对仍在活动性出血的患者过于积极地追求所谓的“复苏终点”（endpoints of resuscitation），则可能加重患者潜在的病理生理状态，并且使最终的治疗更为困难。因此，对于严重创伤性休克患者的治疗，应该采取损伤控制性复苏策略（damage control resuscitation，DCR）（表 8-5）。DCR 的目的在于尽量减少医源性的复苏损伤，预防已存在的创伤性休克和凝血功能障碍的恶化，并最终有效控制出血。一旦获得有效的止血，接下来的目标就是迅速逆转休克，纠正低凝状态，补充血管内容量缺失，维持合适的氧供和心排血量，从而达到减少损失、改善创伤患者预后的最终目的。

表 8-5　损伤控制性复苏原则（damage control resuscitation principles，DCR）

- 迅速确定引起创伤性凝血功能障碍的高危因素（预测可能的大量输血）
- 容许性低血压
- 尽快控制出血
- 预防和治疗低温、酸中毒及低钙血症
- 减少晶体液的使用，避免血液稀释
- 按 1 ∶ 1 ∶ 1 单位的比例尽早输注浓缩红细胞（RBCs）、血浆和血小板
- 如有条件可使用冰冻血浆(thawed plasma)和新鲜全血
- 合理使用凝血因子产品（rF Ⅶ a）和含纤维蛋白原的血制品（纤维蛋白浓缩物，冷沉淀）
- 使用新鲜的 RBCs（保存时间 < 14d）
- 如有条件可使用血栓弹力图指导血液制品和止血剂（抗纤溶剂和凝血因子）的使用

2. 容许性低血压复苏策略　尽管高级创伤生命支持指南（advanced trauma life support，ATLS）一直倡导静脉快速输注液体，但是该治疗策略对仍在活动性出血的患者却是有害的。低血压是受损血管形成早期凝血的关键因素，快速输注大量晶体液在提高血压的同时有可能冲刷掉已经形成的血凝块，导致再出血，随之引起生命体征的进一步恶化。此外，初期复苏最常使用的等张晶体液通过稀释凝血因子和血小板、降低血黏度及低温而进一步加重失血。已有临床试验证实，对仍在活动性出血的患者采用容许性低血压复苏策略（permissive hypotensive resuscitation scheme）要比过度积极的液体治疗（aggressive fluid therapy）更具优势。因此，液体应该小剂量使用，以能够维持稍低于正常的血压（一般收缩压维持在 90mmHg）为治疗目标，直至出血得到有效控制。在临床上通常可以看到下面的现象：一旦控制出血，机体通过所谓的自身复苏（autoresuscitation）机制，血压往往就会逐渐恢复正常，患者对麻醉药和镇痛药的耐受性也会不断改善。

3. 复苏液体的选择　输注液体的性质和液体的量同等重要。目前可供使用的各种静脉补液都存在各自的优缺点（表 8-6），麻醉医师应该根据临床需要权衡利弊后合理选择使用。

表 8-6　失血性休克复苏的液体种类及优缺点

液体	优点	缺点
等张晶体液		
0.9% 生理盐水	价廉	稀释血液成分
	与血液相容性好	高氯性代谢性酸中毒
乳酸林格液	价廉	稀释血液成分
	生理性电解质复合液	含钙可能使库血凝固
勃脉力 A	价廉	稀释血液成分
	生理性电解质复合液	

续表

液体	优点	缺点
胶体		
白蛋白	快速扩容	昂贵 未证明有益 稀释血液成分
羟乙基淀粉溶液	快速扩容	一代产品可导致凝血功能障碍 未证明有益 稀释血液成分
高张盐水	快速扩容 改善创伤性脑损伤的临床结局	快速升高血压可加重出血 稀释血液成分
浓缩红细胞（RBCs）	快速扩容 增加氧供	昂贵且来源有限 需要交叉配血 输血相关性肺损伤 病毒传播
血浆	快速扩容 替代凝血因子	昂贵且来源有限 需要交叉配血 输血相关性肺损伤 病毒传播
新鲜全血	快速扩容 携氧 包含凝血因子和血小板 早期复苏的理想液体	较难获得 病毒检测需要时间

（1）晶体液：复苏时究竟应该输注何种液体一直存在着争议。通过回吸收体液进入毛细血管以部分恢复血管内容量是机体对失血的代偿机制，但往往引起组织间液的缺失。输注晶体液，如等张0.9%生理盐水（NS）或乳酸林格液（LR），可补充血管内容量和组织间隙容量。但是，目前还没有足够的相关临床资料比较输注NS和LR对临床结局的影响。LR轻度低渗，如果大剂量输注可能对脑外伤患者有害。LR包含3mmol/L的钙，传统上认为LR不宜用于稀释浓缩红细胞（RBCs）或与之共同输注。但有部分研究者对该观点提出了不同的看法。有研究显示，RBCs以2：1（RBCs：LR）比例稀释后在37℃下孵育2小时也未见血凝块产生，使用LR将RBCs稀释到35%（血细胞压积，Hct）也不会降低血液通过标准170μm过滤器的速度。输注LR后，肝脏将乳酸根转化为碳酸氢根能够增加机体对酸的缓冲力。输注大剂量NS（大于30mL/kg）将会导致高氯性酸中毒。与乳酸性酸中毒不同，高氯性酸中毒的阴离子间隙正常合并氯离子浓度升高。晶体液对凝血系统的影响比较复杂。使用晶体液将血液稀释20%～40%时，由于抗凝血因子稀释和血小板激活，会导致高凝状态。当稀释度达到60%，晶体液和胶体液都会导致低凝状态。分别输注NS和LR治疗未控制出血的失血性休克动物，结果显示NS减轻高凝状态并增加失血量。在腹主动脉瘤修补术的患者中分别输注NS和LR，结果显示输注NS的患者碳酸氢盐、血小板和血液制品的使用量增加，但是临床结局却无明显差异。在腹部大手术患者中分别输注NS和LR，对凝血功能监测指标也无明显差异。在大多数临床医学中心，NS主要用于脑外伤患者和与血液制品共同输注时使用，LR则用于其他的大多数情况。

（2）胶体液：需要手术的创伤患者，究竟选用胶体液还是晶体液进行复苏仍无定论。对复苏液体类型的选择取决于液体对凝血功能和代谢率的影响、微循环功能改变、容量分布和器官功能状态（如肾功能和内脏灌注）。既往对晶胶之争的关注点主要集中于临床结局，但更多的证据显示临床病死率并不是评估容量治疗方案是否理想的正确指标，而器官灌注、器官功能、炎症反应、免疫功能及伤口愈合等评估指标可能更为合适。与晶体液相比，胶体液具有更强的血浆容量扩充作用。胶体液增加血浆胶体渗透压，有助于维持血管内容量，同时可减轻重要脏器（如肺、心和脑）的组织水肿。术中输注胶体已被证明可改善预后、缩短住院时间，其可能原因在于减轻组织水肿、恶心、呕吐和疼痛。Hextend（以平衡盐为溶剂的 6% 羟乙基淀粉）的血浆半衰期超过 30 小时，发挥相同程度的容量扩充效应所需要的液体总量较少，并且组织水肿的程度也较轻。

Hextend 在脑外伤患者中应用可能有益。在严重脑损伤猪动物模型中，与输注 LR 复合甘露醇相比，以 Hextend 作为单一的复苏治疗液体，阻止颅内压升高和维持脑灌注压的作用相似，但 Hextend 可显著改善脑组织的氧分压和神经功能预后，所需要的液体总量减少，并且未观察到对凝血功能的不良作用。与 NS 相比，在脓毒性休克动物模型中使用 Hextend 进行容量复苏，可减轻代谢性酸中毒，延长生存时间。与晶体液相比，大多数胶体液在相对较低的稀释度下就会造成凝血功能障碍。胶体液可不同程度地抑制自然发生的血小板激活和高凝状态。Hespan（以 NS 为溶剂的 6% 羟乙基淀粉）已被证明对凝血功能具有不良影响，如血小板聚集受损、Ⅰ型 vW 综合征。Hextend 不抑制血小板功能，可能因为其溶剂中包含 2.5mmol/L 的二水氯化钙。一项关于围手术期液体治疗的随机双盲试验结果显示，LR 导致高凝状态，Hespan 导致低凝状态，而 Hextend 对凝血功能的影响则最小。

已有部分研究比较了胶体液或晶体液对组织氧分压的影响。在择期行腹部大手术的患者中，尽管血流动力学和氧合状态相似，与输注 LR 相比，采用低分子量的羟乙基淀粉（平均分子量为 130kDa，取代级为 0.4）进行容量治疗可显著提高肌肉组织的氧分压（其可能原因在于羟乙基淀粉减轻内皮细胞水肿、改善了微循环功能），并且组织氧分压在术中进行性改善且一直持续到术后第一天清晨。已有研究针对不同容量治疗方案是否会影响腹部大手术的老年患者的炎症反应和内皮细胞激活进行了评价。患者随机分为 LR 组、NS 组和 130/0.4 羟乙基淀粉组，各组分别输注不同的液体维持中心静脉压在 8 ~ 12mmHg。结果显示，尽管各组的血流动力学状态相似，但炎症反应、内皮细胞损伤和激活的指标，晶体液输注组则显著高于 130/0.4 羟乙基淀粉输注组。

单纯采用晶体液进行容量复苏可能会降低血浆胶体渗透压，增加自由水从血管内向组织间隙的转移，导致组织水肿。因此，大量输注晶体液引起的胶体渗透压的降低就有可能导致肺间质水肿等肺部并发症。在一项 512 例入院 24 小时内需要手术治疗的创伤患者的前瞻性研究结果显示，与 Hextend 相比，使用晶体液进行容量复苏，并不延长术后机械通气的持续时间，也不会增加术后肺泡一动脉氧分压梯度和氧合指数，两组患者中病死率均较低，这表明两种液体治疗方案在维持组织稳态方面效果相当。

（3）高张溶液：高张溶液应用于各类危重患者的相关研究已经有 20 余年。静脉输注高张盐溶液可将细胞内和细胞间的水再分布进入血管内，产生超过本身输注容量的扩容效应。因此，高张盐溶液的扩容效应要比等张溶液更为有效、更为持久。在高张盐溶液中加入胶体液将会进一步增加其扩容效应的程度和持续时间。在 30 分钟内分别输注包含 6% 右旋糖酐的 7.5% 高张盐溶液（4mL/kg）和 LR（25mL/kg），二者的扩容峰值效应相似（约为 7mL/kg）。但是，在 30 分钟后右旋糖酐 – 高张盐溶液的扩容效应是 LR 的三倍 [（5.1 ± 0.9）mL/kg vs（1.7 ± 0.6）mL/kg]；在 2 小时后，每毫升右旋糖酐 – 高张盐溶液和 LR 的输入液在血管内的存留量则分别为 0.7mL 和 0.07mL。失血性休克的局部缺血性细胞会发生肿胀，吸收水、氯和钠离子，静息动作电位消失，采用高张溶液复苏比采用等张溶液能够更好地恢复细胞的正常容量、电解质平衡和静息动作电位。高张溶液复苏可使细胞水肿引起的毛细血管腔狭窄恢复到正常管径，而 LR 复苏则不能。此外，高张溶液在恢复血管内容量和血流动力学功能的同时可降低血管外容量、减轻组织水肿。采用 LR 进行容量治疗，在输注结束时和输注结束后 2 小时血管外容量分别增加输入容量的 60% 和 43%；但是采用右旋糖酐 – 高张盐溶液进行容量治疗时，在输注结束和输注结束后 2 小时血管外容量则分别降低输入容量的 170% 和 430%。在脑损伤并发肺水肿的患者中，高张盐溶液降低组织水含量的作用要优于甘露醇。在并发低血压的创伤患者中，入院前先输注 250mL7.5% 的高张溶液，然后按常规进行液体复苏，结果显示，与输注 LR 相比，输注单剂量的高张溶液可改善血压、降低液体需用量，增加出院的存活率（尤其是格拉斯哥昏迷评分小于 8 分的患者）。目前看来，尽管高张晶体液具有扩容、减轻水肿、抗炎和免疫调节等优点，但是现有的临床证据还不足以充分证明在创伤患者中使用高张溶液进行复苏要优于等张溶液。

4. 容量治疗方案的制订　麻醉医师必须对患者可能需要的液体总量有一个合理预测，据此制订复苏计划，以使患者在复苏结束时能够维持合理的血液成分。一般来讲，根据对最初液体治疗的血流动力学反应，可将创伤患者分为三类（表 8-7）：①对液体治疗有反应；②对液体治疗有短暂反应；③对液体治疗无反应。

表 8-7 ATLS 休克分类（低血压患者对快速输注 500mL 等张晶体液的反应）

休克分类	对快速输注 500mL 等 等张晶体液的反应	临床意义
有反应	血压增加并持续改善血压	无活动性出血 不需要输血
有短暂反应	血压升高，随后又变为低血压	活动性出血 应该考虑早期输血
无反应	血压无改善	必须排除其他的休克原因 ——张力性气胸 ——心包压塞 ——高危脊髓损伤 可能活动性出血，合并持续性或严重的低灌注 立即输血，考虑尽早输注血浆和血小板

许多休克患者在治疗开始时出血已经停止，比如单纯性股骨骨折的患者。这类患者在受伤的当时失血 800 ~ 1 200mL，通过外周血管的强烈收缩、出血腔周围肌肉组织的限制作用及正常的凝血反应，出血在入院前就能够自动得到控制。只要所输注的液体不至于过量而冲洗掉血凝块或快速逆转局部的血管收缩，在整个过程中患者都能够始终维持血流动力学稳定。可逐步输入晶体液以补充细胞水肿和血管外转移所导致的体液丢失，并根据实验室检查结果决定所需要的浓缩红细胞（RBCs）和凝血因子的准确剂量。

存在进行性、活动性出血的患者（比如严重脾或肝破裂、大动脉或静脉穿透伤）将表现为对液体治疗有短暂反应。识别并明确诊断此类患者至关重要，因为有效控制出血的速度与这类患者的临床预后强烈相关。在积极止血的过程中，如果能够避免发生创伤致死性三联症并维持组织灌注，此类患者复苏成功的可能性非常大。对液体治疗有短暂反应的患者，其出血量不少于一个循环血量（成人约 5 000mL），必定需要输血。对于存在活动性出血但仍有一定程度代偿的创伤患者来说，过度输注晶体液是最具风险的。一旦确诊，一开始就应该尽量控制非血制品的使用（尽管出血量是在 ATLS 所推荐的 2 000mL 阈值之下），并尽可能维持有效血液成分。未经交叉配血的 O 型 RBCs 可安全使用，并且在大多数大型医院也能够立刻获得，在开始复苏时应该积极使用。为了维持凝血功能和替代因广泛或多发创伤引起的内在丢失，早期使用血浆和血小板也是必要的。如图 8-3 所示，即使不用其他任何液体，仅采用 RBCs、血浆和血小板按 1：1：1 单位比例输注的补液方案也并不能充分维持血液成分。此时唯一有效方法就是使用新鲜全血，以避免在成分血制备和贮存过程中导致的内在丢失和稀释，但是在大多数创伤中心不易获得新鲜全血。

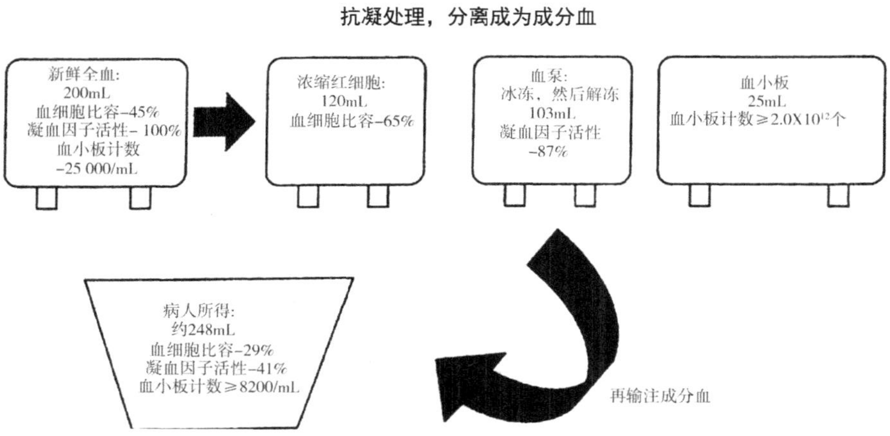

图 8-3 1 单位新鲜全血的分离和重构，显示在捐献和输注时稀释性和贮存损耗性变化

对输液无反应的患者，往往是因为活动性出血时间较长，已经耗竭了机体的代偿，或者创伤严重以至于患者在到达急诊室前已存在重度休克，这类患者可表现为以下特征：低温，尽管已经液体治疗仍存

在低血压和代谢性酸中毒，入院第一个血常规报告示血红蛋白降低、凝血酶原时间延长。尽管积极诊断和治疗，这类患者的病死率仍相当高，不过也有少量患者能够存活。除了以 RBCs 和血浆等比例输注并采用上述的容许性低血压复苏策略之外，还必须即刻注重对凝血功能的支持。应尽早输注适量 8 ~ 10U 的冷沉淀和 1 ~ 2U 的单采血小板以提供凝血底物；应用单剂量的重组活性Ⅶ因子（F Ⅶ a，100μg/kg）以激活血管损伤部位的凝血；输注碳酸氢钠可暂时逆转代谢性酸中毒，改善心脏功能和提高 F Ⅶ a 的反应速度。尽管这种复苏策略还未得到前瞻性研究的证实，但却是美国军方和几大创伤中心目前所使用的方案，在这些极端危重患者的风险 / 获益比评估中也证明该方案是合理的。

（四）体温

维持创伤患者的体温是麻醉医师的重要职责。低温是创伤致死性三联症之一，持续性低温可导致酸中毒和凝血功能恶化。保持体温该方案比患者已经低温后再恢复体温更为容易，所以在复苏的整个过程中都应该关注创伤患者的体温问题。所有的补液都应加温，如果预期大容量输血应使用快速输液加温系统。尽可能覆盖患者体表，若要暴露患者体表，则应在患者到达手术室之前提前将室温调高。对流空气加热系统（forced air heating system）可对手术野之外的任何体表部位主动加温，因此强烈推荐使用。所有术野灌洗液都应加温后使用，外科医师也应知晓患者的体温情况。低温的出现也是对创伤患者采用损伤控制性策略（damage control maneuvers）的指征，其目的在于尽量缩短病情不稳定患者的手术时间。

（五）凝血功能及水、电解质与酸碱平衡

除了维持创伤患者的携氧能力和凝血功能之外，麻醉医师还必须精心调整患者的血浆生化成分。由于酸中毒和枸橼酸的作用，在大量输血患者中也常发生低钙血症。尽管全身的钙储备最终足以抵消这种影响，但是过快的大量输血，机体来不及代偿就会存在低钙血症的风险。在复苏过程中应定期检测血清电解质，如有必要可补钙（0.5 ~ 10mg，3 ~ 5min 以上静脉注射）。对输液无反应性的低血压患者也应关注低钙血症问题，如果怀疑该诊断，可经验性予以补钙。大量或快速输注 0.9% 的生理盐水可引起高氯性代谢性酸中毒，应避免使用，可考虑使用乳酸林格液或勃脉力 A 溶液。高钾血症偶尔会在输注陈旧性 RBCs 时出现，但是导致高钾血症更为常见的原因却是低灌注、酸中毒和复苏失败。如果发生高钾性心律失常，应采用胰岛素、葡萄糖和钙剂积极治疗。复苏所使用的液体主要是血制品或等张晶体液，所以其他电解质紊乱在大容量复苏时并不常见。

创伤患者常发生应激相关性高血糖。既往认为创伤患者能够耐受高血糖，可让机体自身逐渐纠正而无须特殊治疗。但是已有研究表明严格控制血糖水平（低于 10mmol/L）有利于降低术后感染的发生率；所以目前推荐采用静脉间断或持续输注常规胰岛素的方法治疗创伤性高血糖。

关于特异性促炎或抗炎药物在早期复苏中的作用尚不明确。已证实重组人类活化蛋白 C 治疗重症脓毒症无效。明确炎症级联反应全过程并掌握如何有效调控炎症反应的具体环节将是一个巨大挑战，因为影响患者伤口愈合和创伤恢复的理想炎症状态会受到患者的年龄、基因背景、营养状态和创伤发生时间等诸多因素的影响而存在较大差异。炎症调控治疗目前是创伤和重症治疗领域最为激动人心的研究热点，仍有可能为未来的临床实践带来变革。

在创伤性休克的复苏过程中，低血压、液体复苏和创伤性脑损伤的相互作用是非常值得关注的问题。许多失血性休克的患者常合并一定程度的脑损伤。脑损伤患者的脑灌注压降低将会导致致命性后果，容许性低血压复苏策略在这类患者中的应用就受到限制，因此，有研究者推荐在脑外伤合并创伤性休克的患者中维持较高的目标血压和给予更为积极的机械通气。然而，长时间过度积极的液体复苏也会导致出血恶化并产生其他问题，因此尽快止血仍是最佳治疗途径。脑外伤患者应避免使用低张晶体液，因为存在增加细胞水肿和脑容量的风险。高张晶体液具有扩容、减轻水肿、抗炎和免疫调节等效果，已有较多关于高张晶体液应用于脑外伤患者中的研究报道。大多数研究结果显示，如果以颅内压的控制、神经损伤的生化指标、炎症反应或淋巴细胞激活作为观察指标，高张晶体液比等张晶体液更具优势，但是最近的一项大样本随机对照临床试验则表明，高张晶体液并不能改善脑外伤患者 6 个月时的神经功能预后和患者的存活率，并且所有的这些研究都未包括脑外伤合并未控制的失血性休克患者。

总之，理解创伤性休克的病理生理，麻醉医师能够优化复苏治疗的策略，从而使患者获得最佳临床

转归。尽快诊断休克并积极治疗失血至关重要。早期液体复苏的目标在于维持略低于正常的血压，并应强调维持正常的血液成分和生化指标，对于需要大量输血的创伤患者则予以 RBC、血浆和血小板治疗，对于严重休克并存在生理失代偿的患者则必须采取更为积极的治疗措施，使用碳酸氢钠、冷沉淀和 F Ⅶ a 因子以快速恢复有效的凝血功能。一旦出血停止，可通过监测组织灌注的实验室指标指导进一步的复苏治疗。将来治疗的方向在于通过直接调控全身炎症反应，使严重创伤快速恢复，并减少 NIODS 的发生。

（六）血管活性药物的使用

对低血容量休克使用血管收缩药物以代替补充血容量是绝对禁忌的。当血压很低甚至测不到，而又不能及时大量快速补充液体时，为了暂时升高血压、维持心、脑血流灌注，以预防心搏骤停，可以使用少量血管活性药物。

四、功能障碍（神经学）评估

可采用 AVPU（awake，verbal response，painful response，and unresponsive）对神经学功能进行快速的初步评价，情况许可也可采用 Glasgow 昏迷评分进行更为详细的定量评估。由于创伤患者的神经系统病情可迅速发生恶化，应动态进行再评估。如果发生意识水平的改变，应立即对患者的氧合和循环功能状态进行再评估。

五、暴露

为全面检查伤情，需将患者完全暴露，包括将衣服脱除，翻身检查后背，从头到脚检查是否存在可见的损伤或畸形。但如果疑有颈椎或脊髓损伤，则应采取线性制动措施。

第三节　麻醉处理

创伤患者的麻醉可根据创伤部位、手术性质和患者情况选用神经阻滞、椎管内阻滞或全麻。椎管内阻滞适于下肢创伤手术，对有严重低血容量甚至休克患者，禁用蛛网膜下隙阻滞；在补充血容量的前提下，慎用连续硬膜外阻滞。全麻则适于各类创伤患者。但是，不能绝对肯定某种麻醉药或麻醉技术较其他药物或方法更优越，麻醉方法的选择决定于：①患者的健康状况；②创伤范围和手术方法；③对某些麻醉药物是否存在禁忌，如氯胺酮不适用于颅脑外伤患者；④麻醉医师的经验和理论水平。

一、神经阻滞在创伤患者中的应用

对一些创伤范围小、失血少的患者，神经阻滞有一定的优点，如可以降低交感神经张力、减轻应激反应、减少术中出血和术后深静脉血栓形成，患者在手术期间保持清醒状态，有利于神经功能和意识状态的判断，并有助于术后镇痛。至于是否选用神经阻滞，麻醉医师则应根据手术要求和所选麻醉方法的禁忌证决定。原则上对于循环不稳定、有意识障碍、呼吸困难或凝血功能差的患者，忌用神经阻滞。

二、全麻诱导与维持

对于严重创伤患者，麻醉药物的治疗指数非常低。同样的患者，如果是创伤后，其所谓的“安全”诱导剂量也可能造成致命性危险。对于稳定的创伤患者麻醉诱导与一般择期手术患者无明显区别，而对低血容量的多发伤患者则要警惕。不管选择哪种药物，休克患者麻醉处理的关键就是小剂量分次给药。常用的静脉麻醉药及其常用剂量见表 8-8。

表 8-8 常用的创伤麻醉诱导药物

药物	标准剂量（mg/kg）	创伤剂量（mg/kg）	血压	脑灌注压
硫喷妥钠	3 ~ 5	0.5 ~ 2.0	降低	降低或稳定
依托咪酯	0.2 ~ 0.3	0.1 ~ 0.2	稳定	增加
氯胺酮	1 ~ 2	0.5 ~ 1.0	稳定	稳定或降低
丙泊酚	1.5 ~ 2.5	0.5 ~ 0.1	降低	降低或稳定
咪达唑仑	0.1 ~ 0.2	0.05 ~ 0.1	稳定	稳定或降低
芬太尼	3 ~ 10μg/kg	1 ~ 3μg/kg	稳定	稳定
苏芬太尼	0.5 ~ 1.0μg/kg	0.1 ~ 0.5μg/kg	稳定	稳定

注：*：SBP < 60mmHg 的昏迷患者，不需给予诱导剂。

（一）硫喷妥钠

可降低脑氧代谢率（$CMRO_2$）、脑血流量（CBF）、颅内压（ICP），适用于颅脑创伤而血容量基本正常和循环功能稳定的患者，但该药能使心肌抑制和血管扩张而致低血压，故宜小剂量分次静注。

（二）依托咪酯

对心血管影响轻微，能降低 $CMRO_2$、CBF、ICP，增加脑灌注压（CPP），因此适用于休克或循环功能不稳定的创伤患者及伴有颅脑外伤的多发伤患者。依托咪酯的问题包括注射部位刺激痛和肌痉挛，可以通过静注利多卡因、小剂量咪达唑仑（1 ~ 2mg）和肌松剂快速起效来减轻这些不良反应。虽有单次静注依托咪酯后抑制肾上腺皮质功能的报道，但这种抑制作用的时间短且不完全，临床意义尚存在争论。

（三）氯胺酮

该药一方面因神经末梢去甲肾上腺素的释放引起收缩压增高和心率增快，而另一方面对高交感神经活性的患者，因使心肌收缩力降低而致血压下降，以及增加 $CMRO_2$、CBF、ICP，故不适用于颅脑外伤或伴有高血压、心肌损伤的创伤患者。

（四）丙泊酚

其心肌抑制作用与硫喷妥钠相似，因此应减少剂量小心慎用，对于严重创伤患者，即使已充分复苏，丙泊酚的诱导剂量也大为减少。该药可降低 $CMRO_2$、CBF、ICP。

（五）咪达唑仑

小剂量咪达唑仑能提供良好的镇静、遗忘和抗焦虑作用。对心血管功能无影响，因此小剂量分次静注常用于清醒性镇静，包括清醒气管内插管，该药能使 ICP 降低。

（六）芬太尼和苏芬太尼

芬太尼对血流动力学或血管的作用较小，与镇静药结合使用有协同作用。对高交感张力的患者，该药可使心率减慢和血压下降，给予芬太尼一个负荷剂量后，以 0.02 ~ 0.10μg/（kg·min）静注可获得稳定的血浆（镇痛）浓度，并使吸入麻醉药 MAC 降低约 50%。苏芬太尼类似芬太尼，但作用时间长，静注的剂量为 0.003 ~ 0.01μg/（kg·min）。

（七）吸入麻醉剂

所有吸入麻醉剂均可引起剂量相关性的血压降低 [由于血管张力和（或）心排血量的改变]，也可产生与剂量相关的 CBF 增加，后者可导致 ICP 增高，即使是异氟烷扩张脑血管作用最小，但对严重 ICP 增高的患者，也应避免使用。因为心排血量降低，而肺通气量相对增加，休克患者吸入麻醉剂的肺泡浓度上升较快，动脉分压也会升高，可能加大其心肌抑制作用。

吸入麻醉剂一般用于全麻维持。N_2O 有加重气胸或颅脑积气的危险，因此不适用急性多发伤患者；七氟烷起效和苏醒迅速，对气道无刺激作用，可用于麻醉诱导；地氟烷血气分配系数最低（0.42），并且在体内几乎无代谢（0.02%），尤其适用于长时间手术的麻醉维持；恩氟烷有一定的肾毒性作用，对于长时间手术或肾功能障碍的患者使用受限；异氟烷有较强的扩张周围血管的作用，但对心排血量、心率和心律影响小。

（八）肌松药

由于琥珀酰胆碱可引起颅内压增高以及高钾血症致心律失常（包括心搏骤停），故对严重多发伤或眼外伤患者禁用。可选用非去极化肌松药，如维库溴铵对心血管影响甚微；罗库溴铵的起效时间（3 倍 ED_{95} 剂量）接近琥珀酰胆碱；阿曲库铵有一定的组胺释放和降血压作用，一般避免用于低血容量休克的患者；泮库溴铵为长效肌松药，有使心率增快作用等，应根据患者具体情况选用。

（九）术中知晓的预防

创伤患者由于循环功能不稳定、对麻醉药的耐受力降低、麻醉药的有效剂量差异性较大，因此在麻醉维持的过程中有发生知晓的可能性，尤其是在经过积极复苏，患者的血流动力学状态逐渐改善，患者对麻醉药的耐受性有所恢复时，如果不对麻醉深度做相应调整，就更有可能发生术中知晓，应注意预防。对于严重创伤的患者，间断给予小剂量氯胺酮（每 15 分钟静注 25mg），通常患者可以耐受，且可减少术中知晓的发生，特别是当使用低浓度吸入麻醉剂时（小于 0.5MAC）。此外，适当合用辅助药物也有助于预防术中知晓，比如咪达唑仑 1mg 间断静注和东莨菪碱 0.3mg。

三、术中监测

创伤患者应有基本的无创监测，包括 ECG、无创血压、中心体温、脉搏血氧饱和度、呼气末 CO_2 监测及尿量监测等。呼气末 CO_2 监测结合动脉血气分析对判断循环容量状况很有帮助。$P_{ET}CO_2$ 与 $PaCO_2$ 的差值代表了肺泡死腔的变化，而后者又可反映出血容量的改变。对于严重创伤或循环不稳定的患者，宜采取有创监测，包括直接（桡）动脉穿刺测压、CVP 及肺动脉楔压等。有条件情况下监测每搏量变异（SVV）有助于指导容量治疗。此对伤情严重程度的判断和衡量治疗措施是否有效均具有重要价值。

第九章

腹部手术麻醉

第一节　麻醉前准备

麻醉前病情评估对于腹部手术麻醉十分重要，包括患者的意识、血容量、是否存在贫血、水和电解质及酸碱平衡紊乱、低蛋白血症、严重黄疸等。腹部手术患者病情相差很大，急诊患者有时生命垂危，麻醉处理不亚于心脏手术，所以，麻醉前必须正确估计病情，尽量纠正电解质紊乱和低血容量。

梗阻性黄疸患者的黄疸指数如果超过 80 单位，手术极为危险。择期手术前应争取先经皮经肝胆管穿刺引流术（PTCD）或胆囊造瘘引流，使黄疸指数控制在 80 单位以下，再行彻底手术较为安全。门静脉高压患者术前必须进行系统的治疗，包括休息，高糖、高蛋白及高维生素饮食，输少量新鲜血或人体白蛋白，以改善贫血和低蛋白血症，使血红蛋白达到 80g/L 以上，血浆总蛋白和白蛋白分别达到 60g/L 和 30g/L 以上。门静脉高压症患者必须进行肝功能和出、凝血时间及凝血酶原时间等与凝血功能有关的检查。肝功能严重障碍、重度低蛋白血症者，手术死亡率极高。术前应先改善全身状况，控制腹腔积液，使血浆白蛋白提高至 25 ~ 39g/L、血清胆红素降低在 10 ~ 15mg/L 以下、凝血酶原活动度高于 40% ~ 50% 再行手术为宜。

急腹症手术麻醉的危险性、意外以及并发症的发生率均比择期手术高。饱胃、肠梗阻、消化道穿孔、出血或弥漫性腹膜炎患者，麻醉前必须进行有效的胃肠减压。治疗休克应重点针对脱水、血液浓缩或血容量不足进行纠正，以改善微循环和维持血压。术前要备足全血，以便于麻醉中进一步补足血容量。纠正电解质和酸碱失衡，血压维持在 80mmHg 以上，血细胞比容在 0.30 以上。大量出血患者应尽快手术，以免延误手术时机。

胆管疾病，尤其并发黄疸者，迷走神经极度兴奋，麻醉前必须给予足量阿托品以抑制其兴奋性，防止麻醉中迷走神经反射的发生。有胆绞痛者避免应用吗啡，以免使 Oddi 括约肌痉挛。精神紧张者可给咪达唑仑等镇静药物。

饱胃、上消化道出血及肠梗阻患者或未禁食患者，应先下胃管排出胃内液体及气体，可降低胃内压力，但不能排空固体食物。脱水、低血容量休克的患者应先开放静脉，输入平衡盐溶液、胶体或血液。对择期手术患者，经一夜禁食及不感蒸泄，至少需水 500 ~ 1 200mL，如术前洗肠，更可丧失液体达数升，在麻醉前即应开始补充容量。低钾血症还可在 1 000mL 晶体液中加 1 ~ 3g 氯化钾滴入。

第二节　麻醉方法及麻醉处理

腹部手术具有病种多样化、病情轻重不一及并存疾病特点不同，对麻醉方法与麻醉药物的选择，需根据患者全身状况、重要脏器损害程度、手术部位和时间长短、麻醉设备条件以及麻醉医师技术的熟练程度做出综合考虑。

局部浸润麻醉适用于腹壁、疝、阑尾炎及输卵管结扎术等简单手术。

连续硬膜外阻滞麻醉、蛛网膜下隙阻滞麻醉和脊硬联合阻滞麻醉：适用于中下腹、盆腔手术的麻醉，但对上腹部手术，难以完全阻断自主神经的脊髓上行通路，可能产生牵拉反射，而且对患者的循环、呼吸等方面也会产生一定的影响。因此，必须备好急救设备，预防和及时发现循环、呼吸紊乱和药物毒性反应的发生。尤其是应用哌替啶或咪达唑仑等辅助药后嗜睡的患者，更应密切观察呼吸、循环等生命体征。蛛网膜下隙阻滞麻醉适用于 2 ~ 3h 以内的下腹部、盆腔等手术。高平面阻滞对患者生理扰乱较大，且持续时间有限，所以，上腹部手术麻醉多被连续硬膜外阻滞麻醉所替代。脊硬联合阻滞麻醉：适用于下腹部、盆腔等手术。此种麻醉方法综合了蛛网膜下隙阻滞和连续硬膜外阻滞的优点，起效快，麻醉效果确实、肌肉松弛良好，而且不受手术时间的限制，目前已广泛应用。新型蛛网膜下隙阻滞麻醉穿刺针如 Sprotte 和 Whilacre 针的针尖呈铅笔尖形，且带侧孔。此类穿刺针与传统的锐头穿刺针相比，穿刺时是钝性分开而不像后者是切断硬膜纤维，因此，蛛网膜下隙阻滞麻醉后头痛发生率减少（ < 10%）。

全身麻醉：全身麻醉在技术和设备条件充分满足的情况下，麻醉效果的满意率和可控性都优于硬膜外麻醉。全身麻醉有利于术中呼吸、循环管理，满足比较复杂、侵袭范围大或长时间的手术，并能通过控制麻醉深度，维持患者循环和呼吸功能稳定，是目前普外科手术，尤其是中上腹部手术最常采用的麻醉方式。腹部手术患者并存冠心病、呼吸功能不全曾认为是全身麻醉的禁忌证，适合连续硬膜外阻滞麻醉。事实上，高位硬膜外阻滞麻醉常限制呼吸肌运动，不利于通气，而且内脏牵拉反射不能完全受到抑制，尤其一旦出现低血压，使冠状动脉灌注不足，可诱发心绞痛。相比之下，全身麻醉可充分供氧，保证通气，改善冠脉血氧状况及维持呼吸功能。麻醉诱导及维持可选择对循环功能影响很小的药物，如依托咪酯、咪达唑仑、芬太尼、肌肉松弛药及较低浓度的吸入麻醉药，既保证患者安全，又使手术操作顺利。

全身麻醉联合连续硬膜外阻滞应激反应轻，血流动力学平稳，减少全身麻醉用药，术后清醒快，而且苏醒期间有良好镇痛。术后还可实施患者硬膜外自控镇痛（PCEA）。胸段高位硬膜外阻滞还能改善冠脉血供，可使冠状动脉阻力下降 20% ~ 25%，血流量增加 18%。一项 Meta 分析表明，胸段硬膜外阻滞能降低 30% 的病死率和 33% 的心肌梗死。因此，全身麻醉联合胸段高位硬膜外阻滞对于冠心病患者实施腹部手术也许是最佳选择。但是要注意掌握硬膜外用药浓度和用量，避免低血压。

第三节　胃肠道手术的麻醉

胃肠道手术为常见的手术类型，用于处理消化道病变。其特点为术前往往需要长时间的肠道准备，有些特殊患者（如炎性肠病、肠梗阻）禁食禁水的时间更长。因此在麻醉处理上需要充分考虑该特点。对于胃肠道急诊患者，由于往往存在肠梗阻，因此在插管时应该按照饱胃患者处理。

一、术前访视

胃肠道患者的术前访视除了需要了解一般情况外，还需要重点评估患者的循环状态以及代谢紊乱。

1. 循环状态　注意患者禁食禁水时间以及肠外营养时间，检查近期的血常规、肝肾功能检查结果，根据情况决定是否需要术前输血、输注白蛋白。对于并发肝脏疾病患者，还应该注意患者的凝血情况，必要时进行纠正治疗。对于存在脾抗状态的患者，还应该注意血小板计数，必要时输注血小板，同时术前准备足够的血小板。

2. 代谢紊乱　由于胃肠道引流，往往导致患者代谢紊乱，术前应该进行积极的纠正和优化。

3. 急诊手术患者　目前胃肠道急诊患者数量有增多的趋势，而且往往已经出现感染性休克症状。除一律按照饱胃患者处理外，还应该按照感染性休克的患者对待。

二、术中管理

对于胃肠道患者，采用全身麻醉和气管插管技术。对于某些短小手术（例如疝修补术），可以使用硬膜外技术。

对于择期手术患者，通常采用经口快诱技术。在插管之前，需要评估患者的饱胃状态，必要时放置胃管，在插管前进行吸引，减轻胃潴留程度。对于急诊胃肠道疾病患者，一律按照饱胃患者进行麻醉诱导。放置胃管、使用去极化肌松剂、避免加压通气，环状软骨压迫等。如果此时仍然发生误吸，可在插管后进行气管内吸引，用少量生理盐水进行气管内冲洗，术后返ICU加强治疗，以便减少误吸相关的并发症。但是总体来说，如果一旦发生误吸，患者的预后往往不良，因此对急诊胃肠道患者必须提高警惕。麻醉的维持可以采用吸入和静脉麻醉，但是如果患者循环不稳定，首选吸入药。对于存在胃肠道梗阻的患者，不得使用N_2O。

由于胃肠道手术的术野往往较大，因此造成的液体丢失也多于其他手术。在书中进行液体管理时，除了一般补液量，还应该计算患者胃肠道术野的丢失量，但是一切液体复苏都应该以循环状态进行指导，例如中心静脉压、尿量以及乳酸水平，不应该生搬计算公式。除了液体管理外，还应该定期进行血气检测，以评估电解质水平以及循环灌注状态，指导下一步治疗。

三、术后管理

危重患者、发生误吸的患者往往需要在ICU进行加强治疗，以便改善预后。

胃肠道患者的切口往往比较大，术后疼痛发生率高，因此建议对此类患者使用PCA镇痛。我科常用配方为吗啡，还可以选择舒芬太尼，具体剂量需要根据患者的一般情况来决定。不建议对这些患者使用NSAIDs药物，避免胃肠道溃疡、出血等不良反应的发生。此类患者术后发生恶心、呕吐的概率较高，可嘱外科医师常规使用止吐药物。

四、常见胃肠道手术

1. 疝修补术　疝常见于老年患者以及既往腹部手术患者。常用麻醉方法为硬膜外麻醉，对于存在硬膜外操作禁忌的患者，可以使用全身麻醉，此时首选喉罩通气。如果手术时间过长（病变复杂、外科医师技术不熟练等），气管内插管为安全的气道管理方式。如果选择全身麻醉，在患者苏醒期应该避免呛咳的发生，以防止补片的膨出。

2. 阑尾切除术　阑尾切除术一般采用硬膜外技术，穿刺间隙选择$T_{11\sim12}$，或者$T_{12}\sim L_1$，阻滞平面应该达到T_6水平，以减轻探查过程中对内脏的牵拉所造成的疼痛。

3. 胆囊切除术　胆囊周围迷走神经分布密集，因此在胆囊周围操作时往往出现胆－心反射，引起心动过缓，严重者会引起血压下降，此时可以使用阿托品进行对抗。

4. 胃切除术　胃切除术包括胃的良、恶性病变。根治性胃癌切除术时间往往较长，因此液体的管理至关重要。除了一般的麻醉监测外，必要时需要建立有创监测（动脉监测、中心静脉监测）指导治疗，而且中心静脉还可以用于术后肠外营养以及化疗。

5. 炎性肠病　炎性肠病多见于年轻患者，这类患者往往长期使用激素或者免疫抑制剂，因此在术前访视时应该重点了解这些药物的不良反应的程度。炎性肠病患者体重往往低于标准体重，如果使用丙泊酚维持麻醉，TCI技术可能无法达到预期的麻醉深度，此时建议使用吸入药物维持麻醉。同时由于此类患者白蛋白水平往往偏低，因此会对相关药物（肌松、镇痛药物）的代谢产生影响，在麻醉过程中应该引起重视。

6. 肠道肿瘤切除术　肠道肿瘤切除术多采用开腹方式，但是也有一部分外科医师采用腹腔镜下肿瘤切除术（如Dixon或者Miles术式）。如果采用腹腔镜，需要注意气腹对患者呼吸、循环功能的影响，警惕皮下气肿等并发症的发生。

第四节　肝胆胰手术麻醉

一、肝胆胰手术的麻醉特点

（1）肝胆胰具有重要的生理功能，参与人体营养物质的消化、吸收、代谢；合成血浆蛋白和凝血因子；清除有毒物质和致病微生物；参与机体免疫功能；分泌多种激素，调节消化系统和全身生理机能。肝胆胰疾病必然导致相应的生理功能紊乱及全身营养状态恶化。为保证手术麻醉的安全性，减少术后并发症，麻醉前应根据患者病理生理改变以及伴随疾病的不同，积极调整治疗，以改善全身状况，提高对手术和麻醉的耐受性。

（2）肝硬化食管胃底静脉曲张，可继发大出血。除表现呕血、便血外，胃肠道可潴留大量血液，失血量难以估计。麻醉前应根据血红蛋白浓度、血细胞比容、尿量、尿比重、血压、脉率、脉压、中心静脉压等指标评估体液状态，补充血容量和细胞外液量，并做好大量输血的准备。注意维持有效循环血量、保持血浆蛋白量、维护血液氧输送能力、补充凝血因子。此外，呕血还有被误吸的可能，一旦发生，可导致急性呼吸道梗阻、吸入性肺炎或肺不张等严重后果，麻醉时应采取有效的预防措施。

（3）严重腹胀、大量腹腔积液、肝脏巨大肿瘤患者，当术中排出大量腹腔积液，搬动和摘除巨大肿瘤时，腹内压骤然下降易发生血流动力学及呼吸的明显变化。麻醉医师应依据病情做好防治，并避免缺氧、二氧化碳蓄积和休克。

胆管疾病多伴有感染、梗阻性黄疸和肝损害。麻醉时应注意肝肾功能的维护、出凝血异常及自主神经功能紊乱的防治。

（4）腹腔内脏器官受交感神经和副交感神经双重支配，内脏牵拉反应与此类神经有密切关系。肝胆胰手术的椎管内麻醉要阻滞内脏神经交感神经支时，阻滞平面应达 $T_4 \sim L_1$，但迷走神经支不能被阻滞，牵拉内脏容易发生腹肌紧张、鼓肠、恶心、呕吐和膈肌抽动，不仅影响手术操作，且易导致血流动力学剧变。为消除内脏牵拉反应，可辅用内脏神经局部麻醉药封闭或应用镇痛镇静药。良好的肌肉松弛也是腹部手术麻醉不可忽视的问题。

（5）肝胆胰的急诊手术，如急性胆囊炎、化脓性胆管炎、胆汁性腹膜炎及肝破裂等，病情危重，麻醉前往往无充裕时间进行综合性治疗。麻醉医师应尽可能在术前短时间内对病情做出全面估计和准备，选择适合于患者的麻醉方法和麻醉前用药，以保证患者生命安全和手术顺利进行。

二、麻醉药对肝功能的影响

（一）吸入麻醉药

吸入麻醉药可影响肝脏血流（包括肝动脉和门静脉血流），而静脉麻醉药和阿片类药对其影响较小。许多测量技术被用来评估肝脏和门静脉血流，最常使用的方法是血浆吲哚菁绿的清除率。大多数麻醉药可通过降低心排量而减少门静脉血流（portal blood flow，PBF），但是可增加肝动脉血流（hepatic arterial blood flow，HABF），虽然这不足以使肝总血流量（total hepatic blood flow，THBF）恢复正常。大多数研究的一致性结论是所有吸入麻醉药均可降低平均动脉压（meanarterial pressure，MAP）和心输出量，其中氟烷和恩氟烷与异氟烷和七氟烷相比作用更明显，氟烷也降低肝脏氧输送和肝静脉血氧饱和度。吸入麻醉药还可通过降低心输出量、MAP 和肠系膜交感活性影响肝血管供给而不同程度地改变门静脉和肝动脉血管阻力。除了对血管的影响之外，在肝功能方面（如血清转氨酶水平），氟烷比异氟醚的影响大。

吸入麻醉药所致肝脏血流的改变部分是由自主调节机制介导以维持稳定的 THBF。这种生理适应过程称为肝动脉缓冲反应（hepatic arterial bufferresponse，HABR），在严重低血容量、大型腹部手术或是重度失血时机体通过增加 HABF 代偿 PBF 的降低，从而维持肝总血流量的稳定。氟烷可干扰这一反应，而七氟烷及异氟烷则维持 HABR。七氟烷还可进一步抑制肝动脉收缩从而能更加有效地维持 HABR。七氟烷在维持 HABF、肝氧输送和氧输送 / 消耗比方面与异氟烷相当甚至优于异氟烷。此外，研究证实暴露于异氟烷或地氟烷后常规肝功能检查结果无明显变化。

与健康志愿者和手术患者的研究不同的是，有关麻醉药对严重肝脏疾病患者肝功能影响的研究很少。少数研究表明地氟烷和异氟烷不会改变成年慢性肝病手术患者的围术期肝功能检查结果，与氯胺酮和氟烷相比，异氟烷可更有效地维持肝硬化大鼠的肝脏血流。鉴于氟烷对肝脏血流和肝功能的不利影响，严重肝脏疾病患者应避免使用氟烷。由于目前可替代的吸入麻醉药种类繁多以及氟烷使用的整体减少，上述问题已经成为历史。鉴于氟烷潜在的肝毒性，许多专家认为无论是在健康人还是严重肝功能不全患者中使用氟烷都是不合理的。

惰性气体氙气于 1951 年首次被提出具有麻醉特性。氙气具有非易燃易爆、低毒性、无致畸性，且血气分配系数低于所有吸入麻醉药（仅为 0.115），诱导起效快，恢复迅速，被认为是一种理想的吸入麻醉药。氙气对左心室功能、全身血管阻力及全身血压均无明显影响。其人体血流动力学特征类似于丙泊酚。人体研究发现与异氟烷比较，氙气可较少引起低血压且对左心室功能无影响。同时动物研究表明与静脉麻醉药相比，氙气可增加脑灌注，且对其他局部器官灌注如肝脏灌注无影响，不改变 HABF、不影响心输出量，因此理论上对 THBF 无影响（不同于其他吸入麻醉药），且不影响肝功能检查结果。但是至今仍需更大规模的基于肝功能正常及异常患者的临床实验研究来证实氙气在急慢性肝疾病患者中的使用安全性，而此种研究目前还难以实现。

总之，吸入麻醉药对肝脏血流和肝功能的影响较为复杂，不仅与麻醉药自身特性有关，同时也受患者其他相关因素的影响，如肝功能不全的严重程度、高龄、手术应激和腹部手术操作。但是七氟烷、地氟烷和异氟烷稳定肝脏血流的作用始终强于氟烷和恩氟烷。有关新型吸入麻醉药对严重肝脏疾病患者肝脏血流的影响有待于大规模的前瞻性研究。

（二）静脉麻醉药

与吸入麻醉药相比，有关静脉麻醉药对肝功能影响的资料较少。早期研究表明依托咪酯和硫喷妥钠可通过增加肝动脉血管阻力、降低心输出量和血压来减少肝脏血流，氯胺酮即使在大剂量使用的情况下对肝脏血流的影响也很小。利用敏感放射标记微球技术检测动物器官血流，发现丙泊酚可增加肝动脉和门静脉循环而增加 THBF，表明丙泊酚具有显著的内脏血管舒张作用。在某些动物模型中，即使 MAP 降低 THBF 仍保持稳定，而另一些研究则发现 MAP 升高而平均肝脏血流反而降低，这提示了丙泊酚的种属特异性。与氟烷相比，丙泊酚更有利于保持内脏和肝脏的氧输送平衡。有限的临床和实验资料显示，当动脉血压稳定时，静脉麻醉药对肝脏血流仅存在轻微影响并且对术后肝功能无明显损害。

（三）中枢神经阻滞剂

脊髓麻醉或硬膜外麻醉对肝脏血流和肝功能的影响并非一定由麻醉药物引起。早期人体研究显示，高位脊髓或硬膜外麻醉时肝脏血流降低，全身动脉血压也降低。其他动物研究发现高位硬膜外阻滞时 PBF 降低而 HABF 稳定，由此导致 THBF 降低。通过使用血管升压药物（如多巴胺或麻黄碱）来恢复 PBF 或是输液来维持正常动脉血压可逆转上述不利变化，并可维持肝脏血流的稳定。由此推断，低血压所致肝脏血流的降低继发于内脏血流的减少，因此导致 PBF 降低。

三、肝功能不全和肝胆管疾病对麻醉药药代动力学的影响

肝脏疾病时由于蛋白结合力的改变、人血白蛋白及其他药物结合蛋白水平的降低、腹腔积液及全身水含量增加所致分布容积的改变，以及肝细胞功能异常所致代谢减弱，均可显著影响药物代谢及药代动力学。此外，镇静药和阿片类药物可增加严重肝病患者的此种影响，甚至诱发或加重肝性脑病。长期饮酒所致肝酶诱导作用的降低也可影响肝硬化患者使用药物的最终效果。

肝疾病对药物分布的影响不仅取决于药物的清除途径，同样也取决于肝功能不全的严重程度。肝脏药物清除率由诸多因素决定，包括：肝脏血流、肝酶活性及效力、血浆蛋白结合率、胆汁淤积所致肝肠循环和肠内药物代谢的改变，以及门体分流对部分药物的清除等。此外，肝脏疾病对药物清除的影响随肠内、肠外药物的不同而异。通常严重肝病会影响高摄取药物的代谢（如利多卡因和哌替啶），因为此时药物的清除主要依赖于肝脏血流或是门体分流。相反，低摄取药物如地西泮的代谢主要受蛋白结合力的影响，未结合药物得到清除；或是受肝脏内部清除力及代谢的影响，随肝细胞功能障碍的严重程度增加而降低。但是血浆蛋白降低导致游离药物比率的增加可减轻肝脏代谢水平的下降所致的影响，从而最终仅轻微改变药物的作用。另外游离药物比率的增加可使更多药物分布于组织间（并可潜在增加药物的分布容积），加上肝代谢水平的降低，可延长药物的半衰期。因此严重肝病患者的药代动力学十分复杂。

（一）阿片类药物

严重肝硬化患者吗啡代谢明显降低，导致其消除半衰期延长，口服吗啡的生物利用度增加，血浆蛋白结合率下降，镇静及呼吸抑制作用增强。虽然肝外代谢途径可能有助于肝硬化患者吗啡的清除，但给药时间间隔仍需延长 1.5 ~ 2 倍，口服给药剂量需减少。同样哌替啶的清除率也降低 50%，半衰期延长一

倍。此外，由于对去甲哌替啶清除率的下降，其蓄积作用可使严重肝脏疾病患者出现神经毒性反应。

芬太尼是一种高脂溶性的合成阿片类药物，因其快速再分布特性，单次静脉给药作用时间短暂。反复或持续给药可出现蓄积导致作用时间延长。由于芬太尼主要通过肝脏代谢，严重肝病患者的清除时间将延长。

舒芬太尼是一种作用更强的合成阿片类药物，同样主要在肝脏代谢且可与蛋白高度结合。虽然持续给药和蛋白结合率的降低对舒芬太尼的影响与芬太尼类似，肝硬化患者单次给药的药代动力学却无明显变化。

阿芬太尼是一种短效阿片类药物，其作用较芬太尼弱，同样主要经由肝脏代谢且蛋白结合率高。但是与芬太尼和舒芬太尼不同的是，阿芬太尼在肝硬化患者体内的半衰期几乎延长一倍，且体内游离比率更高，由此可延长作用时间、增强药物效果。

瑞芬太尼是一种具有酯链结构的合成阿片类药物，可被血液及组织中的酯酶快速水解，具有高清除率、快速清除的特点，其恢复时间几乎与使用剂量和给药持续时间无关，清除不受肝功能不全的影响。研究表明，严重肝病患者或是肝移植患者的瑞芬太尼清除亦不受影响。

（二）镇静催眠药

硫喷妥钠的肝脏摄取率低，因此在肝脏疾病患者体内的代谢和清除将受到显著影响。但是肝硬化患者硫喷妥钠的清除半衰期无明显改变，可能与其体内分布容积广泛有关，因此这些患者使用标准剂量硫喷妥钠的作用时间不会延长。相反，其他高脂溶性静脉麻醉药（包括美索比妥、氯胺酮、依托咪酯和丙泊酚等）经肝脏代谢，肝脏摄取率高，因此在严重肝病患者体内清除率将会降低。尽管具有上述药代动力学特性，但因分布容积的增加可延长半衰期并影响恢复时间，依托咪酯在肝硬化患者体内的清除率无改变。美索比妥和丙泊酚无论是单次给药或持续输注，在肝硬化人群的清除动力学特征类似于普通人群。但是肝硬化患者丙泊酚的间断性给药可使其平均临床恢复时间延长。终末期肝病患者对咪达唑仑的清除率下降导致其半衰期延长。鉴于蛋白结合率的降低以及游离比率的增加，可以预测严重肝病患者使用咪达唑仑可延长其作用持续时间并增强其镇静效果，尤其在大剂量使用或长期输注的情况下。类似的变化同样见于地西泮。

右旋美托咪定是一种具有镇静和镇痛作用的 α_2 肾上腺素能受体激动剂，主要经肝脏代谢，肾脏清除率低。通常与肝功能正常的患者相比，不同程度肝衰竭患者对右旋美托咪定的清除率降低、半衰期延长且脑电双频谱指数降低。因此严重肝功能不全患者使用右旋美托咪定应调整剂量。肾功能障碍患者使用右旋美托咪定后，虽然药代动力学无改变，但由于蛋白结合率的改变而导致镇静作用时间延长。肝功能不全患者同样会因蛋白结合率的改变而延长镇静作用时间。

总之，尽管肝硬化患者绝大多数静脉麻醉药的代谢均受到影响，其对镇静镇痛药物药代动力学的影响却很小。鉴于严重肝脏疾病患者使用地西泮后临床作用增强和持续时间延长，无论在手术室还是加强监护病房，出现药物蓄积、作用时间延长及肝性脑病发生的风险增加，故反复或长期使用时需十分谨慎。

（三）神经肌肉阻滞剂

有关肝硬化对肌松药药代动力学和药效动力学的研究较为广泛。甾类肌松剂维库溴铵主要经肝脏清除，肝硬化患者对其清除率降低，消除半衰期延长，肌松作用延长。酒精性肝病对维库溴铵的影响不明确，其清除率和消除半衰期无明显改变。罗库溴铵起效较维库溴铵快，经肝脏代谢和清除，肝功能不全可使其分布容积增加，消除半衰期和肌颤搐恢复时间延长，虽然首次给药后神经肌肉功能恢复不受肝脏疾病影响，但严重肝功能不全时首次大剂量或反复多次给药可显著延长罗库溴铵作用时间。

肝硬化患者药物分布容积增加，也同样使泮库溴铵消除半衰期延长。非器官依赖性代谢肌松剂如阿曲库铵（非特异性酯酶水解）和顺式阿曲库铵（Hofmann 清除）在终末期肝病患者的消除半衰期和临床作用时间与正常患者类似。阿曲库铵与顺式阿曲库铵的共同代谢产物 N- 甲基罂粟碱主要经肝脏清除。尽管其在肝移植患者体内的浓度增加，临床相关的神经毒性反应并未见报道。唯一通过血浆胆碱酯酶清除的米库氯铵在肝硬化患者体内的代谢亦有改变。与肝功能正常患者相比，肝衰竭患者使用米库氯铵可致肌颤搐恢复时间显著延长，清除半衰期延长以及体内残留时间延长。上述变化与肝硬化患者体内血浆胆碱酯酶活性降低相关。胆碱酯酶活性的降低导致米库氯铵清除减少。严重肝病患者使用米库氯铵时需调整输注速度。与米库氯铵类似，严重肝病患者由于血浆胆碱酯酶水平下降，琥珀酰胆碱的作用时间也延长。

总之，肝硬化及其他严重肝病显著降低维库溴铵、罗库溴铵和米库氯铵的清除率，延长神经肌肉阻滞剂的作用时间，尤其是在反复使用或长期输注的情况下。阿曲库铵和顺式阿曲库铵的清除不依赖肝脏，因此在终末期肝脏疾病患者使用时无须调整剂量。

四、肝胆管术后并发症的危险因素

接受肝脏和非肝脏手术患者术后肝功能不全或肝衰竭的术前危险因素仍不明确，目前仍缺乏前瞻性研究，此类患者术后肝功能不全相关危险因素的评估主要考虑：①无症状的术前肝酶检查结果升高：此时应详细询问病史，仔细行体格检查，并进行重复和深入的实验室检查以进一步明确诊断。②急性肝炎、肝脂肪变性、慢性肝炎和肝硬化：目前公认急性肝炎（无论是病毒性、酒精性还是药物性）是择期手术后患者肝功能衰竭和死亡的危险因素，择期手术均应推迟至肝细胞功能不全缓解；慢性肝炎对麻醉和手术造成的风险程度主要取决于肝脏合成功能障碍的严重程度，若手术不可避免，围术期应谨慎处理，维持肝脏灌注，避免诱发肝衰竭和肝性脑病的危险因素。目前肝硬化仍被认为是接受非肝脏手术患者的主要危险因素，Child-Turcotte-Pugh（CTP）分级（表 9-1）C 级是择期手术的禁忌证。③潜在诱发术后肝功能不全的手术类型：肝叶切除术是导致术前肝功能不全患者肝衰竭的公认的危险因素之一。大多数肝癌患者存在慢性肝炎或肝硬化引起的肝功能不全，由于这些患者肝脏储备能力的降低而不得不减少切除的肝组织，从而避免损伤活性肝组织及导致肝衰竭，后者是术后死亡的最常见原因。由于门静脉高压、凝血功能异常以及既往腹部手术造成的血管高度粘连等因素，接受肝癌肝叶切除术的肝硬化患者围术期出血较常见。此类患者术前行吲哚菁绿 15min 滞留实验或直接肝静脉压力梯度测定有助于判断预后。

表 9-1 改良的 Child-Turcotte-Pugh 评分

参数	改良的 Child-Turcotte-Pugh 评分 *		
	1	2	3
白蛋白（g/dL）	> 3.5	1.8 ~ 3.5	< 2.8
凝血酶原时间			
延长时间（s）	< 4	4 ~ 6	> 6
INR	< 1.7	1.7 ~ 2.3	> 2.3
胆红素（mg/dL）**	< 2	2 ~ 3	> 3
腹腔积液	无	轻～中度	重度
脑病	无	Ⅰ～Ⅱ级	Ⅲ～Ⅳ级

注：*：A 级 =5、6 分；B 级 =7 ~ 9 分；C 级 =10 ~ 15 分。

**：对于胆汁淤积疾病（如原发性胆汁性肝硬化），胆红素水平与肝功能受损程度不相称，需予以修正，修正值为：1 分 = 胆红素 < 4mg/dL，2 分 = 胆红素 4 ~ 10mg/dL，3 分 = 胆红素 > 10mg/dL。

五、肝胆胰手术的麻醉方法

1. 全身麻醉　是最常用的方法。优点：良好的气道保护，可维持充分通气，麻醉诱导迅速，麻醉深度和持续时间可控。缺点：气道反射消失，诱导及苏醒期反流误吸的风险增加，血流动力学干扰大。

2. 区域麻醉技术　包括硬膜外麻醉、神经阻滞。优点：患者保持清醒可交流，保留气道反射，交感神经阻滞使肠道供血增加，肌松良好，减少全身麻醉药物对肝脏的影响，在无低血压情况下对肝脏无明显影响，可通过保留硬膜外导管提供良好的术后镇痛。缺点：局部麻醉药中毒的风险，需要患者的合作，阻滞失败可能需要改行全身麻醉，出凝血异常或穿刺部位有感染者禁用，高平面胸段硬膜外阻滞可能影响肺功能。单纯腹腔神经丛阻滞不完全阻断上腹部感觉，患者常不能忍受牵拉内脏。

3. 全身麻醉复合硬膜外麻醉　全身麻醉复合硬膜外阻滞取其两者优点。优点：硬膜外的使用可以产生良好的镇痛肌松作用，减少全身麻醉药用量，从而减轻了全身麻醉药对肝脏的影响和心肌抑制作用，缩短苏醒时间，降低术后恶心发生率，减少术后呼吸系统并发症，改善术后早期肺功能，且便于术后镇痛，有利患者恢复。缺点：术中低血压时需与其他原因鉴别诊断，硬膜外穿刺给予试验量等延长了手术等待时间。

六、常见肝胆胰手术的麻醉

（一）肝硬化门脉高压症手术的麻醉

肝硬化后期有 5% ～ 10% 的患者要经历手术治疗。主要目的是预防和控制食管胃底曲张静脉破裂出血和肝移植。肝脏是体内最大的器官，有着极其复杂的生理生化功能，肝硬化患者肝功能障碍的病理生理变化是全身性和多方面的。因此麻醉前除需了解肝功能的损害程度并对肝储备功能充分评估和有针对性的术前准备外，还要了解肝功能障碍时麻醉药物体内过程的改变，以及麻醉药物和操作对肝功能的影响。

1. 门脉高压症主要病理生理特点　门静脉系统是腹腔脏器与肝脏毛细血管网之间的静脉系统。当门静脉的压力因各种病因而高于 18mmHg （25cmH_2O）时，可表现一系列临床症状，统称门脉高压症。其主要病理生理改变为：①肝硬化及肝损害。②高动力型血流动力学改变：容量负荷及心脏负荷增加，动静脉血氧分压差降低，肺内动静脉短路和门 - 肺静脉分流。③出凝血机能改变：有出血倾向和凝血障碍。原因为纤维蛋白原缺乏、血小板减少、凝血酶原时间延长、第Ⅴ因子缺乏、血浆纤溶蛋白活性增强。④低蛋白血症：腹腔积液、电解质紊乱、钠水潴留、低钾血症。⑤脾功能亢进。⑥氮质血症、少尿、稀释性低钠、代谢性酸中毒和肝肾综合征。

2. 术前肝功能评估　肝功能十分复杂，肝功能实验检查也比较多，但仍不能反映全部肝功能。目前认为血浆蛋白特别是白蛋白含量以及胆红素是比较敏感的指标，一般采取这两种实验，并结合临床表现，作为术前评估肝损害的程度指标。

3. 麻醉前准备　门脉高压症多有程度不同的肝损害。肝脏为三大代谢和多种药物代谢、解毒的器官，麻醉前应重点针对其主要病理生理改变，做好改善肝功能、出血倾向及全身状态的准备。

（1）增加肝糖原，修复肝功能，减少蛋白分解代谢：给予高糖、高热量、适量蛋白质及低脂肪饮食，必要时可静脉滴注葡萄糖胰岛素溶液。对无肝性脑病者可静脉滴注相当于 0.18g 蛋白 /（kg · d）的合成氨基酸。脂肪应限制在 50g/d 以内。为改善肝细胞功能，还需用多种维生素，如每日复合维生素 B，6 ～ 12 片口服或 4mg 肌内注射；维生素 B_6 50 ～ 100mg；维生素 B_{12} 50 ～ 100μg；维生素 C3g 静脉滴入。

（2）纠正凝血功能异常：有出血倾向者可给予维生素 K 等止血药，以纠正出凝血时间和凝血酶原时间。如系肝细胞合成第Ⅴ因子功能低下所致，麻醉前应输新鲜血或血浆。

（3）腹腔积液直接反映肝损害的严重程度，大量腹腔积液还直接影响呼吸、循环和肾功能，应在纠正低蛋白血症的基础上，采用利尿、补钾措施，并限制入水量。有大量腹腔积液的患者，麻醉前应少量多次放出腹腔积液，并输注新鲜血或血浆，但禁忌一次大量放腹腔积液（一般不超过 3 000mL/ 次），以防发生休克或肝性脑病。

（4）纠正低蛋白血症：如总蛋白 < 45g/L，白蛋白 < 25g/L 或白 / 球蛋白比例倒置，术前给予适量血浆或白蛋白。

（5）纠正水、电解质、酸碱平衡紊乱。

（6）抗生素治疗：术前 1 ～ 2d 应用，抑制肠道细菌，减少术后感染。

4. 麻醉选择与处理　主要原则是应用最小有效剂量，维持 MAP，保护肝脏的自动调节能力，避免加重肝细胞损害。

（1）麻醉前用药：镇静镇痛药均在肝内代谢，门脉高压症时分解代谢延迟，可导致药效增强、作用时间延长，故应减量或避用。对个别情况差或肝性脑病前期的患者，可无须麻醉前用药或者仅给予阿托品或东莨菪碱即可。大量应用阿托品或东莨菪碱可使肝血流量减少，一般剂量时则无影响。

（2）术中管理：重点在于维持血流动力学稳定，维持良好的肝血流灌注以保持肝氧供 / 耗比正常，保护支持肝脏的代谢，避免低血压、低氧、低碳酸血症对肝脏的缺血性损害。对于肝胆系统疾病的患者，全身麻醉行序贯快速诱导十分必要。因为肝硬化进展期患者腹腔积液存在和腹内压增加以及胃肠运动减弱均使误吸危险增加。

经鼻或经口置入胃管对于食管静脉曲张患者必须小心地操作，以免引起曲张血管出血。有的临床研究认为食管静脉曲张麻醉的患者下胃管后并未增加出血并发症，如果胃管对于胃内减压或经胃管给药确实必要，则应该是可行的。

（3）术中监测：包括动脉压、中心静脉压、肺动脉压、$SaPO_2$、尿量、血气分析等。维持良好通气，防止低氧血症，肝硬化患者存在不同程度动脉氧饱和度下降，主要由于肺内分流、腹腔积液引起低位肺区通气血流比例失调。

动脉直接测压有利于肝功能不良患者血压监测和抽取血标本。建立中心静脉通路既可测定中心静脉压，又可用于给药。而肺动脉置入漂浮导管可考虑针对肝功能严重受损的患者，因其病理生理学类似脓毒血症状态，血管张力低下致体循环压力降低和高动力性循环。肺动脉置管有利于确定低血压原因，指导容量替代治疗和血管活性药物支持治疗。此外，肺动脉置管对于合并急性胆囊炎和急性胰腺炎的危重患者对呼吸为衰竭和肾功能衰竭的处理也是有用的。而进行经食管超声心动图监测对于凝血功能异常和食管静脉曲张患者应列为禁忌。有创监测也有利于术后 ICU 监测和治疗（如治疗低血容量、脓毒症导致的呼吸衰竭、肾功能衰竭或肝肾综合征以及凝血病等）。

术中还应进行生化检查（包括血糖、血钙、血细胞比容、PT、PTT、血小板计数、纤维蛋白原、D-二聚体等），当长时间手术、大量失血或怀疑 DIC 时更为必要。体温监测和保温对于肝病患者也很重要，因为低温可损害凝血功能。

（4）术中输液及输血的管理：术中可输注晶体液、胶体液和血液制品。输注速度要根据尿量、中心静脉压及肺动脉楔压监测来调节。肝硬化患者可并发低血糖症，特别是酒精中毒性肝硬化者术中根据血糖变化输注葡萄糖液。此外肝功能不全患者对枸橼酸代谢能力下降，大量快速输血时易发生枸橼酸中毒，术中应监测钙离子浓度，适当补充氯化钙或葡萄糖酸钙。大量输血还会加重凝血功能的改变，需要加以监测。

5. 术后管理　加强生理功能监测，维持重要器官功能正常；预防感染；静脉营养；保肝治疗，防止术后肝功能衰竭。

（二）经颈静脉肝内门体分流术（TIPS）的麻醉

TIPS 是一种经皮建立肝内门脉循环和体循环连接的手术，常用于治疗终末期肝病。TIPS 可降低门静脉压，减少门脉高压引起的并发症，如静脉曲张破裂出血和顽固性腹腔积液。通过肝内放置可扩张血管支架来实现 PBF 向肝静脉的分流。

虽然大多数患者仅需镇静就可完成 TIPS，但是由于手术时间延长，肝硬化患者腹腔积液所致肺功能障碍和肝肺综合征引发低氧血症在镇静后潜在的呼吸抑制作用，以及误吸的可能，一些医生在择期手术患者倾向于选择全身麻醉。除了麻醉方式的选择外，术前补充足够的血容量也是必需的，特别是在伴有静脉曲张破裂出血的患者。此外接受 TIPS 手术的肝硬化患者常伴有严重凝血功能紊乱而需术前治疗。

TIPS 手术过程中可出现一些并发症，需要麻醉医师干预治疗。在血管穿刺过程中可出现气胸和颈静脉损伤。超声引导下的颈静脉穿刺可降低上述并发症的出现。此外心导管插入过程中可因机械性刺激诱发心律失常。在肝动脉穿刺时由于肝包膜的撕裂或肝外门静脉穿刺可引起大出血，麻醉医师要做好急性、危及生命大出血的急救准备。

（三）肝叶切除术的麻醉

肝叶切除患者的术前准备涉及手术风险评估，主要通过 CTP 分级或终末期肝病模型（MELD）评分来进行。上消化道内镜检查、CT 扫描和（或）MRI 常用于发现食管静脉曲张。严重血小板减少或严重静脉曲张是围术期主要风险因素，因此只有在上述情况处理后方可行手术治疗。若患者存在明显贫血和凝血功能紊乱，术前也应纠正。有关麻醉药物和剂量的选择应当结合患者基础肝功能不全的程度以及肝叶切除所致术后可能存在的肝功能不全的程度来决定。

尽管目前公认术中存在大出血风险，且术中应当严密监测以及建立快速输血通道，但是在肝叶切除术中的整体液体管理仍存在争议。一些医疗中心认为在手术早期应当充分予以液体和血液制品，以增加血管容量，从而对突发性失血起缓冲作用，而其他医疗中心则支持在手术过程中维持较低中心静脉压以最大限度地减少肝固有静脉、肝总静脉以及其他腔静脉的血液丢失，上述血管常常是术中最易出血的部位。此外适度的头低脚高位可降低肝内静脉压，该体位可维持抑或增加心脏前负荷和心输出量，并可降低断裂肝静脉出现空气栓塞的风险。对于术前无肾功能障碍的患者，术中采用后种补液方法对术后肾功能并无明显影响。

尽管肝叶切除患者的术后管理与其他腹部手术患者的术后管理类似，但是仍需注意几个方面的问题。静脉液体中应当补充钠、钾磷酸盐，以避免严重的低磷酸血症并有助于肝脏再生。由于经肝脏代谢药物清除率的降低，术后镇痛药物和剂量的选择非常重要。

（四）胆囊、胆管疾病手术的麻醉

1. 麻醉前准备

（1）术前评估心、肺、肝、肾功能。对并存疾病特别是高血压、冠心病、肺部感染、肝功能损害、糖尿病等应给予全面的内科治疗。

（2）胆囊、胆管疾病多伴有感染，胆管梗阻多有阻塞性黄疸及肝功能损害，麻醉前都要给予消炎、利胆和保肝治疗，术中术后应加强肝肾功能维护，预防肝肾综合征的发生。阻塞性黄疸可导致胆盐、胆固醇代谢异常，维生素 K 吸收障碍，致使维生素 K 参与合成的凝血因子减少，发生出凝血异常，凝血酶原时间延长。麻醉前应给维生素 K 治疗，使凝血酶原时间恢复正常。

（3）阻塞性黄疸的患者，自主神经功能失调，表现为迷走神经张力增高、心动过缓，麻醉手术时更易发生心律失常和低血压，麻醉前应常规给予阿托品。

（4）胆囊、胆管疾病患者常有水、电解质、酸碱平衡紊乱，营养不良，贫血，低蛋白血症等继发性病理生理改变，麻醉前均应做全面纠正。

2. 开腹胆囊、胆管手术的麻醉选择及处理　可选择全身麻醉、硬膜外阻滞或全身麻醉加硬膜外阻滞下进行。硬膜外阻滞可经胸$_{8\sim9}$或胸$_{9\sim10}$间隙穿刺，向头侧置管，阻滞平面控制在胸$_{4\sim12}$。胆囊、胆管部位迷走神经分布密集，且有膈神经分支参与，在游离胆囊床、胆囊颈和探查胆总管时，可发生胆－心反射和迷走－迷走反射。患者不仅出现牵拉痛，而且可引起心率下降、反射性冠状动脉痉挛、心肌缺血导致心律失常、血压下降。应采取预防措施，如局部内脏神经阻滞，静脉应用哌替啶及阿托品或氟芬合剂等。吗啡、芬太尼可引起胆总管括约肌和十二指肠乳头部痉挛，而促使胆管内压升高，持续 15 ~ 30min，且不能被阿托品解除，故麻醉前应禁用。阿托品可使胆囊、胆总管括约肌松弛，麻醉前可使用。胆管手术可促使纤维蛋白溶酶活性增强，纤维蛋白溶解而发生异常出血。术中应观察出凝血变化，遇有异常渗血，应及时检查纤维蛋白原、血小板，并给予抗纤溶药物或凝血因子 I 处理。

胆管结石分为原发性胆管结石和继发性胆管结石。原发性系指在胆管内形成的结石，主要为胆色素结石或混合性结石。继发性是指结石为胆囊结石排至胆总管者，主要为胆固醇结石。根据结石所在部位分为肝外胆管结石和肝内胆管结石。肝外胆管结石多位于胆总管下端，肝内可广泛分布于两叶肝内胆管。肝外胆管结石以手术为主。围术期抗生素治疗，纠正水、电解质及酸碱平衡紊乱，对黄疸和凝血机制障碍者加用维生素 K。

阻塞性黄疸常伴肝损害，全身麻醉应禁用对肝肾有损害的药物，如氟烷、甲氧氟烷、大剂量吗啡等。恩氟烷、异氟烷、七氟烷或地氟烷亦有一过性肝损害的报道。麻醉手术中因凝血因子合成障碍，毛细血管脆性增加，也促使术中渗血增多。但研究表明，不同麻醉方法对肝功能正常与异常患者凝血因子的影响，未见异常变化。

3. 腹腔镜手术的麻醉处理　随着腹腔镜技术的提高，腹腔镜下肝胆胰手术逐渐增多。特别是腹腔镜下胆囊切除术，由于术后疼痛轻、损伤小、恢复快，几乎可取代开腹胆囊切除术，但有 5% 患者因为炎症粘连解剖结构不清需改为开腹手术。

腹腔镜手术麻醉所遇到的主要问题是人工气腹和特殊体位对患者的生理功能的影响。二氧化碳气腹是目前腹腔镜手术人工气腹的常规方法。

（1）二氧化碳气腹对呼吸循环的影响：

1）对呼吸的影响：主要包括呼吸动力学改变、肺循环功能影响以及二氧化碳吸收导致的呼吸性酸中毒等。

通气功能改变：人工气腹造成腹内压升高，引起膈肌上移，可减小胸肺顺应性和功能残气量，同时由于气道压力升高引起通气，血流分布异常。

$PaCO_2$ 上升：二氧化碳气腹使二氧化碳经过腹膜吸收及胸肺顺应性下降导致肺泡通气量下降均可引起 $PaCO_2$ 升高。$PaCO_2$ 升高引起酸中毒，对组织器官功能有一定影响，但人工气腹所致 $PaCO_2$ 升高一般可通过增加肺泡通气量消除。

2）对循环功能的影响：主要表现为心排血量下降、高血压、体循环和肺循环血管张力升高，其影响程度与气腹压力高低有关。

（2）术前评估：腹腔镜手术患者的术前评估主要是判断患者对人工气腹的耐受性。一般情况好的患者能够较好地耐受人工气腹和特殊体位变化，而危重患者对于由此而引起的呼吸和循环干扰的耐受能力则比较差。心脏病患者应考虑腹内压增高和体位要求对于血流动力学的影响，一般对缺血性心脏病的影响程度比对充血性或瓣膜性心脏病轻。相对禁忌证包括颅内高压、低血容量、脑室腹腔分流术后等。

（3）麻醉选择：腹腔镜胆囊手术选用气管内插管控制呼吸的全身麻醉最为安全。近年来，谨慎选用喉罩通气，特别是双管喉罩代替气管插管进行气道管理，使全身麻醉苏醒期质量得到提高。麻醉诱导和维持原则与一般全身麻醉相同，可选用静脉、吸入或静吸复合麻醉药物维持麻醉。异丙酚因其快速苏醒，术后不良反应较少，是静脉麻醉药的首选。异氟烷具有扩血管作用，可拮抗气腹引起的外周阻力升高，对腹腔镜胆囊切除术更为有利。应用肌松药控制通气，可改善二氧化碳气腹对呼吸功能的影响，降低 $PaCO_2$ 使其维持在正常范围。麻醉中应用阿片类镇痛药目前仍有争议。原因是阿片类药物可引起 Oddi 括约肌痉挛，继发胆总管内压升高。但是阿片类药物引起的 Oddi 括约肌痉挛发生率很低（$< 3\%$），而且这种作用可被纳洛酮拮抗，因此目前并没影响阿片类镇痛药物的应用。

（4）术中监测：术中监测主要包括动脉压、心率、心电图、SpO_2、呼气末 CO_2，对心血管功能不稳定者，术中可监测中心静脉压和肺动脉压。必要时行血气分析，及时发现生理功能紊乱，及时纠正。

（5）术后处理：腹腔镜手术对循环的干扰可持续至术后，因此术后应常规吸氧，加强循环功能监测。此类手术，术后恶心呕吐发生率较高，应积极预防和治疗。

4. 麻醉后注意事项

（1）术后应密切监测，持续鼻管吸氧，直至病情稳定。按时检查血红蛋白、血细胞比容及电解质、动脉血气分析，根据检查结果给予调整治疗。

（2）术后继续保肝、保肾治疗，预防肝肾综合征。

（3）对老年人、肥胖患者及并存气管、肺部疾病者，应防治肺部并发症。

（4）胆总管引流的患者，应计算每日胆汁引流量，注意水、电解质补充及酸碱平衡。

（5）危重患者和感染中毒性休克未脱离危险期者，麻醉后应送术后恢复室或 ICU 进行严密监护治疗，直至脱离危险期。

第五节 腹部创伤手术的麻醉

腹部创伤不管在和平年代还是战争年代都常见，发病率为 0.4% ~ 2.0%，居创伤外科的第三位。死亡率为 6.5% ~ 8.8%，死亡率与受伤至早期救治的时间、致伤原因、有无内脏损伤、内脏和血管损伤的部位、全身多发伤以及急救和治疗技术等因素有关，可分为闭合性和开放性两大类。腹部实质性脏器损伤以肝、脾破裂居多。

一、肝破裂的诊断和治疗

肝的解剖部位较隐藏，受到胸廓的保护，可是在腹内脏器损伤中，肝损伤的发生率最高。致伤原因包括：①开放性或穿透性损伤，常见为刀刺伤或枪伤等。②闭合性钝性损伤，常见为车祸、摔伤和直接打击伤等。肝损伤的并发症和死亡率与肝损伤的严重程度密切相关。目前国际上采用的肝损伤分级是美国创伤外科协会肝外伤分级法。Ⅰ级：血肿位于包膜下，不继续扩大，$< 10\%$ 的肝表面积；裂伤：

包膜撕裂不出血，肝实质破裂，深度浅于1cm。Ⅱ级：血肿位于包膜下，不继续扩大，血肿占表面积的100% ~ 15%，肝实质内血肿不继续扩大，直径 < 2cm; 裂伤：肝实质裂伤深度浅于1 ~ 3cm，长度 < 10cm。Ⅲ级：血肿位于包膜下， > 50%的肝表面积或继续扩大，包膜下血肿破裂并有活动性出血，肝实质内血肿直径 > 2cm; 裂伤：肝实质裂伤深度大于3cm。Ⅳ级：中心血肿破裂；肝实质破坏不超过肝叶的25% ~ 75%。Ⅴ级：肝实质破坏不超过肝叶的75%；血管损伤：肝静脉附近损伤（肝后下腔静脉，大的肝静脉）。Ⅵ级：血管 – 肝撕脱。以上分级如为多发性肝损伤，其损伤程度则增加一级。

肝破裂的诊断依据：①临床表现：常见的症状为下胸或上腹部疼痛、恶心、呕吐等；体征有不同程度的出血性休克表现，如精神紧张、倦怠、烦躁不安、面色苍白、脉率加快、血压下降等；右下胸和上腹部压痛、腹膜刺激症状及肠鸣音减弱或消失；大量血腹时可查出腹部移动性浊音；闭合性损伤者可有右下胸或上腹部软组织挫伤或肋骨骨折体征；开放性损伤者可在上述部位发现刀口或子弹入口或出口。②实验室检查：肝损伤数小时后才出现红细胞计数下降和反应性白细胞计数增高；更有意义的是血红蛋白值和红细胞计数的动态变化，可提示有活动性出血。③诊断性腹腔穿刺是目前最常用的诊断方法，准确率达70% ~ 90%。④超声检查：近年来，一般认为腹部超声检查是诊断肝损伤的首选方法，不仅能发现肝包膜的连续性消失，而且可以了解腹腔内积血量，有报道超声检查发现肝损伤的敏感度为80%，特异性为98%，正确性为97%，因此认为可以代替CT和诊断性腹腔灌洗而成为首选诊断方法。⑤对病情稳定而诊断困难者可做CT检查。

肝损伤的治疗：对于血流动力学稳定的肝损伤患者多采用非手术治疗。入院时有低血压的肝损伤患者应立即行手术治疗，手术指征为：①经晶体液复苏和与肝损伤有关的输血量达2个单元以后，血流动力学仍不能保持稳定者；②在72小时内，因肝活动性出血需要输血超过4个单元才能维持血流动力学稳定者；③合并其他腹内脏器损伤者。

二、脾破裂的诊断和治疗

脾脏是腹腔内的一个实质性脏器，其位置深，受下胸壁、肋骨、腹壁和膈肌的保护。由于脾脏质地脆弱，受外力作用后很容易破裂，在闭合性腹部外伤中，脾脏居腹内脏损伤之首位。按脾脏损伤的原因可分为：①外伤性（闭合性或开放性）脾破裂，包括立即脾破裂、延迟性脾破裂和隐匿性脾破裂；②自发性脾破裂；③医源性脾破裂；④新生儿脾破裂。目前国际上采用的脾损伤分级是1994年美国创伤外科协会（AAST）制定的脾损伤分级标准。Ⅰ级：血肿位于包膜下，非扩展性， < 10%的脾表面积；裂伤：包膜撕裂不出血，脾实质破裂深度浅于2cm。Ⅱ级：血肿位于包膜下，非扩展性，血肿占表面积的10% ~ 50%，脾实质内血肿不继续扩大，直径 < 5cm; 裂伤：包膜撕裂、活动出血；脾实质裂伤深度1 ~ 3cm但未累及主要血管。Ⅲ级：血肿位于包膜下， > 50%的脾表面积或继续扩大，包膜下血肿破裂并有活动性出血，脾实质内血肿直径 > 5cm或扩展性；裂伤：脾实质裂伤深度大于3cm或脾小梁血管损伤，但未伤及脾门血管。Ⅳ级：脾实质内血肿破裂伴活动性出血；伤及脾段或脾门血管，脾脏无血供区 > 25%。Ⅴ级：完全脾破碎，脾门血管损伤，脾脏失去血供。

脾破裂的诊断依据：①临床表现：有邻近脾脏的腹部外伤史，腹痛，以左上腹痛为主且70% ~ 80%的患者有左肩部牵涉性疼痛（Kebr征）和（或）失血性休克。血腹较多时可有移动性浊音，但因脾周有血凝块的存在，左侧卧位时，右侧腰区呈鼓音，右侧卧位时除右侧腰区呈浊音外，左腰区的浊音较固定即所谓的Balance征。②实验室检查：血红蛋白值和红细胞计数的进行性下降可提示有活动性出血。③超声检查：B超具有分辨率高、简便迅速、易于动态观察的特点，可作为外伤性脾破裂诊断和观察的首选方法。④CT检查：CT对急性脾损伤诊断的敏感性和特异性均较高，准确率可达95%以上。

脾损伤的治疗原则：近年来非手术治疗脾损伤的报道越来越多，尤其是儿童非手术治愈的比例高达70%。但必须严把其适应证：①入院时血流动力学稳定，或仅伴有轻度的失血性休克，经补液或少量输血（400 ~ 800mL）可使血压迅速得以改善且维持稳定。②不合并腹内其他脏器损伤。③脾损伤程度AAST分级Ⅰ ~ Ⅲ级。④具备中转手术和重症监护的条件。⑤不伴有影响腹部损伤严重程度评估的腹外伤。

三、腹部创伤患者的麻醉特点

腹部创伤以腹内实质性脏器肝、脾破裂多见。需要手术治疗的出血量多在 2 000mL 以上，均有不同程度的出血性休克。所以此类患者的麻醉特点可概括为以下几个方面。

1. 对麻醉的耐受性差　椎管内麻醉可引起明显的血流动力学的改变，安全性明显低于全身麻醉。全身麻醉的药物对机体各系统，尤其是心血管和呼吸系统具有一定的抑制作用，因此对伴有失血性休克的肝脾损伤的患者来说，合理选用全身麻醉药及掌握麻醉药用量非常重要。

2. 难以配合麻醉　局部麻醉、神经阻滞麻醉和椎管内麻醉的实施都需要患者的配合。腹部创伤的患者往往疼痛难忍，如合并有循环障碍，多有烦躁不安甚至意识障碍，难以配合麻醉。

3. 难以避免呕吐误吸　疼痛、恐惧、休克和药物等多种因素都可使胃的排空延迟，进食与受伤间隔的时间短者，胃内容物存留更明显。麻醉前须明确伤者最后进食与受伤的间隔时间，因为伤后 24 小时内都存在呕吐误吸的危险。因此，对于这类患者都应该按饱胃处理。

4. 常伴有不同程度的脱水、酸中毒　失血量多的患者均伴有等渗性脱水，长时间的低血压严重影响机体通过有氧代谢获得能量，使无氧代谢途径加强，酸性代谢产物增多，同时肾脏对代谢废物的排泄和再生 HCO_3^- 的功能受损，必然会出现代谢性酸中毒。

5. 低体温　术中输入大量的库存血和液体，大面积的手术野长时间暴露于外增加体热的蒸发，腹腔冲洗等多种因素使得低体温的发生率增加。一旦低体温没有及时地纠正，就会出现凝血功能障碍、酸中毒加重、麻醉药物代谢障碍、苏醒延迟、影响心血管药物的效果、严重的心律失常等不良后果。

四、麻醉处理原则

（1）术前应给予适当的镇痛、镇静药，但须注意所用药以不使血压下降、不抑制呼吸为前提。对于休克状态的患者可待诱导前经静脉小剂量用药。

（2）采取尽可能的措施避免胃内容物反流和误吸：①术前可靠有效的胃肠减压；② H_2- 受体拮抗剂如西咪替丁的应用，有减少胃液分泌、降低胃液酸度、减轻吸入性肺炎严重程度的功效；③采用快诱导气管插管技术，以保证在尽可能短的时间内控制气道：在保证呼吸道通畅的前提下，选用起效快、不增加胃内压的药物以尽量缩短诱导时间，同时助手指压环状软骨（Selliek 手法）的方法有减少胃内容物反流和误吸的作用；④术前疑为困难气道的，采用表面麻醉下清醒气管插管是避免误吸最安全的方法；⑤苏醒期须待患者保护性反射恢复，完全清醒后拔管。

（3）休克的患者对疼痛反应以较迟钝，只需维持浅麻醉结合肌松药就可完成手术。腹腔探查是应激最强的阶段，可用起效快、作用时间短的丙泊酚加深麻醉。

（4）循环管理是肝脾破裂失血性休克患者术中处理的重中之重。对于低血容量休克来说，补充血容量是抗休克的根本措施。补液的原则是“需多少，补多少”和“缺什么，补什么”。补液量往往要多于估计的失液量，因为休克患者除向体外丢失液体外，还有血管容量的扩大，微循环中血液淤积以及失液于“第三间隙”等。具体措施有：①液体复苏：理想的复苏液体应能够提供快速的容量扩张，以供给组织灌注，预防或延迟低血容量休克的发生，能维持缺氧细胞的代谢需要同时不诱发剧烈的免疫反应。近年来有人主张在急救时，可以先输入 7.5% 的高渗氯化钠溶液（2 ~ 4mL/kg，不超过 6mL/kg）。输入高渗氯化钠溶液可以早期提高血液渗透压，减轻细胞水肿、组织水肿和脑水肿，高渗利尿，使失于第三间隙的液体返回血液中恢复血容量，升高血压；改善微循环，高渗状态可使肿胀的血管内皮细胞收缩，毛细血管内径恢复正常，舒通微循环，逆转失血性休克的关键环节，减轻心脏的前后负荷，改善组织灌流；有改善心功能，增加心肌正性收缩力，增快心率，大幅度提高动脉压的作用；还有调节免疫功能而减少由于免疫活性物质释放对组织器官的损伤而改善预后。其他常用的液体有林格氏液、平衡盐液、右旋糖酐、血浆、全血、白蛋白以及血浆代用品等。在输液的时机上也要注意：活动性出血止住前以输平衡液为主，出血止住后再输全血节省血源。腹压很高的患者在切开腹膜时可出现血压骤降的意外，应缓慢减压并做好快速输血的准备。②慎用血管活性药和正变力性药物：创伤性失血性休克时体内有大量的儿茶酚胺释放，如再用血管收缩药必然会增加心脏后负荷，减少脏器血流灌注。但如果血压已低到危险水平，且难以一时用输液纠正，则应及时给予血管活性药。对于严重休克晚期伴有原发性或继发性心功能不全或低心排者可选用多巴胺或多巴酚丁胺，但慎用洋地黄制剂；降低外周阻力和改善微循环可选用低分子右旋糖酐、苄胺唑啉或苯苄胺。如果出现有高排低阻型的感染性休克可考虑应用血管收缩药，但应严密监测循环功能的情况下进行。③皮质激素的应用：在创伤应激时肾上腺皮质系统活动增强，肾上腺皮质激素分泌增加。但是由于血浆中结合型皮质醇增加，而起作用的游离的皮质醇相对不足，同时创伤应激状态下细胞膜皮质激素受体受损，使其功效减弱。因而使用大剂量外源性皮质激素能起补偿作用。一般主张早期、大剂量、短程应用。④抗生素的应用：创伤应激状态下全身免疫功能下降、缺血缺氧性肠黏膜屏障作用破坏所致肠源性感染或微生物移位可能是导致难逆性休克或 MODS 重要机制之一。因而主张对严重创伤性失血性休克患者应用广谱抗生素，尤其对肠道细菌感染的还要联合应用抗厌氧菌感染的抗生素。

第十章

胃肠恶性肿瘤手术麻醉

手术是治疗外科疾病的有效方法，但手术引起的创伤和失血可使患者的生理功能处于应激状态；各种麻醉方法和药物对患者的生理功能都有一定的影响；外科疾病本身所引起的病理生理改变，以及并存的非外科疾病所导致的器官功能改变，都是围手术期潜在的危险因素。据统计，与麻醉相关的围手术期死亡率为 1/1 388 ~ 1/85 708，但麻醉的风险性与手术大小并非完全一致，手术复杂可使麻醉的风险性增加，然而有时手术并非复杂，但患者的病情和并存病却为麻醉带来许多困难。据分析，在围手术期风险中，来自患者自身的因素约占 85%，手术因素约占 10%，而麻醉用药和操作引起的风险仅占 5%。

为了提高麻醉的安全性，麻醉前应仔细阅读病历，详细了解临床诊断、病史记录及与麻醉有关的检查。术前访视患者时，应结合病史，重点进行体格检查，如生命体征、心肺、脊柱及神经系统，并对共存的疾病进行术前评估，目前均采用美国麻醉医师协会（ASA）的标准，将术前的病情分为 5 级，见如下表 10–1。

表 10–1　ASA 病情分级和围手术期死亡率

分级	标准	死亡率（%）
Ⅰ	体格健康，发育营养良好，各器官功能正常	0.06 ~ 0.08
Ⅱ	除外科疾病外，有轻度并存，功能代偿健全	0.27 ~ 0.40
Ⅲ	并存病较严重，体力活动受限，但尚能应付日常活动	1.82 ~ 4.30
Ⅳ	并存疾病严重，丧失日常活动能力，经常面临生命威胁	7.80 ~ 23.0
Ⅴ	无论手术与否，生命难以维持 24h 的濒死患者	9.40 ~ 50.7

第一节　麻醉前准备

对患者的手术麻醉前准备与疾病的轻重缓急、手术范围的大小有密切关系。按照手术的时限性，外科手术可分为 3 种：急诊手术、限期手术和择期手术。

1. 心理准备　患者手术麻醉前难免有恐惧、紧张及焦虑等情绪，或对手术麻醉及预后有多种顾虑。医务人员应从关怀、鼓励出发，就病情进行综合分析，以恰当的言语和安慰的口气，对患者及家属做适度的解释，取得他们的信任和同意，同时履行书面知情同意手续，包括手术和麻醉同意书等。

2. 生理准备　手术麻醉前应做适应性锻炼，如练习在床上大小便，教会患者正确地咳嗽和咳痰方法，术前 2 周应停止吸烟。施行大中手术者，术前应做好血型和交叉配合试验，备好一定的血液成分。采取各种措施提高患者的体质，预防感染。由于手术创伤和手术麻醉前后的饮食限制，必然会使机体消耗增加，热量、蛋白质和维生素等各种营养物质的摄入不足，以致影响组织修复和创口愈合，削弱防御感染的能力。因此，对于择期和限期手术的患者，都应有一段时间（最好 1 周左右），通过口服或静脉途径，提供充足热量、蛋白质和维生素等各种营养物质。成人择期手术前应 8 ~ 12h 开始禁食，术前 4h 禁饮，小儿术前应禁食（奶）4 ~ 8h，禁水 2 ~ 3h，以防因麻醉或手术过程中的呕吐而引起窒息或吸入性肺炎。必要时可行胃肠减压（表 10–2）。

表 10-2　ASA 术前禁食禁饮指南

年龄	清单液体（h）	牛奶（h）	清单固体食物（h）	煎炸肉类（h）
婴儿	2	4	6	8
儿童	2	4	6	8
成人	2	4	6	8

涉及胃肠道手术者，手术麻醉前 1 ~ 2d 开始进流质饮食，有幽门梗阻的患者，需在术前进行洗胃。对于一般性手术，在手术麻醉前 1 天应做肥皂水灌肠。手术麻醉前，可给予镇静剂，以保证良好的睡眠，入手术室前，应排尽尿液；估计手术时间长的，还应留置尿管；由于疾病原因或手术需要，可在手术麻醉前放置胃管；手术麻醉前应取下患者的义齿，以免麻醉或手术过程中脱落或造成误咽或误吸。遇具体的特殊情况，应延迟手术，如患者有与疾病无关的体温升高，或妇女月经来潮等情况。

第二节　困难气道的预测

呼吸道的管理是围手术期重点项目，术前 Mallanpati 分级评定是目前公认的简便的预计困难气道常用方法，根据舌根不成比例地增大时影响窥视声门的程度进行 Mallampati 分级评定。其评定的方法是患者取直立坐位，头自然位，尽可能张大口，最大限度伸舌进行检查。改良后的分级方法分为以下 4 级：Ⅰ级，可见咽峡弓、软腭和悬雍垂；Ⅱ级，咽峡弓和软腭可见，但悬雍垂被舌根掩盖；Ⅲ级，仅可见软腭，提示插管困难；Ⅳ级，软腭不可见，仅见硬腭，提示插管困难。

第三节　术前特殊准备

为了使麻醉和手术能顺利进行，防范任何意外事件的发生，麻醉前必须对麻醉和监测设备、麻醉用具及药物进行准备和检查。

第四节　术前患者原用药物共识

目前一般主张抗高血压药物应持续使用到手术当日，使血压控制于适当的水平，尤其是不主张术前停用 β 受体阻滞剂类药物，抗心律失常药物可继续使用至手术当日，而术前 24 ~ 48h 应停用洋地黄类药物、血管紧张素转换酶抑制剂和利尿类药物。心绞痛患者内科治疗稳定后再手术，心肌梗死患者至少 3 个月后行择期手术相对安全。

服用单胺氧化酶抑制药（MAOIs）患者，必须于术前 2 ~ 3 周停药，行急诊手术时只宜在局麻下施行，用药需慎重。服用三环类抗抑郁药患者，术前最好也停药 2 周以上。

服用阿司匹林等抗凝药物的患者，如无特殊，术前要求至少停药 1 周，以防加重术中出血。使用肝素的患者应在停药后 4 ~ 6h 以上才考虑手术，行急诊手术的患者应用鱼精蛋白紧急中和体内肝素方可手术，而低分子肝素则需停用 12h 以上。

糖尿病患者术前血糖应控制在 7.0 ~ 10.0mmol/L 范围，尿酮体（－），口服降糖药的 2 型糖尿病患者应在手分术当天停用二甲双胍类、磺脲类、葡萄糖苷酶抑制剂类药物，使用胰岛素的患者应加强围手术期血糖的监控，预防糖尿病酮症酸中毒、高渗性非酮症性昏迷和低血糖的发生。抗甲状腺药物、抗生素药物等可继续使用至手术前。

第五节　麻醉前用药

麻醉前用药目的在于消除患者紧张、焦虑及恐惧的心情，增强合作性；抑制呼吸道腺体的分泌功能，防止误吸；消除围手术期的不良反射，特别是迷走神经反射，维持血流动力学的稳定。

麻醉前用药一般在麻醉前 30 ~ 60min 肌内注射。精神紧张者，可于手术前 1 晚口服催眠药或安定镇定药，以消除紧张情绪（表 10-3）。

表 10-3 常用麻醉前用药

药物类型	药名	作用	用法和用量（成人）
安定镇静药	地西泮（diazepam）	安定镇静、催眠、抗焦虑、	肌内注射 5 ~ 10mg
	咪达唑仑（midazolam）	抗惊厥	肌内注射 0.04 ~ 0.08mg/kg
催眠药	苯巴比（phenobarbital）	震惊、催眠、抗惊厥	肌内注射 0.1 ~ 0.2g
镇痛药	吗啡（morphine）	镇痛、镇静	肌内注射 0.1mg/kg
	哌替啶（pethidine）		肌内注射 1mg/kg
抗胆碱药	阿托品（atropine）	抑制腺体分泌、解除平滑肌	肌内注射 0.01 ~ 0.02m/kg
	东莨菪碱	痉挛和迷走神经兴奋	肌内注射 0.2 ~ 0.6mg

胃肠道主要功能是消化吸收代谢排泄，这些脏器发生病变导致相应的生理功能改变及内环境紊乱，因此患者需要在麻醉前接受完备的术前评估与准备，尽可能纠正病理生理，以增加手术与麻醉的安全性。胃肠道每天可分泌大量含有相当量的电解质的消化液，因胃肠道内肿瘤发生蠕动异常或者梗阻，消化液不仅大量存留在胃肠道内，还因呕吐腹泻使大量的体液丢失，导致水电解质含量锐减，酸碱平衡紊乱。为此纠正体液电解质及酸碱失衡是麻醉手术前准备的一项重要内容。

胃肠道肿瘤根治术可因手术部位血液循环丰富和止血困难而发生术中大量失血、渗血导致严重低血压，需开放足够且通畅的静脉通路，有必要进行有创性动脉血压监测和中心静脉压的监测，及时输注胶体等维持循环系统稳定。肠梗阻巨大腹内肿瘤大量腹水患者，麻醉手术中可因腹内压骤然改变而发生血流动力学及呼吸的明显变化。当肿瘤摘除后，放腹水和解除肠梗阻后容易引起血流动力学变化致血压下降。遇到此情况，应与术者合作，让腹内压缓慢下降，同时加快补液，必要时用血管收缩药如麻黄碱纠正。腹内压下降后，有时也会使回心血量增加而导致心脏负荷增加，应强心利尿。胃肠恶性肿瘤患者，术前常因腹内压过高使膈肌活动受限而有呼吸功能障碍，椎管内麻醉期间应给予适当的辅助呼吸。腹内操作，尤其是膈肌下操作也会影响膈肌运动和压迫心脏大血管，需要注意监测预防和及时对症处理。手术操作常有内脏牵拉反应。术中牵拉反射除可导致恶心呕吐和疼痛外，更可引起副交感神经兴奋致循环系统改变，如牵拉胃肠可致血压下降，心率减缓。尤其是椎管内麻醉，不能完全阻断这种位于延髓的反射，故麻醉中应常规加用局部麻醉药和备用麻黄碱和阿托品，以便及时处理。椎管内麻醉导致低血压，术中探查腹部出现牵拉反射可导致术中恶心呕吐，因而要预防误吸的并发症。呕吐或反流误吸是胃肠道手术麻醉常见的并发症和死亡原因之一。消化器官的分泌液和内容物可导致急性呼吸道梗阻，吸入性肺炎或肺不张，麻醉前应采取有效的预防措施。

胃肠恶性肿瘤，常伴便秘、呕吐、腹泻、便血、肠梗阻等消化功能紊乱，不少患者有贫血和营养不良。因此术前纠正严重贫血与低蛋白血症，尽可能使血红蛋白 > 100g/L，血浆总蛋白 > 60g/L。适当补充电解质和调整酸碱平衡紊乱，力求围手术期麻醉平稳和减少并发症。为防止麻醉呕吐误吸，有利于术后胃肠功能恢复，胃肠恶性肿瘤手术常规置入胃管施行胃肠减压。全麻患者应了解术前所用的抗生素的情况，注意与肌肉松弛药与之协同导致呼吸抑制影响复苏。

胃癌等胃部恶性肿瘤行胃大部切除术的患者宜选择安全且有效的全身麻醉。结肠直肠手术部分病例可选择硬膜外阻滞或腰硬联合麻醉。通过硬膜外管分次少量注药，使阻滞平面控制在 T_4 以下，对呼吸循环的影响小。为了消除术中内脏牵拉反应，可应用局麻药行胃小弯和肠系膜等部位神经阻滞，也可适当应用镇静镇痛药物，使镇痛与肌松效果达到满意。全身麻醉或全身麻醉联合硬膜外麻醉适用于创伤较大的胃癌、直肠癌根治手术等。目前国内全身麻醉诱导药物多选用镇静药物丙泊酚（1 ~ 2mg/kg）、镇痛药物芬太尼（3 ~ 5μg/kg）或瑞芬太尼 0.1μg/kg 和非去极化肌松药维库溴铵（0.08 ~ 0.1mg/kg）或者罗库溴铵（0.5 ~ 1mg/kg）。

全身麻醉维持麻醉的药物多选用丙泊酚 [2 ~ 4mg/（kg·h）]，瑞芬太尼 [0.1 ~ 0.3μg/（kg·min）] 微泵输注，维库溴铵或者罗库溴铵和吸入麻醉药异氟烷或者七氟烷。全身麻醉可达到肌肉松弛、镇痛完善而术后患者清醒快。麻醉时应重点监测 ECG、SPO_2、BP、RR 和尿量等情况，危重患者或者创伤较大手术可行有创动脉压（ABP）、中心静脉压（CVP）、血气分析等监测。小儿和老年患者注意体温监测。对于失血量不多、术前无贫血患者，在出血量允许的范围内应用等量血浆代用品或者 3 倍于失血量的晶体液补充即可维持有效循环血容量。肿瘤患者输血后产生的免疫反应对预后的不良影响已得到证实，因此，肿瘤手术患者尽可能少输血或不输血。

第十一章

产科麻醉

第一节　孕妇妊娠期生理改变

妊娠期孕妇的生理发生了显著改变，随着妊娠时间的推移，这些改变更加显著，特别是高危产妇，这些生理改变会对麻醉产生影响。作为麻醉医师，除了要掌握麻醉方面的专业知识和技能外，还应该掌握孕妇妊娠期的生理改变、病理产科以及麻醉方法和药物对母体、胎儿的影响等方面的知识，尽最大所能保障母婴的安全。

妊娠期全过程从末次月经第一日开始计算，平均 280 天，即 40 周。临床上分为三个时期：13 周末之前称为早期妊娠，第 14 ~ 27 周末称为中期妊娠，第 28 ~ 40 周末称为晚期妊娠。分娩全过程是从开始出现规律宫缩至胎儿胎盘娩出为止，简称总产程。第一产程又称宫颈扩张期，是指从开始出现间歇性 5 ~ 6 分钟的规律宫缩，到宫口开全的一段时间。初产妇需 11 ~ 12 小时，经产妇需 6 ~ 8 小时。第二产程又称胎儿娩出期，是指从宫口开全到胎儿娩出的这段时间。初产妇需 1 ~ 2 小时；经产妇通常数分钟即可完成，但也有长达 1 小时者。第三产程又称胎盘娩出期，是指从胎儿娩出到胎盘娩出的时间，通常需 5 ~ 15 分钟，不超过 30 分钟。

一、循环系统

妊娠期间，由于新陈代谢负担增加、循环血量增加及内分泌的改变，使得母体在血容量、血流动力学及心脏方面都发生较大变化，以适应胎儿生长发育及分娩的需要。

（一）心脏改变

妊娠期间心电图发生典型改变。从妊娠第 8 ~ 10 周开始，心率逐渐加快，34 ~ 36 周时达高峰，以后逐渐下降。单胎妊娠心率一般可增加 10 ~ 15 次 /min，心脏容量可增加 10% 左右。妊娠后期心电图检查有电轴左偏，这与心脏沿长轴旋转有关。有些孕妇在Ⅲ导联出现 Q 波和 T 波倒置，Q 波在深吸气后可减小，T 波在深吸气后倒置减轻或转为直立。AVF 导联一般无 Q 波。上述心电图改变均可于产后消失。另外，妊娠期还可能出现房性或室性期前收缩等心律失常表现。

妊娠期高动力性循环使心音加强，肺动脉瓣区和心尖区出现 2 ~ 3 级收缩期吹风样杂音。有时因肺动脉生理性扩张，在肺动脉瓣区可出现吹风样舒张期杂音，酷似肺动脉瓣关闭不全的杂音，但产后即消失。妊娠后期，因子宫增大，横膈上升，可使心脏向左前方移位，大血管轻度扭曲，心尖部可产生收缩期杂音及肺动脉瓣第二心音亢进，但心电图正常。

（二）妊娠期血流动力学改变

妊娠期间心排血量有所增加，开始于妊娠第 5 周，并于妊娠早期末增加 35% ~ 40%。在妊娠中期，心排血量继续增加直至接近比非妊娠妇女心排血量大 50% 的水平。妊娠晚期，心排血量维持此水平不变。

心排血量取决于心率和每搏量。心排血量最初的变化可归因于妊娠第 4 ~ 5 周心率的加快。至妊娠早期末心率加快可高于基线 15% ~ 25%，并且在妊娠后期基本维持此水平。每搏量于妊娠的第 5 ~ 8 周可增加约 20%，而到了妊娠中期末可增加 25% ~ 30%，并且保持此水平直至分娩。每搏量的增加与雌激素升高有关。因为妊娠期间孕酮和雌二醇可引起血管平滑肌松弛以致血管扩张，外周血管阻力下降约20%。外周血管阻力的下降可使收缩压和舒张压下降，心率和心脏每搏量反射性地升高，从而导致心排血量的增加。

妊娠期间，左室舒张末容量增加，而收缩末容量保持不变，从而导致射血分数增大。妊娠期间的中心静脉压、肺动脉舒张压和肺毛细血管楔压都在非孕时的正常值范围内。

怀孕期间心排血量的增加可导致子宫、肾脏以及四肢的灌注增加。流向脑部和肝脏的血流无变化。足月妊娠时孕妇皮肤血流量接近非妊娠水平的 3 ~ 4 倍，导致皮肤温度升高。肾脏血浆流量于妊娠 16 ~ 26 周增加 80%，但在足月妊娠时降至高于非妊娠水平的 50%。

（三）分娩期和产褥期血流动力学改变

与分娩前的心排血量相比，第一产程初期的心排血量增加约 10%，第一产程末约增加 25%，第二产程增加约 40%。子宫收缩期间，300 ~ 500mL 血液可从绒毛间隙流入中心循环（相当于自体输血）；子宫内压力增加迫使血液从绒毛间隙流向相对畅通的卵巢静脉流出系统。产后由于腔静脉受压解除、下肢静脉压减小和孕妇血管容量下降的共同作用使心排血量增加。心排血量在产后 24 小时下降至分娩前水平，在产后 12 ~ 24 周恢复到孕前水平。分娩结束后心率迅速下降，并在产后两周时恢复到孕前心率水平，而在之后的几个月内心率较孕前水平稍低。

（四）血压改变

体位、孕龄以及产次均可影响孕妇的血压测量值。坐位时血压高于卧位。侧卧位时，70% 的孕妇血压测量值可下降 10%，8% 的孕妇血压可下降 30% ~ 50%。仰卧位时可出现仰卧位低血压综合征，但改变体位后好转。舒张压比收缩压下降程度更大，舒张压早在妊娠中期时即可下降近 20%。

血压的改变与全身血管阻力的改变是一致的。全身血管阻力在妊娠早期时下降，于妊娠 20 周时降至最低点（下降 35%），而在妊娠后期升高。全身血管阻力的下降，是由低阻力血管床（绒毛间隙）的发育以及前列腺素、雌二醇和孕酮作用所致的血管扩张引起的。

妊娠期间上肢静脉压无改变，下肢静脉压于妊娠后期升高，在卧位和坐位时更加明显，可由 0.98kPa（10cmH_2O）增加到 2 ~ 3kPa（20 ~ 30cmH_2O）。下肢静脉压升高的主要原因是机械性压迫所致，这里包括增大的子宫在骨盆入口上方压迫下腔静脉，以及胎头在骨盆侧壁处压迫髂静脉。故在进行中心静脉压测量时应从上腔静脉测量，以避免因增大的子宫压迫而导致下腔静脉测量值偏高。

二、血液系统

（一）血容量变化

自妊娠第 6 周起，母体血容量开始增多，孕 32 ~ 34 周时达高峰，增加 40% ~ 45%，妊娠 34 周后，血浆容量基本稳定或稍有减少。妊娠末期，孕妇循环血容量大部分用于妊娠子宫的血液灌注。胎儿和母体产生的激素可使孕期血浆容量升高。另外，在血管紧张度下降情况下，血浆容量的增加是维持适当血压的一种生理反应。雌激素可升高肾素活性，从而通过肾素 - 血管紧张素 - 醛固酮系统增加钠的吸收和水的潴留。其机制可能是由于胎儿肾上腺产生了雌激素的前体脱氢表雄酮。孕酮也能增加醛固酮的分泌。这些改变导致血浆中肾素活性和醛固酮水平生明显升高，同时也使钠潴留和身体水分总量显著升高。分娩前应适当控制液体的输入量，否则可能会增加水、钠潴留，增加心脏负担，不利于产后恢复。

自孕 6 ~ 8 周母体血容量开始增加，孕 32 ~ 34 周时达高峰，增加 40% ~ 45%，平均增加 1 450mL。其中血浆增加约 1 000mL，因血浆增加多于红细胞增加，血液相对稀释。

（二）红细胞

血细胞比容降至 31% ~ 34%，血小板减少 10% ~ 20%. 这是因为血浆的增长速度要明显高于红细胞及血小板，导致相对性的贫血。孕妇储备铁约 500mg，为适应红细胞增生及胎儿成长和孕妇各器官生理变化的需要，容易缺铁。

（三）白细胞

从妊娠 7 周起开始增加，至妊娠 30 周时达高峰，主要为中性粒细胞增多，淋巴细胞增多不明显，而单核细胞和嗜酸性细胞几乎无改变。

（四）血浆蛋白

妊娠初期血浆白蛋白浓度从 4.5g/dL 下降至 3.9g/dL，而到足月时下降为 3.3g/dL。妊娠初期球蛋白下降 10%，之后的整个妊娠期均呈上升趋势，直至足月时，球蛋白较孕前水平升高 10%。妊娠期间白蛋白 / 球蛋白比值（白 / 球比）从 1.4 下降至 0.9，血浆总蛋白浓度约从 7.8g/dL 下降至 7.0g/dL。妊娠期间母体胶体渗透压减小近 5mmHg。妊娠初期血浆胆碱酯酶浓度下降约 25% 并保持此水平直至妊娠末期。

（五）凝血功能

妊娠期血小板的更新、聚集以及纤维蛋白溶解增强。因此，妊娠时血管内凝血加快，但属于代偿状态。

妊娠期间凝血因子亦发生改变（表 11-1）。大多数凝血因子浓度的升高、凝血酶原时间和部分凝血活酶时间的缩短、纤维蛋白肽 A 浓度的增加以及抗凝血酶Ⅲ浓度的降低，均提示凝血系统的激活。血栓弹力图的改变也提示妊娠处于高凝状态。

表 11-1　足月妊娠时凝血和纤溶参数

浓度升高的因子：
Ⅰ因子（纤维蛋白原）、Ⅶ因子（转变加速因子）、Ⅷ因子（抗血友病因子）、Ⅸ因子（抗血友病因子 B)、
Ⅹ因子 (Stuart -Prower 因子)、Ⅻ因子（Hageman 因子）
浓度不变的因子：
Ⅱ因子（凝血酶原因子）、Ⅴ因子（促凝血球蛋白原）
浓度下降的因子；
Ⅺ因子（凝血碑原激啤前身物）、XⅢ因子（纤维蛋白稳定因子）
其他参数：
凝血酶原时间：缩短 20%
部分凝血活酶时间：缩短 20%
血栓弹力图：高凝状态
纤维蛋白肽 A 浓度：升高
抗凝血酶Ⅲ浓度：降低
血小板计数：不变或减少
出血时间：不变
纤维蛋白降解物浓度：升高
纤溶酶原浓度：升高

妊娠期血浆纤维蛋白原比非孕期增加 50% ～ 75%，孕末期可达 400 ～ 500mg/dL。红细胞表面负电荷改变，红细胞沉降率加快。妊娠期纤维蛋白溶酶增加，优球蛋白溶解时间延长，表明纤溶活性降低，分娩后纤溶活性迅速增高。

从分娩开始的产后第一天内，血小板计数、纤维蛋白原、Ⅷ因子和纤溶酶原迅速下降，同时抗纤维蛋白溶解活性增加。产后第一天凝血时间仍然缩短，血栓弹力图仍然为高凝状态。产后 3 ～ 5 天，纤维蛋白原浓度和血小板计数升高，这些改变可以解释为何产褥期血栓并发症高发。产后两周后，凝血功能恢复到怀孕前状态。

三、呼吸系统

妊娠早期已出现肋膈角增宽，肋骨向外扩展，使胸腔前后径及横径各增加 2cm，胸周径增加 5 ～ 7cm。妊娠后期子宫增大，腹压增高，使横膈抬高约 4cm，但胸腔总体积无缩小。

从妊娠早期开始，喉黏膜、鼻黏膜和口咽黏膜毛细血管就开始充血，并且在整个妊娠期间充血加剧。孕妇出现呼吸浅快可能是因为鼻充血。

妊娠 12 ～ 38 周的孕妇 Mallampati 分级为Ⅳ级的比例升高 34%。呼吸道的血管充血可导致口腔、鼻咽、喉部及气管黏膜的水肿。呼吸道水肿可致困难插管，且黏膜较易破损。有上呼吸道感染、先兆子痫、输液过多、妊高征以及在第二产程时用力分娩的孕妇，其呼吸道水肿更为明显。

怀孕期间，孕妇肺功能最明显的变化是功能残气量（functional residual capacity，FRC）的变化。在妊娠期间，FRC 减少了 20% 左右。这主要是由于子宫增大导致膈肌上抬所致。FRC 的减少使孕妇氧的储存能力明显减少。潮气量（VT）增加 40%，分钟通气量增加 50%。通气量增多使孕妇动脉 $PaCO_2$ 减低 15% 左右，HCO_3^- 减少 15% 左右，动脉血氧分压（PaO_2）轻度增高，氧合血红蛋白离解曲线右移，这有利于氧在组织中的释放。

孕妇氧耗增加 20% ~ 50%。储氧能力的减少和氧耗的增加使孕妇更容易发生缺氧。在分娩期间，特别是第一和第二产程，由于疼痛难忍，孕妇的分钟通气量和氧耗量骤增，比非妊娠妇女增高约 300%，导致孕妇出现低二氧化碳血症（$PaCO_2$ 降至 20mmHg 或更低），pH 值升高（pH7.55）。呼吸性碱中毒可使血管收缩，影响胎儿血供。另外，在宫缩的间歇期，由于疼痛缓解，血中低 $PaCO_2$ 可使孕妇呼吸减弱，可导致低氧，对孕妇和胎儿不利。

四、消化系统

（一）解剖学改变

随着妊娠进展，胃肠道受增大子宫的推挤，使盲肠、阑尾移向腹腔的外上方；妊娠后期子宫压迫直肠，可加重便秘，并可因静脉血流淤滞而出现痔疮；至妊娠晚期，胃向左上方膈肌顶部推移，并且胃的轴线较其正常的水平位向右旋转近 45 度，形成程度不等的水平位。由于胃肠道解剖位置的改变，使急腹症的体征发生变异，易导致临床诊断上的困惑。胃的位置改变使得大多数孕妇的腹段食管移位至胸腔。这就导致可防止胃内容物反流的食管下段高压区（LEHPZ）压力降低，同时孕酮也可使 LEHPZ 松弛。约 30% ~ 50% 的女性在妊娠期间出现胃食管反流症状。

（二）胃肠动力改变

整个妊娠期间液体和固体的胃排空并无改变。妊娠期间食管蠕动和小肠运输减慢。这些胃肠动力的改变与胎盘分泌大量孕酮引起全身平滑肌普遍松弛有关。这种抑制效应也可能是妊娠期间孕酮使血浆胃动素浓度下降而产生的间接作用。此外，分娩时的疼痛、焦虑也会明显影响胃的排空能力。分娩孕妇进食后 8 ~ 24 小时行超声检查，发现 41% 的孕妇胃内还存留固体食物，而非妊娠妇女进食后 4h 胃内就找不到固体食物。另外，妊娠妇女的胃内压增加，而食管下段高压区压力降低。所有这些都增加了发生反流、误吸的危险性。

（三）胃酸分泌

在怀孕期间，由于胎盘分泌的促胃酸激素的水平升高，孕妇胃酸的分泌增加。

五、内分泌和代谢

（一）垂体

妊娠期垂体的体积和重量均增加，体积比妊娠前增加 20% ~ 40%，重量几乎增一倍。垂体前叶增大 1 ~ 2 倍，分泌垂体泌乳素的嗜酸细胞增多、增大，形成所谓的“妊娠细胞”。这种生理性增大可能导致头痛，也可压迫视神经交叉而致双颞侧偏盲，产后 10 天左右随着垂体的缩小而恢复。

垂体的这种改变增加了垂体前叶对出血的敏感性。因此，产后出血性休克常使垂体前叶供血不足或形成血栓，造成增生、肥大的垂体前叶发生坏死，而出现席汉综合征（Sheehan’s syndrome）。垂体后叶的血液供应直接来自动脉，它不受低血压的影响。临床麻醉时应避免较长时间的低血压，必要时应及时使用升压药，以避免给产妇带来不可逆转的后遗症。

（二）甲状腺

妊娠期间由于甲状腺滤泡和血管增生使得甲状腺增大 50% ~ 70%，造成甲状腺 1、2 度肿大者占 30% ~ 40%。受大量雌激素影响，肝脏产生的甲状腺素结合球蛋白增加，可导致妊娠初期三碘甲状腺原氨酸（T_3）和甲状腺素（T_4）浓度升高 50%，并且持续整个妊娠期。妊娠期血浆总 T_3 和 T_4 的浓度虽然升高，但游离 T_3（FT_3）和游离 T_4（FT_4）的血浆浓度却基本保持在正常范围之内，甚至有轻度下降。故孕妇通常无甲状腺功能亢进表现。

妊娠初期促甲状腺激素浓度下降但此后立即恢复到非妊娠水平，并在此后的妊娠期内不发生进一步改变。妊娠期甲状腺对血浆中碘的摄取量增加。因此，妊娠期应增加饮食中碘含量。

（三）甲状旁腺

呈生理性增生，激素分泌增加，钙离子浓度下降，临床上多见低钙血症。

（四）胰腺

妊娠期间胰岛增大，β 细胞数目增多。妊娠中期血浆胰岛素水平开始增高，妊娠末期达高峰，葡萄糖耐量试验显示，胰岛素水平较非孕期明显增高。但由于妊娠期产生的胎盘生乳素、雌激素和孕激素等有拮抗胰岛素的功能，因此血糖水平下降缓慢，恢复延迟。因胰腺对葡萄糖的清除能力降低，故孕妇靠增加胰岛素的分泌来维持体内糖代谢。孕妇的空腹血糖与非孕妇相似或稍低，如果胰岛的代偿功能不足，不能适应这些改变，则将于妊娠期首次出现糖尿病，称为妊娠期糖尿病。

（五）肾上腺

孕期肾上腺皮质的形态无明显改变，但由于妊娠期雌激素增加，血清皮质醇浓度亦增加，说明孕期肾上腺皮质激素处于功能亢进状态。

肾上腺分泌的皮质醇及醛固酮等激素从孕 12 周开始增加，到妊娠末期达非孕期的 3 ～ 5 倍，半衰期延长，清除率降低。妊娠期间由于雌激素水平升高，引起肝合成皮质类固醇结合球蛋白（CBG）浓度增加一倍。升高的 CBG 可使血浆皮质醇浓度在妊娠初期末升高 1 倍，而到足月时可升高 2 倍，在妊娠末期的最后几天，未结合的、具有代谢活性的皮质醇浓度为非妊娠水平的 2.5 倍。游离皮质醇增加是由其产生增加和清除率下降所致。与蛋白结合的皮质类固醇受 CBG 增加和人血白蛋白下降的影响。通常在糖皮质激素浓度较低时就可使 CBG 结合能力饱和。妊娠期间倍他米松清除率升高，这很可能是由于它可通过胎盘酶代谢。

肾上腺髓质所产生的肾上腺素和去甲肾上腺素都无改变，但到临产后这两种激素可因对子宫收缩的应激反应而增多。

（六）代谢

妊娠初期基础代谢率稍下降，妊娠中期逐渐增高，妊娠晚期可增高 15% ～ 25%，氧耗量增加 20% ～ 30%，主要供子宫血管营养区域所用。

妊娠期糖代谢变化显著，在皮质激素及胎盘生乳素抑制胰岛功能的影响下，外周葡萄糖利用率降低，肌肉糖原储备量减少，血糖升高，餐后高血糖持续时间长。由于肾小球滤出的糖量超过肾小管回吸收量，20% ～ 30% 的孕产妇可有间断性尿糖现象。近年，对孕期饥饿低血糖的发生有了进一步的认识。非孕妇饥饿后血糖浓度平均为 3.6mmol/L（66mg/dL），而孕妇为 3.3mmol/L（60mg/dL）。禁食 48 小时后，孕妇的血糖浓度下降更剧，可低于 2.2mmol/L（40mg/dL），最后可出现酮尿，麻醉管理上应予以重视。高位椎管内麻醉和全身麻醉可能掩盖低血糖症状，应特别引起注意。妊娠期蛋白质代谢增强，但仍保持正氮平衡。由于生理性血液稀释，血浆总蛋白可降低 13%，平均为 62.5g/L，导致胶体渗透压下降，易发生水肿。

妊娠期分泌的大量甾体类激素对水和电解质的潴留起重要作用。妊娠期水的交换面积扩大，在母体与胎儿之间发生大量水及电解质代谢，其特点是总体液量增加伴随等渗的盐潴留。妊娠期水潴留主要发生在组织间隙。

六、中枢神经系统

孕妇对局麻药物和全麻药物的敏感性都增高，因此对麻醉药的用量需求比非妊娠妇女要低，但其机制尚未完全清楚。

妊娠期氟烷和异氟烷的最小肺泡有效浓度分别降低 25% 和 40%。有人认为这是妊娠时孕妇体内各种激素水平发生了改变所致。还有人认为，孕妇吸入麻醉药的 MAC 值的降低是由于孕妇内啡肽系统发生了改变，导致孕妇对疼痛的耐受力升高。

对于蛛网膜下隙麻醉或硬膜外麻醉，局麻药减少 30% ~ 50% 的用量，就可达到理想的平面。一般认为，由于妊娠妇女腹腔压力增大，硬膜外静脉怒张，从而使硬膜外和蛛网膜下隙的间隙减小，导致局麻药的用量减少。虽然脊柱发生的解剖学和力学方面的改变可能是导致此现象发生的原因之一，但是在妊娠初期还未发生明显的力学改变时就发现孕妇对于局麻药的需求量减少。

第二节　产科麻醉药理学

围生期药理学涉及三个最重要部分：母亲、胎盘、胎儿。三者相互作用，影响妊娠期间的药物应用。

一、母体因素

药物到达胎盘交换部位依赖于渗入到绒毛间隙的子宫血流率。到达绒毛间隙药物的子宫动脉内浓度依赖以下因素：总剂量、给药途径、麻醉药物中存在肾上腺素、母体代谢与排泄、母体蛋白结合、母体的 pH 与药物的 pKa。

（一）剂量

无论何种给药途径，增加用药剂量会增加母体脉血药浓度，结果也会增加胎儿的血药浓度。

（二）注射部位

静脉给药时血药浓度峰值最高。骶椎硬膜外注射局麻药比腰椎硬膜外注射在母体内的血药浓度峰值高，而腰椎硬膜外、外阴、颈部侧面注射局麻药后母体的血药浓度相似。

（三）佐剂

肾上腺素能降低母体利多卡因、甲哌卡因血药浓度峰值的 30% ~ 50%，而对布比卡因、依替卡因的影响很小。

（四）个体药动学

妊娠相关疾病，如先兆子痫，可能会因肝脏代谢障碍和肝血流的减少而导致母体麻醉药的血药浓度较高，对于一些肝清除率较高的药物，如利多卡因，尤其如此，因其代谢对肝血流因素更敏感。

蛋白结合对胎盘转运麻醉药物的潜在影响目前知之甚少。严重先兆子痫引起的母体血浆蛋白水平的降低，可能会使进入胎儿体内的麻醉药增多。但胎盘对具有不同蛋白结合力的药物的转运能力尚不确定。局麻药的血浆蛋白结合力因不同药物及其浓度不同而不同，利多卡因和甲哌卡因的结合率分别为 50% 和 70%，布比卡因和依替卡因的结合率为 95%。妊娠可能降低某些药物的蛋白结合。例如，妊娠期间，布比卡因血浆蛋白结合力下降。在评价局麻药蛋白结合意义时，药物 – 蛋白解离率很重要。

药物的 pKa 是其处于 50% 离子化时的 pH 值。由于大多数局麻药的 pKa 在 7.6 ~ 8.9 之间，这与机体生理状态下的 pH 值很接近。母体和胎儿血液 pH 值改变可使药物离子化程度及其胎盘转运发生变化。胎儿酸中毒时可发生一种称为“离子障”的现象，因为胎儿血 pH 值降低使碱性局麻药（如利多卡因）离子化程度高，这种现象可能是病态胎儿药物蓄积的原因。

二、胎盘因素

对孕妇进行的药物治疗中，许多药物都可以通过胎盘，从而对胎儿产生远期效应。在对孕妇用药后，一定量的药物将通过胎盘进入胎儿血液循环。药物通过以下三条途径透过胎盘屏障：简单扩散、主动转运和胞饮作用。药物通透性取决于多种因素，包括分子量大小、蛋白结合率、脂溶性、母体血药浓度和母体及胎儿血 pH 值。药物到达绒毛间隙后，单位时间内转运量可用散公式来表示，其表达式为：

$Q/t=KXA\times（C_m \sim C_f）/D$

Q/t 为跨膜通透率，K 为扩散系数，A 为可进行物质交换的半透膜表面面积，$C_m \sim C_f$ 为母体和胎儿血液循环中药物浓度梯度，D 为膜的厚度。

大分子物质较难通过胎盘屏障，小于 500D 的分子易通过。大多数用于孕妇的药物都是小分子量物质，因此很容易通过胎盘到达胎儿血液循环。脂溶性高的药物也同样易于穿过胎盘屏障。离子化程度高、脂溶性低的药物（如非去极化肌松药）很难透过胎盘屏障。

三、胎儿因素

一旦药物透过胎盘，胎儿对药物的摄取、分布、代谢、排泄决定药物的清除和生理作用。

（一）摄取

胎儿对药物的摄取取决于胎儿血液中药物（包括溶解于血浆中的药物和与红细胞及血浆蛋白结合的药物）的可溶性、胎儿向绒毛间隙的血流量及分布以及流回胎儿血液中的药物浓度。另外，母体和胎儿的血液间的 pH 梯度也影响药物的平衡浓度。

1. 药物的蛋白结合　胎儿的总蛋白量较少，对多种药物（例如某些局麻药、苯巴比妥、哌替啶等）的蛋白结合力均低于母亲，因此血浆中的游离药物相对更多。当游离药物血浆水平一样时（达到平衡），胎儿的总血药浓度低于母亲。

2. 药物的脂溶性和解离度　高度脂溶性药物（例如布比卡因和依替卡因）被胎儿组织大量吸收，降低了胎儿血浆药物浓度。胎儿的 pH 对决定药物的离子化程度很重要。当胎儿发生酸中毒时，弱碱类药物（例如局麻药、阿片类药物）的离子化程度升高，不易通过胎盘返回母体，结果造成胎儿血浆中药物蓄积。这种现象称为“离子障”（ion trapping）。

3. 脐血流量　足月时的脐血流量约为 600mL/min，占胎儿心排血量的 50%。脐血流量减少时，胎儿－母亲血药浓度的比值增加，但药物经胎盘转运的速度减慢。

（二）分布

胎儿循环独特（图 11–1），能够极大地改变药物的分布，药物在脐静脉和脐动脉中的浓度有显著差异。脐动脉血药浓度是胎儿脑内浓度的真实反映。胎儿组织对药物的摄取受血液循环分布的影响，灌注丰富的器官组织（例如脑、心脏和肝脏）中药物浓度较高。窒息和酸中毒可使胎儿的循环分布发生变化，更多的心排血量灌注脑、心脏和胎盘会进一步增加脑、心脏和肝脏对药物的摄取。

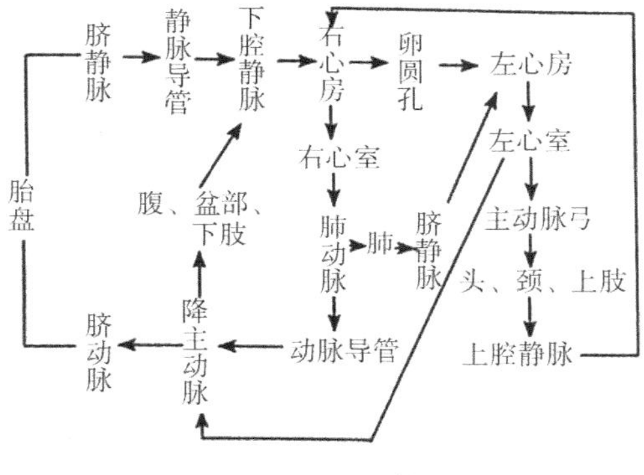

图 11–1　胎儿血液循环

（三）代谢和清除

从胎盘经脐静脉进入胎体的药物，约有 50% 进入肝脏被逐渐代谢，其余部分则从静脉导管经下腔静脉进入体循环，待到达脑循环时药物已经稀释，因此，脑组织中麻醉药浓度已相当低。但胎儿与新生儿血脑屏障的通透性高，药物较易通过，尤其在呼吸抑制出现 CO_2 蓄积和低氧血症时，膜通透性更增大。

胎儿肝的重量为体重的 4%（成人为 2%）。近年来发现胎儿肝内的细胞色素 P450，与 NADPH- 细胞色素 C 还原酶、葡萄糖醛酸转移酶的活性等与成人无显著差异，因此肝脏对药物的解毒功能无明显差别。

胎儿与新生儿的肾小球滤过率差，对药物排泄能力比成人低，并相对缓慢。肾小球滤过率为成人的 30% ~ 40%，肾小管排泄量比成人低 20% ~ 30%，尤其对巴比妥类药排泄缓慢。

四、母体用药对胎儿和新生儿的影响

母亲用药对胎儿和新生儿的作用包括：药物的直接影响，因子宫胎盘血流量、子宫张力和收缩力以及产程和分娩方式的变化而造成的间接影响。麻醉药和麻醉性镇痛药都有不同程度的中枢抑制作用，且均有一定数量通过胎盘进入胎儿血液循环。因此，在用药时必须慎重考虑用药方式、剂量、用药时间以及胎儿和母体的全身情况。如果胎儿在药物抑制高峰时刻娩出. 则有可能发生新生儿窒息，对早产儿更应慎重。

（一）局麻药

局麻药注入硬膜外间隙，母体静脉血局麻药浓度可在 20 ~ 30 分钟时达最高值，脐静脉血中浓度在 30 分钟时达最高值。不同的局麻药进入胎盘的速度也不同，影响因素有：

1. 局麻药与母体血浆蛋白的结合度　局麻药与母体血浆蛋白结合度高者，通过胎盘量少，进入胎儿血的量也小。

2. 局麻药的分子量　在 350 ~ 450 以下的物质容易通过胎盘，常用的局麻药的分子量都在 400 以下，故均较易通过胎盘。

3. 局麻药的脂质溶解度　局麻药中，脂质溶解度较高者，均较易于进入胎盘。如利多卡因溶解度为 30.2，较易通过胎盘。

4. 局麻药在胎盘中的分解代谢　酰胺类局麻药如利多卡因、布比卡因，大部分在肝脏经酶的作用而失活，不被胎盘分解；其代谢过程也远较酯类局麻药缓慢。因此大量用酰胺类局麻药的不良反应较酯类者多，但由于前者作用可靠，渗透性强，作用时间较长，不良反应尚不多，故仍被普遍用于产科。

酯类局麻药如普鲁卡因、氯普鲁卡因、丁卡因等，大多经血浆或肝内假性胆碱酯酶水解，也在胎盘内水解，因此移行至胎体的量少，故较安全。

局部浸润普鲁卡因时，3 ~ 5 分钟即可通过胎盘，但对胎儿呼吸及子宫收缩均无影响。利多卡因注入硬膜外间隙 3 分钟后，胎儿血内的浓度约为母血浓度的 1/2，加用肾上腺素可降低母胎血内浓度，但不能延缓透过胎盘的速率。

布比卡因：化学结构和药理作用与丙胺卡因类似，作用维持时间长，胎儿娩出时脐血内浓度相当于母血的 30% ~ 40%。

罗哌卡因：该药作用强度大于布比卡因，对运动神经阻滞弱于布比卡因，蛋白结合率 95%，毒性作用特别是心脏毒性作用小，0.125% 以下的浓度可产生感觉阻滞而不产生运动神经阻滞，是产科镇痛较理想的局麻药。

（二）麻醉性镇痛药

麻醉性镇痛药如吗啡、哌替啶、芬太尼等，都极易透过胎盘，且对胎儿产生一定的抑制。

1. 哌替啶　全身用药仍然是分娩镇痛的常用药物。常用剂量为 25 ~ 50mg 静脉注射或 50 ~ 100mg 肌内注射，作用维持 3 ~ 4 小时。

哌替啶易于通过胎盘，静脉注射后 1 分钟即出现在胎儿血液中、6 分钟即在母亲和胎儿间达到平衡；改用肌内注射，脐静脉的哌替啶出现较延迟，浓度也较低。哌替啶的活性代谢物去甲哌替啶可在胎儿体内发生蓄积。哌替啶和去甲哌替啶在新生儿体内的半衰期明显延长（分别为 20 小时和 60 小时）。哌替啶有促进宫缩作用，但子宫肌张力不降，宫缩频率及强度增加，故可使第一产程缩短。可能与其镇痛以及加强皮质对自主神经调整功能等作用有关。新生儿一旦出现呼吸抑制，可用烯丙吗啡 0.1 ~ 0.25mg 经脐静脉注入以对抗。

哌替啶及其代谢物作用于胎儿可导致心率变异性降低和呼吸运动减弱；作用于新生儿可导致新生儿抑制，表现为 Apgar 评分降低、出现持续呼吸的时间延迟和神经行为功能异常等。作用有明显的剂量依赖性，并与注药 – 分娩时间间隔有关。产妇肌内注射 50 ~ 100mg 哌替啶 1 小时之内或 4 小时之后分娩的新生儿较少受到抑制，而在给药后 2 ~ 3 小时期间分娩的新生儿易发生抑制。

2. 吗啡　新生儿的呼吸中枢对吗啡的敏感性很高，等效剂量的吗啡引起的新生儿呼吸抑制多于哌替啶。由于吗啡用于分娩镇痛时起效慢、作用时间长而新生儿抑制的发生率高，已被哌替啶或芬太尼替代。

3. 芬太尼用于分娩镇痛的常用剂量为 25 ~ 50μg 静脉注射，峰效应在 3 ~ 5 分钟内出现、作用时间 30 ~ 60 分钟。芬太尼经胎盘转运的速度很快。达到平衡后母亲血药浓度是胎儿的 2.5 倍。

芬太尼静脉镇痛可导致胎儿抑制，表现为短暂的胎动减少、呼吸动作消失和胎儿心率变异性降低。

分娩早期单次静脉注射常规剂量芬太尼一般不会对新生儿造成不良影响，但反复静脉用药可能导致新生儿抑制。

芬太尼静脉镇痛还可能导致母亲镇静和呼吸抑制，从而间接影响胎儿和新生儿。

4. 瑞芬太尼　强效的超短效的 μ 阿片受体激动剂，其血浆清除和作用消退迅速，半衰期仅有 1.3 分钟，所以持续应用不产生蓄积。在提供良好分娩镇痛的同时对胎儿和新生儿无明显不良反应。瑞芬太尼在产科中的应用还需进一步研究。

5. 阿片拮抗剂　纳洛酮可通过胎盘到达新生儿，改善新生儿对二氧化碳的通气反应，但对新生儿的神经行为评分没有改善。纳洛酮能改变新生儿循环中的脑啡肽和内啡肽的含量，后两者在新生儿对感觉刺激和应激的适应以及循环稳定的维持方面都有重要作用。因此，除非有与母亲应用麻醉性镇痛药有关的呼吸抑制，一般不推荐新生儿用纳洛酮治疗。

（三）全麻药

1. 氯胺酮　一种 NMDA 受体拮抗剂，可引起分离麻醉，常用于伴有血容量降低、哮喘的孕妇，有轻微的呼吸抑制作用，并能使动脉血压升高 10% ~ 25%，禁用于高血压患者。除了在分娩时应用外，25 ~ 50μg 的氯胺酮可用于椎管内麻醉阻滞不全时辅助剖宫产。1968 年用于产科，具有催产、消除阵痛增强子宫肌张力和收缩力的作用。对新生儿无抑制，偶可引起新生儿肌张力增强和激动不安（有的报道占 2%）。氯胺酮静脉注射 1.5mg/kg 可作为全麻诱导，或在胎头娩出时静脉注射 0.25mg/kg，或在会阴侧切时静脉注射 0.6 ~ 0.7mg/kg。氯胺酮禁用于有精神病史、妊娠中毒症或先兆子宫破裂的孕妇。

2. 丙泊酚　具有诱导迅速、维持时间短、苏醒迅速的优点。和哌替啶联合使用，给予 25 ~ 50mg，可防止呕吐。该药可透过胎盘，大剂量使用（用量超过 2.5mg/kg）可抑制新生儿呼吸。丙泊酚在母体静脉使用后 1 ~ 2 分钟出现在胎儿血中，15 分钟之内达到平衡。该药说明书强调：妊娠期丙泊酚除用作终止妊娠外，不宜用于产科麻醉。也有人报道：丙泊酚用于剖宫产有许多优点，患者迅速苏醒，未引起新生儿长时间抑制。但丙泊酚无论用于全麻诱导或维持，很多产妇发生低血压，故应慎重。哺乳期母亲用后对新生儿安全尚有顾虑。

3. 依托咪酯　依托咪酯是咪唑羧化物，常用的麻醉诱导剂量（0.3mg/kg）对心肺功能影响小。依托咪酯水解迅速、所用时间短，注射时疼痛发生率高，易发生不自主肌肉收缩，还可以抑制新生儿皮质醇的合成，因此较少用于剖宫产。

4. 硫喷妥钠　1936 年始用于产科，迄今仍用于分娩第二期，不影响子宫收缩，可迅速通过胎盘，但胎儿的摄取量与母体所用剂量不呈正比关系。本药用于妊娠期的半衰期比非妊娠期者长 2 ~ 3 倍。健康新生儿的 Apgar 评分与所用剂量及脐静脉血中的药物浓度无直接相关。大剂量硫喷妥钠可能抑制新生儿呼吸，故应限制剂量不超过 7mg/kg。因胎儿窒息而需作急症剖宫产时由于巴比妥类药对脑似有保护作用，故仍可考虑用本药作麻醉诱导。

（四）吸入麻醉药

1. 氧化亚氮　氧化亚氮是产科麻醉最常用的吸入性麻醉药。可迅速透过胎盘，母胎间的血浓度差为 55% ~ 91%，且随吸入时间延长而成比例增加。氧化亚氮对母体的呼吸、循环、子宫收缩力有增强作用，使宫缩力与频率增加。用于产科多取半紧闭法作间歇吸入，可在分娩第一期末宫缩前 20 ~ 30s 吸入。使用高浓度氧化亚氮时，应警惕缺氧的发生。氧化亚氮用 3L/min，O_2 用 3L/min，氧化亚氮浓度最高不超过 70%。

2. 卤化剂　小剂量卤化剂如：异氟烷（0.75%）、氟烷（0.5%）、地氟烷（2% ~ 4%）及恩氟烷（1.0%）与氧化亚氮联合吸入可使氧化亚氮浓度由 70% 降至 50%。卤化剂有以下优点：减少产妇术后不良记忆；允许高浓度氧气吸入；增加子宫血流量；不增加子宫出血；对新生儿抑制作用不明显。孕 8 ~ 12 周孕妇与非孕妇相比异氟烷 MAC 下降 28%。氟烷对宫缩抑制较强，恩氟烷和异氟烷次之。剖宫产麻醉的维持采用高浓度上述吸入麻醉药，会明显抑制宫缩，导致胎儿取出后宫缩不良，增加手术出血量。因此，最好使用较高浓度的氧化亚氮复合较低浓度的恩氟烷和异氟烷。临床研究表明，50% 氧化亚氮复合小于 1% 恩氟烷和异氟烷，麻醉效果较好，对宫缩影响轻，对新生儿无明显影响。

（五）肌肉松弛药

1. 琥珀酰胆碱　其脂溶性低，且可被胆碱酯酶迅速分解，故在常用剂量时，极少向胎儿转运，新生儿体内亦无此药。但用量在 300mg 以上或一次大量使用，仍会转运至胎儿，3.5min 后即可与母血浓度相平衡。动物实验已证明琥珀酰胆碱可向胎儿转运。如果孕妇胆碱酯酶活性异常，使用琥珀酰胆碱后，偶可引起母子呼吸抑制。

2. 筒箭毒碱　过去认为其胎盘通透率很小。近年在剖宫产麻醉中的研究表明，静脉注入后 2 分钟脐血中即可出现，6 ~ 10 分钟后，脐血浓度为母血浓度的 10%。临床反复大量使用筒箭毒碱可引起母子均无呼吸，但可用抗胆碱酯酶药拮抗。

3. 泮库溴铵　分子量较大，临床研究表明也可透过胎盘，但临床上未见有异常情况。

4. 新型非去极化肌松药　近年来新的非去极化肌松药逐年增加，其中以阿曲库铵和维库溴铵或可作为“标准”药。哌库溴铵和杜什氯铵为较新的肌松药。此后开发的以短效见长的美维松和中效的罗库溴铵，使临床用药有更多的选择。上述药物都是高度水溶性药，故不易（并非完全不能）通过脂质膜屏障，如胎盘屏障。产科使用的理想肌肉松弛药应具有：起效快，持续时间短，很少通过胎盘屏障，新生儿排除该药迅速等。阿曲库铵的理化特点接近上述条件，它是大分子量的季铵离子，脂溶性低，50% 与蛋白结合，所以通透胎盘屏障受限。有的作者观察，给剖宫产的产妇使用阿曲库铵 0.3mg/kg，肌松满意，作用持续时间短，仅微量通过胎盘，胎 – 母间比值为 12%，娩出新生儿 Apgar 评分正常，只有出生后 15 分 NAcs 评分（神经学和适应能力计分）55% 正常，45% 较差，说明使用阿曲库铵后的新生儿自主肌肉张力较差，表现为颈部屈肌和伸肌主动收缩力较差。生后 15 分钟时仍有残存肌松现象，这对不足月的早产儿应以注意。

第三节　自然阴道分娩麻醉

有许多因素影响妇女在分娩过程中所体验的疼痛程度，包括心理准备、分娩过程中的情感支持、过去的经验、患者对生产过程的期望，以及缩宫素的作用。胎位异常（例如枕后位）可能也会促使早期的分娩痛更剧烈。然而，毫无疑问的是，对于大多数妇女来说，分娩和剧烈疼痛是相伴的，并且往往超出预料。

在第一产程中，疼痛刺激主要由子宫产生。宫缩可能导致子宫平滑肌缺血，最终导致缓激肽、组胺和 5– 羟色胺释放。此外，子宫下段和子宫颈的伸展延长可以刺激机械性刺激感受器。这些有害刺激由伴随交感神经的感觉神经纤维传入。它们经由子宫颈部及下腹部的神经丛进入腰部交感丛。这些刺激进入 T_{10}，T_{11}，T_{12} 和 L_1 节段。随着第二产程的到来和会阴部的牵拉，躯干传入神经纤维通过会阴神经将冲动传导到 S_2，S_3，S_4 水平。

有多种分娩镇痛方式可供选择，包括心理助产法、经皮电神经刺激（TENS）、吸入性镇痛药、全身使用阿片类药物、神经干阻滞。其他区域麻醉技术，例如骶部或子宫颈周围阻滞应用不广泛。

一、经皮电神经刺激

1977 年，瑞典的医师将经皮电神经刺激应用于分娩镇痛。方法是将两个电极板放置产妇的背部 T_{10} ~ L_1 的位置，以 40 ~ 80Hz 的频率，5 ~ 40mA 强度的电刺激进行镇痛，它还可通过提高痛阈、暗示及分散疼痛注意力的作用原理缓解产痛，除了对胎心监护有干扰的缺点外无任何不良反应，但其镇痛有效率仅为 25%。一般认为经皮电神经刺激（TENS）通过限制种属传递在脊髓背角突触前水平抑制疼痛从而减轻疼痛。电刺激优先激活低阈值的有髓神经。传入抑制效应通过阻断脊髓背角胶状质中靶细胞的冲动来抑制疼痛在无髓鞘小 C 型纤维中的传播。TENS 还能增强内啡肽和强啡肽的中枢释放。

二、吸入性镇痛法

1. 氧化亚氮　氧化亚氮（N_2O）具有溶解度低（1.4）和气 / 血分配系数低（0.47）的特性，因此吸入后可迅速达到肺与脑中浓度的平衡，可作为吸入性分娩镇痛的首选吸入气体。在临床实践中，吸入 10 次或吸入45秒一定浓度的氧化亚氮，即可达到最大镇痛的效果，而且排除快，在体内无蓄积。应用方法为麻醉机以 N_2O ∶ O_2 =50% ∶50% 混合后，在第一产程和第二产程产妇自持麻醉面罩放置于口鼻部，在宫缩前20 ~ 30秒经面罩做深呼吸数次，待产痛明显减轻消失时，面罩即可移去。于第一产程和第二产程间歇吸入。

2. 恩氟烷和异氟烷　恩氟烷（enflurane）和异氟烷（isoflurane）与 N_2O 相比具有更强的分娩镇痛效果，但即使吸入较低的浓度，也可使产妇产生镇静作用并减弱子宫收缩强度。

三、全身使用阿片类药物

全身使用镇痛剂是吸入性麻醉方法用于分娩镇痛的替代方法。使用最多的药物是阿片类药物，可用于产程早期或椎管内阻滞禁忌的产妇，全身阿片类药物使用越来越少，是由于若干药物选择或剂量使用不当会造成产程镇痛效果不完善或对母婴产生不良反应。

最常用的分娩镇痛的阿片类药物包括哌替啶（pethidine）、芬太尼（fentanyl）、阿芬太尼（alfentanil）、苏芬太尼（sufentanil）、瑞芬太尼（remifentanil）。

四、椎管内神经阻滞法

椎管内阻滞包括硬膜外阻滞和蛛网膜下隙阻滞两种方法，前者还包括骶管阻滞。

1. 骶管阻滞　主要用于第二产程以消除会阴痛。用药容积如超过15mL，约有81%产妇的阻滞平面可达 T_{11} 水平，由此可达到无痛宫缩的效果。据Hingson等人对1万例病例的总结，疼痛完全消失者占81%，部分消失者占12%，失败者占7%。骶管阻滞的缺点为用药量大；穿刺置管易损伤血管或误入蛛网膜下隙，发生局麻药中毒者较多，可能影响宫缩频率和强度，阻滞平面达 $T_{7\sim8}$ 水平时，尤易使宫缩变弱。此外，因盆底肌肉麻痹而无排便感，不能及时使用腹压，延长第二产程。

2. 连续硬膜外阻滞　较常用于分娩止痛，有一点穿刺和两点穿刺置管两种。一点穿刺置管法：穿刺腰3 ~ 4或腰4 ~ 5间隙，向头置管3cm。两点穿刺法一般选用腰1 ~ 2穿刺，向头置管3cm，和腰4 ~ 5穿刺，向尾置管3cm. 上管阻滞 T_{12} ~ L_2 脊神经，下管阻滞 $S_{2\sim4}$，脊神经，常用1%利多卡因或0.25%布比卡因，在胎儿监测仪和宫内压测定仪的监护下，产妇进入第一产程先经上管注药，一次4mL，以解除宫缩痛。于第一产程后半期置管注药，一次3 ~ 4mL（含1∶20万肾上腺素），根据产痛情况与阻滞平面可重复用药。只要用药得当，麻醉平面不超过胸 $_{10}$，对宫缩可无影响。本法经母儿血气分析，Apgar评分与神经行为检查研究，证实与自然分娩相比较无统计学差异。本法对初产妇和子宫强直收缩、疼痛剧烈的产妇尤为适用。用于先兆子痫产妇还兼有降血压和防抽搐功效，但局麻药中禁加肾上腺素。本法禁用于原发和继发宫缩无力，产程进展缓慢，以及存在仰卧位低血压综合征的产妇。本法用于第二产程时，因腹直肌和提肛肌松弛，产妇往往屏气无力，由此可引起第二产程延长，或需产钳助产。因此，在镇痛过程中应严格控制麻醉平面不超过 T_{10}，密切观察产程进展、宫缩强度、产妇血压和胎心等，以便掌握给药时间、用药剂量和必要的相应处理。具体施行中还应注意以下要点：①注药时间应在宫缩间隙期和产妇屏气停歇期。②用药剂量应比其他患者减少1/2 ~ 2/3。③置入硬膜外导管易损伤血管，由此可加快局麻药吸收而发生中毒反应或影响麻醉效果，故操作应轻巧。④应严格无菌操作，防止污染。⑤禁用于并发颅内占位病变或颅内压增高等产妇。穿刺部位感染，宫缩异常，头盆不称及骨盆异常，前置胎盘或有分娩大出血可能者也应禁用。

3. 蛛网膜下隙神经阻滞　由于腰穿后头痛和阻滞平面不如硬膜外阻滞易控，除极少数医院外，甚少在产科镇痛中施用蛛网膜下隙神经阻滞。近年来有人提倡用细导管行连续蛛网膜下隙神经阻滞，认为可克服上述缺点；但细管连续蛛网膜下隙神经阻滞失败率较高，有个别报道存在永久性神经损害的危险。

4. 可行走的分娩镇痛　随着分娩镇痛研究的进展，目前倡导的分娩镇痛为在镇痛的同时在第一产程鼓励产妇下床活动，可以缩短第一产程并降低剖宫产率。

具体方法为：①单纯硬膜外阻滞：使用0.1% ~ 0.062 5%的布比卡因或罗哌卡因，局麻药中加入芬太尼2μg/mL，持续硬膜外泵入，8 ~ 12mL/h。②蛛网膜下隙神经阻滞硬膜外联合阻滞法：当宫口开至2cm

时采用蛛网膜下隙神经阻滞连硬外配套装置，于 $L_{2\sim3}$ 脊间隙行硬膜外穿刺，用 26G 腰穿针经硬膜外针内置入穿破硬脊膜，见脑脊液后注入 2. 5mg 罗哌卡因，25μg 芬太尼或苏芬太尼 10μg，撤腰穿针置入连硬外导管，约1小时左右，经硬膜外导管持续泵入 0. 062 5% 的布比卡因或罗哌卡因加 2μg/mL 芬太尼液，每小时 8 ～ 12mL，直至第二产程结束。产程中可加入 PCA 装置以克服镇痛中的个体差异。该法对产妇运动神经无阻滞，在第一产程可下床活动。

五、局部神经阻滞法

此种镇痛方法由产科医师实施，主要包括宫颈旁阻滞（paracervical block）和会阴神经阻滞（pudendal nerve block）或会阴浸润阻滞（perineal infiltration）。

1. 宫颈旁阻滞　胎儿心动过缓是宫颈旁阻滞最常见的并发症。其主要原因为反射性胎心过缓、胎儿中枢神经系统或心肌抑制、子宫收缩性加强和子宫或脐动脉血管收缩。

2. 会阴神经阻滞和会阴浸润阻滞　在第二产程，产痛主要来自于阴道下段及会阴体的扩张。因此，会阴神经阻滞对第二产程镇痛效果显著。只适用于出口产钳的助产操作，但对中位产钳操作、产后宫颈修补术及宫腔探查术的局部麻醉效果较差。会阴浸润阻滞麻醉只适用于会阴侧切及阴道修补术。

第十二章

小儿患者的麻醉

有关小儿的年龄划分尚存在争论，通常是指自出生后至12岁。年龄在1个月以内者称新生儿，1个月～1岁称婴儿，2～3岁称幼儿，4～12岁为儿童。年龄越小，在解剖、生理、药理方面与成人的差别越大，尤其不能把小儿简单地看成是成人的缩影。新生儿、幼儿时期各项生理功能都发生迅速而急剧的变化，与成人的差别大，至学龄儿童与成人的差别即减小。一般来说，小儿年龄大小和麻醉风险成反比。和年长儿相比，与婴幼儿麻醉相关的发病率和死亡率风险更高，新生儿的麻醉风险最高。从事小儿麻醉必须熟悉与麻醉相关的小儿解剖学、生理学和药理学等特点，并应用相应的麻醉方法和适合小儿的监测设备，使小儿在麻醉期间能处于生理内环境相对恒定的状态，从而使小儿安全渡过麻醉和手术，并在术后顺利恢复。

第一节　与麻醉有关的小儿特点

一、解剖生理特点

（一）呼吸系统

婴儿头部及舌相对较大，颈短。鼻孔大小约与环状软骨处相等，气管导管如能通过鼻孔，一般均能进入气管。婴儿鼻腔较狭窄，易被分泌物或黏膜水肿所阻塞。由于婴儿主要经鼻腔呼吸，因此鼻腔阻塞可产生呼吸困难。鼻咽部淋巴组织丰富，腺样体增大，但不影响经鼻腔气管插管。婴儿喉头位置较高，位于第3～4颈椎平面（成人第5～6颈椎平面），且较向头侧及向前，其长轴向下向前，而会厌软骨较大，与声门成45°角，因此会厌常下垂，妨碍声门显露。婴儿有时需用直型喉镜片作气管插管。近半个世纪的传统观念认为，婴儿喉头呈漏斗型，最狭窄部位是环状软骨处，该处呈圆形，气管导管通过环状软骨后行控制呼吸或肺脏扩张时，可无明显漏气，故婴幼儿一般不需用带套囊的气管导管；但6岁以后儿童，喉头的形状更接近于成人呈圆柱状，最狭窄部位在声门，而声门并不呈圆形，为防止控制呼吸或张肺时漏气，应该用带套囊的导管。但近10年的研究显示，全麻状态下的小儿，喉部的形状如同成人一样更类似于圆柱状，最狭窄的部位在环状软骨开口处；此处并非呈圆形，而是呈横径更窄的微椭圆形。这就意味着稍紧的，甚至是尺寸正合适的不带套囊的气管导管，即使泄漏压合适，也会对环状软骨环处的横向黏膜产生更大的压迫。因此，目前在小儿麻醉中有使用带套囊气管导管取代不带套囊导管的趋势。婴儿气管短，仅长4.0～4.3cm，直径小，新生儿气管直径为3.5～4.0mm（成人10～14mm），环状软骨处的黏膜如水肿1mm，气管直径即减少50%。根据Poiseuille定律，呼吸阻力与呼吸道半径的4次方成反比，故直径减少50%，阻力增加16倍。婴儿气管支气管分叉高，在第2胸椎平面（成人在第5胸椎平面）。气管支气管分叉处所成角度在小婴儿两侧基本相同，如气管导管插入较深，导管进入左侧支气管的机会与右侧相等。婴儿支气管的平滑肌较儿童少，小婴儿哮喘时，用支气管扩张药治疗常无效。

婴儿肋骨呈水平位，胸壁顺应性高，而肋骨对肺的支持少，难以维持胸内负压，因此，每次呼吸均有功能性呼吸道闭合。新生儿及婴儿肋间肌及膈肌中Ⅰ型肌纤维少，直到2岁才接近成人水平。Ⅰ型肌纤维可提供重复做功的能力，当Ⅰ型肌纤维缺少时，任何因素所致的呼吸做功增加，均可引起呼吸肌早期疲劳，导致呼吸暂停、二氧化碳蓄积和呼吸衰竭。婴儿胸式呼吸不发达，胸廓的扩张主要靠膈肌。如腹腔内容物增加，可影响膈肌活动，也即影响呼吸。

新生儿出生时支气管树虽完整，但肺泡数目少，出生后肺泡数继续增长直至 8 岁，此后肺体积的增加主要是肺泡的扩大。新生儿每一终末肺单位含 340 个肺泡，总数约 24×10^6 个；成人每一终末肺单位含 3 200 个肺泡，总数约 300×10^6 个。新生儿肺泡面积约为成人的 1/3，但代谢率约为成人的两倍，故新生儿呼吸储备有限。

新生儿潮气量（V_T）小，仅 20mL，6 ~ 7mL/kg，无效腔量（V_D）按体重计，新生儿与成人相同，均为 2.2mL/kg，无效腔量与潮气量之比（V_D/V_T）亦相同（0.3），但新生儿呼吸道容量小，故麻醉时器械无效腔要小。人工呼吸时潮气量也要小，以免肺泡过度扩张。新生儿肺泡通气量（V_A）按比例约为成人的两倍，新生儿主要通过增加呼吸频率（而不是容量）来满足高代谢的需要，故婴儿呼吸频率较快。

新生儿时期即存在功能性余气，足以保持对吸入气的缓冲。婴儿功能残气量（FRC）及余气量（RV）与肺总容量（TLC）之比较成人为高，提示呼气后肺部存在较大量的余气。

新生儿总呼吸顺应性的绝对值很小，仅 5mL/cmH_2O（成人 170mL/cmH_2O），但比顺应性（specific compliance）即总呼吸顺应性与肺总容量或功能性余气量之比在新生儿和成人相同。同样，虽然新生儿呼吸道小，对气流的阻力大，达 2.8kPa/（L・s）[成人为 0.2kPa/ （L・s）]，但如联系肺容量测定气流阻力，新生儿与成人相仿。故人工呼吸时新生儿所用的压力与成人差别不大。与成人不同，婴幼儿外周（远端）呼吸道阻力占总阻力的百分比较多，且阻力分布不均匀。呼吸道阻力增加时，呼吸做功也增加，小气道易患疾病，导致呼吸困难。

新生儿血气分析显示有轻度呼吸性碱中毒及代谢性酸中毒，血浆 HCO_3^- 低。出生时卵圆孔及动脉导管未闭，心排血量中有 20% ~ 30% 的分流，PaO_2 较低，仅 8 ~ 10.7kPa（60 ~ 80mmHg）。

总之，婴儿呼吸系统的特征是呼吸节律不规则，各种形式的呼吸均可出现。胸廓不稳定，肋骨呈水平位，膈肌位置高，腹部较膨隆，呼吸肌力量薄弱，纵隔在胸腔所占位置大，容易引起呼吸抑制。而头大、颈短、舌大、鼻腔、喉及上呼吸道较狭窄，唾液及呼吸道分泌物较多，均有引起呼吸道阻塞的倾向。婴儿有效肺泡面积 /kg 是成人的 1/3，耗氧量 /kg 是成人的 2 倍，说明换气效率不佳，故小儿麻醉时应特别重视呼吸的管理。不同年龄的小儿与成人呼吸的比较见表 12–1。

表 12–1　不同年龄的小儿与成人呼吸的比较

	1 周	1 岁	3 岁	5 岁	8 岁	12 岁	15 岁（男性）	21 岁（男性）	21 岁（女性）
功能残气量（mL）	75	263	532	660	1 174	1 855	2 800	3 030	2 350
功能残气量（mL/kg）	25	26	37	36	46	48	49	42	41
肺活量（mL）	100	475	910	1 100	1 855	2 830	4 300	4 620	3 380
分钟通气量（mL/min）	550	1 775	2 460	2 600	3 240	4 150	5 030	6 000	5 030
潮气量（mL）	17	78	112	130	180	260	360	500	420
呼吸频率（次 /min）	30	24	22	20	18	16	14	12	12
肺泡通气量（mL/min）	385	1 245	1 760	1 800	2 195	2 790	3 070	4 140	3 530
死腔量	75	21	37	49	75	105	141	150	126
肺顺应性（mL/cmH_2O）	5	16	32	44	7 1	90	130	163	130
峰流速（L/min）	10			136	231	325	437	457	365
阻力 [cmH_2O）/（L・s）]	29	13	10	8	6	5	3	2	2
肺重量（g）	49	120	1660	211	290	470	640	730	

（二）循环系统

新生儿由于卵圆孔和动脉导管未闭合，心室做功明显增加，尤以左心室更为明显，处于超负荷状态。与成人相比，新生儿的心肌结构，特别是与收缩性有关的心肌群发育差，心室顺应性较低，心肌收缩性也差，每搏量较小，心功能曲线左移，心脏储备较低。心脏对容量负荷敏感，对后负荷增高的耐受性差，在心室正常充盈的情况下，心排血量较少依赖 Frank–Starling 机制，而更多依赖心率。虽然小儿的基础心率比成人高，但在副交感兴奋、麻醉药过量或组织缺氧时均会导致心动过缓，心排血量严重减少。同时，小儿交感神经系统和压力感受器反射发育不完善，心血管系统中儿茶酚胺储备低，外源性儿茶酚胺用于婴儿的效果差。血管床对低血容量不能进行有效的血管收缩反应。新生儿和婴儿不能通过心动过速缓解血管内容量减少导致的低血压。小儿由于肌浆网发育不成熟致心肌内钙储备降低。小婴儿特别是新生儿更依赖于外源性（离子）钙，对于有钙通道阻滞作用的强吸入性麻醉剂更敏感。

小儿血容量按公斤体重计，比成人大，但因体重低，血容量绝对值很小，手术时稍有出血，血容量即明显降低。新生儿血红蛋白约为170g/L，大部分是胎儿血红蛋白（fetal Hb）。胎儿血红蛋白氧离曲线左移，P50为2.4kPa（18mmHg），成人P50为3.5kPa（26mmHg）。6月时胎儿血红蛋白由成人血红蛋白替代，血红蛋白也降至110g/L，故6个月以内婴儿，血红蛋白携氧能力差。

正常新生儿收缩血压是8 ~ 10.7kPa（60 ~ 80mmHg），脉搏120 ~ 140次/分；随着年龄增长，血压逐渐升高，脉搏亦渐下降。小儿心血管资料见表12–2。小儿麻醉时应测量血压，但袖套的选用应合适，袖套过宽，血压读数偏低；袖套过窄，血压读数偏高。正确的袖套宽度应是上臂长度的2/3。不同年龄测压所需压脉带规格各异（表12–3）。

表12–2 小儿心血管资料

	收缩压（mmHg）	脉搏 Bpm	心脏指数（L/min·m^2）	血红蛋白（g/L）	氧耗量 [mL/（kg·min）]	血容量（mL/kg）
新生儿	65	130	2.5	170	6	85
6月	90	120	2.0	110	5	80
1岁	95	120	2.0	120	5	80
5岁	95	90	3.7	125	6	75
12岁	120	80	4.3	130	3	70

表12–3 压脉带规格

编号	长（cm）	宽（cm）	适用者
9	25	14	成人
8	19	10	成人（小）
7	16	8	儿童
6	13	6	婴儿
5 ~ 1	13 ~ 6.7	5.4 ~ 2.5	新生儿

（三）神经系统

小儿脑血管生理与颅骨的成熟状态与成人有着显著的差异。在小儿两岁内，其中枢神经系统经历了显著的结构和生理上的变化。正常的颅内压在早产儿略低，足月产儿为2 ~ 6mmHg，儿童及成人（0 ~ 15mmHg）略高。一旦囟门和颅骨缝线闭合，儿童较成年人颅腔容积更小，颅内顺应性更低。小儿与成人相比，脑内容物含液体比例更高、脑脊液容量更小、脑内容物较颅内容量比例更大，因此更易发生脑疝。随着年龄的增长及神经发育，脑血流量、脑血流速度、糖和氧气的脑代谢率在儿童期达到峰值（表12–4）。由于血压随着年龄增长，低龄儿童特别是新生儿，由于血压的自我调节范围窄，对低血压的储备较差，发生脑缺血的风险增大。因此对新生儿低血压时应采取更积极的措施提高血压以减少脑缺血的发生，控制性降压技术在低龄儿童及新生儿应避免。

表12–4 小儿神经系统代谢与成人的比较

	小儿*	成人
脑血流量[mL/100g·min]	100（7 ~ 8）	50
脑血流速度（cm/s）	97（6 ~ 9）	50
糖脑代谢速度[μmol/（100·min）]	49 ~ 65（3 ~ 4）	19 ~ 33
氧气脑代谢速度[mL/（100g·min）]	5 ~ 8	3.5

注：*为峰值（峰值年龄）。

新生儿已有传导痛觉的神经末梢，外周神经与脊髓背角有交通支，中枢神经系统髓鞘已发育完全。胎儿及新生儿大脑皮层已有功能，怀孕28周可记录到胎儿有脑电活动变化。发育中的胎儿脊髓后角细胞含有P物质、降钙素基因相关肽、生长抑制素等与痛觉传递有关的递质，同时也存在β－内啡肽，婴儿存在精细的感觉通路和皮质内联系。新生儿对疼痛性刺激有生理及生化反应。现已确认：新生儿能感知疼痛，对伤害性刺激有应激反应，故新生儿应和成人一样，手术时要采取完善的麻醉镇痛措施。

（四）肝肾功能和胃肠系统

新生儿肝功能发育未全，与药物代谢有关的酶系统虽已存在，但药物的酶诱导作用不足。随着年龄的增长，肝血流增加，酶系统发育完全，肝脏代谢药物的能力迅速增加。新生儿对药物的结合能力差，导致新生儿黄疸，对药物的降解反应减少，以致药物清除半衰期延长。早产儿肝脏糖原储备少，且处理大量蛋白负荷的能力差，故早产儿有低血糖和酸中毒倾向，当喂养食物中蛋白含量太高时体重并不增加。新生儿比婴儿血浆中蛋白和其他与药物结合的蛋白含量低，清蛋白浓度低时蛋白结合力低，血浆中游离药物的浓度高。

新生儿肾灌注压低且肾小球滤过和肾小管功能发育不全，按体表面积计，肾小球滤过率是成人的30%。肾功能发育很快，出生20周时，肾小球滤过率和肾小管功能已发育完全，至2岁时肾功能已达成人水平。新生儿吸收钠的能力低，易丧失钠离子，输液中如不含钠盐，可产生低钠血症。肾对葡萄糖、无机磷、氨基酸及碳酸氢盐的吸收也少，且不能保留钾离子。此外，新生儿对液体过量或脱水的耐受性低，输液及补充电解质应精细调节。

刚出生时，新生儿胃液pH呈碱性，出生后第二天胃液pH与年长儿呈相同的生理范围。吞咽与呼吸的协调能力在出生后4～5个月才发育完全，故新生儿胃食管反流的发生率高。当有胃肠道畸形时，常在出生后24～36小时出现症状，上消化道畸形时有呕吐和反流，下消化道畸形有腹胀和便秘。

（五）体液平衡和代谢

小儿细胞外液在体重中所占比例较成人大，成人细胞外液占体重的70%，小儿占30%，新生儿占40%～45%。小儿水转换率比成人大，婴儿转换率达100mL/（kg·d），故婴儿容易脱水。婴儿脱水5天，细胞外液间隙即空虚，成人脱水10天才达同样水平。细胞外液与细胞内液比率出生后逐渐下降，2岁时与成人相近。不同年龄体液的总量和分布见表12-5（摘自《麻醉手术期间液体治疗专家共识（2007）》，中华医学会麻醉学分会）。

表12-5　不同年龄人体的体液组成

	足月儿（%）	6月婴儿（%）	2～14岁（%）	成人
总体液量（TBW）	80	80	70	60
细胞内液（ICF）	35	40	40	40
细胞外液（ECF）	45	40	30	20
组织间液（IFV）		34.5	25	16
血浆（PV）		5.5	5	4
全血容量	85mL/kg	80mL/kg	80mL/kg	60～65mL/kg

小儿新陈代谢率高，氧耗量也高，成人氧耗量3mL/（kg·min），小儿6mL/（kg·min），故小儿麻醉期间应常规吸氧。新生儿及婴儿对禁食及液体限制耐受性差，机体糖及脂肪储备少，较长时间禁食易引起低血糖及代谢性酸中毒倾向，故婴儿手术前禁食时间应适当缩短，术中应适当输注葡萄糖。小儿基础代谢高，细胞外液比例大，效应器官的反应迟钝，常需应用较大剂量的药物，易于出现用药过量及毒性反应。麻醉时应考虑麻醉药的吸收和排泄，从而控制用药剂量。

（六）体温控制

新生儿体温调节机制发育不全，皮下脂肪少，而体表面积相对较大，容易散热，故体温易下降。人体体温调节可承受的外部环境低温值在成人是0℃，在新生儿则是22℃。新生儿无寒战反应，只能通过褐色脂肪以化学方式产生热量。褐色脂肪由交感神经支配，交感神经兴奋，释放去甲肾上腺素，刺激脂肪代谢，使三酰甘油水解而产热。体温下降时全身麻醉容易过深，引起呼吸循环抑制，同时麻醉苏醒延迟，术后肺部并发症增加，并易并发硬肿症，故新生儿麻醉时应采取保温措施（保温毯、棉垫包绕四肢），维持手术室内温度超过27℃。

6个月以上小儿麻醉期间体温有升高倾向，其诱因有术前发热、脱水、环境温度升高，应用胆碱能抑制药、术中手术单覆盖过多以及呼吸道阻塞等。麻醉期间体温升高，新陈代谢及氧耗量相应增高，术中易缺氧，体温过高术中可发生惊厥。

术前如有发热，应先行输液，应用抗生素、冰袋降温等措施，待体温下降后再手术。如系急诊手术，可先施行麻醉，然后积极降温，使体温适当下降后再进行手术，可减少手术麻醉危险性。

二、生理特点

小儿对药物的反应与许多因素有关，包括身体组成（脂肪、肌肉、水含量）、蛋白结合、体温、心排血量的分布、心脏功能、血脑屏障、肝肾功能的成熟度以及是否伴有先天性畸形。生长发育中的变化都会显著影响药物的临床反应，确立年龄相关的药物治疗学尤为重要。人体的组成（脂肪、肌肉和水的含量）随着年龄增长而变化，人体总水含量在早产儿明显高于足月儿，而足月儿也显著高于成人；脂肪和肌肉含量随着年龄增长而增加（表12-6）。这些人体构成的改变使小儿临床药理呈现以下主要变化：①应用水溶性药物时，由于小儿分布容积较大，按体重给药需以较大剂量达到需要的血液药物浓度（如大多数抗生素和琥珀酰胆碱）。②应用依赖再分布至脂肪而终止其作用的药物时（如硫喷妥钠），小儿由于脂肪含量较少，临床作用时效较长。③同样，小儿肌肉含量少，应用再分布至肌肉的药物（如芬太尼），其作用时间也延长。

表12-6 成人与小儿机体组成的比较（占体重的百分比）

	早产儿（1.5kg）	足月儿（3.5kg）	成人（70kg）
总水含量	83	73	60
细胞外液体	62	44	20
细胞内液体	25	33	40
肌肉	15	20	50
脂肪	3	12	18

年长儿童往往肝肾功能发育成熟，蛋白、脂肪和肌肉的含量接近成人。年长儿童较新生儿进入肝肾的血流占心排血量的比重更大。因此，大于2岁的小儿多数药物的半衰期较成人短或相当。总体而言，早产儿或足月新生儿药物消除延迟，超过2岁至10余岁的小儿药物半衰期缩短；小儿随着年龄接近成人，药物半衰期也逐渐延长至成人水平。

肝脏是药物代谢的主要器官，药物的代谢速率取决于肝脏的大小和肝微粒体酶系统的代谢能力。肝脏的大小（体积）与体重的比例从出生到成年逐渐缩小。药物代谢大部分经两个主要途径，即第Ⅰ相或降解反应（氧化、还原及水解）、第Ⅱ相或合成反应（结合）。大部分Ⅰ相反应依靠肝微粒体酶进行。新生儿体内与药物代谢有关的酶系统发育不全，氧化药物的能力最差，而水解药物的能力与成人相仿。

新生儿血液及血浆酶的活力和血浆蛋白含量低，血浆酶活力随着年龄的增长而增加，并与血浆蛋白的增加一致，1岁时达成人值。总体而言，肝脏对药物生物转化的活性从胎儿期至成人呈双曲线式的变化：肝脏的代谢和清除在胎儿期至出生后1月为低值，至1岁达到成人水平，在青春期呈高峰，随后再缓慢下降至成人水平。

大多数药物及其代谢产物最终都经肾脏排泄。新生儿肾小球滤过率低，约为成人的30%，影响药物的排泄。随着年龄增长，肾小球滤过率增高，在1～1.5岁达到成人水平。

除上述基本因素外，以下因素影响新生儿对药物的反应：①分布容积增大致药物排泌延迟；②肝肾功能发育不成熟；③与血浆蛋白结合降低致药物排泌变化。其他影响新生儿药代动力学和药效学的因素还包括：过早产、脓毒症、充血性心力衰竭、腹内压增加、控制通气和营养不良。这些因素都导致新生儿的药代动力学和药效学通常是因人而异的。

近十年来学者们致力于研究生长发育伴随的药代动力学和药效学的改变，制定了合适的儿科用药指南，特别是通过成人剂量推算小儿用药尺度。临床上为了便于应用，可根据小儿的体型和年龄，依据成人用药剂量推算小儿的使用方法（表 12-7）。更有学者提出可简便地将 1 个月、1 岁、7 岁、12 岁的小儿用药量分别设定为成人的 1/8、1/4、1/2 和 3/4。但值得注意的是，这些方法只是根据药物在体内的分布做出了相应的调整，而未把年龄相关的药效学变化考虑在内。

表 12-7　年龄相关的小儿用药剂量

年龄	体重（kg）	为成人剂量的百分数（%）	年龄	体重	为成人剂量的百分数
新生儿	3.2	5	10 岁	30	53
2 月	4.5	13	11 岁	36	61
4 月	6.5	17	12 岁	40	66
12 月	10	23	14 岁	45	72
18 月	11	25	16 岁	54	82
5 岁	18	36	成人	70	100
7 岁	23	43.5			

有关年龄相关的药效学特点，目前研究的较为详尽的是吸入麻醉药，而对常用的静脉麻醉药则知之甚少。小儿吸入麻醉药最低肺泡气浓度（MAC）随年龄而改变，早产儿麻醉药需要量比足月新生儿低，新生儿比 3 个月婴儿低，而婴儿则比年长儿和成人麻醉药需要量大。小儿呼吸频率快，心脏指数高，大部分心排血量分布至血管丰富的器官，加上血气分配系数随年龄而有改变，故小儿对吸入麻醉药的吸收快，麻醉诱导迅速，但同时也易于过量。

第二节　麻醉前准备与麻醉前用药

一、麻醉前准备

小儿由于住院，离开家庭及父母，麻醉医师术前必须对患儿进行访视，与患儿建立感情，并取得小儿的信任。对小儿手术而言，术前访视与准备比术前用药更为重要。国外 20 世纪 90 年代的调查显示，约有 65% 的患儿可能发生术前焦虑，高达 25% 的患儿需要肢体束缚才能完成麻醉诱导。对患儿不当的麻醉前处理会增加患儿的分离恐惧，使术后不合作状态概率增高，导致术后治疗更加困难。同时，还可能导致患儿的术后行为障碍等不良后果。术前应对麻醉操作过程、手术的必要性和可能出现的问题对家长进行解释和交流，因为家长感觉焦虑可能会影响患儿。术前放映录像或利用含图片的小册子介绍手术室设备、麻醉机、面罩等使小儿熟悉手术室环境，可消除其恐惧不安心理，减少精神创伤，从而避免术后产生抑郁、焦虑、夜梦及其他行为改变。术前访视时家长和患儿从麻醉医师处获得的相关信息越多，越利于他们应对手术和住院的压力。

麻醉前访视除了解患儿心理状况外，还应从家长处了解现病史及既往史，有无变态反应史、出血倾向、肾上腺皮质激素应用史以及麻醉手术史。家族中有无遗传性缺陷病或麻醉后长期呼吸抑制（可能血浆假性胆碱酯酶不足或有神经肌肉疾病）病史。应注意患儿体重，并与预计体重 [年龄（岁）×2 + 8kg] 比较，可了解患儿发育营养情况，有无体重过低或超重。体格检查时注意牙齿有无松动，扁桃体有无肿大，心肺功能情况以及有无发热、贫血、脱水等情况。脱水程度可从皮肤张力、囟门、眼球、神志、血压等体征来估计（表 12-8）。如有脱水，应在麻醉前纠正，每脱水 1% 需输液 10mL/kg。

表 12-8　脱水程度估计

体征	脱水程度（占体重 %）
皮肤张力低、舌唇黏膜干燥	5
前囟凹陷、低血压	10
眼球凹陷、低血压	15
昏迷	20

应注意实验室检查资料，了解有无低血糖、低血钙以及钾钠情况，有无凝血障碍。凡肛温 38℃以上，

血红蛋白 80g/L 以下，严重心肺功能不全，严重水电解质紊乱等，除急诊外，择期手术均应延期，待病情改善后再行手术。此外，还应了解拟施手术的范围和体位、手术创伤程度以及可能的出血量。

美国麻醉医师学会将患儿风险分为 6 级（见表 12–9），多项研究认为这一评分可以预测手术和麻醉的风险。

表 12–9 美国麻醉医师学会 ASA 风险分级

ASA	定义
1 级	无生理或功能限制的患儿
2 级	不严重损害功能的轻度全身性疾病，如良好控制的哮喘，Ⅱ型糖尿病，小型限制性室间隔缺损
3 级	合并其他严重影响功能的疾病，如显著降低峰流量的哮喘，难以控制的癫痫，合并充血症状并降低运动能力的大型室间隔缺损
4 级	合并威胁生命的疾病，如休克，心源性或低血压性休克，呼吸衰竭，合并意识改变的颅脑损伤
5 级	无论手术是与否，均难以挽救生命的患儿
6 级	器官将用于移植的脑死亡患儿

二、术前禁食

术前禁食是择期手术的常规，以避免胃内容物引发的呼吸道并发症。然而，有许多研究证实，健康小儿和青少年禁食达 8 小时与麻醉诱导前 2 ~ 3 小时仍口服液体的小儿相比较，其残存的胃容量及胃液均无明显不同。此外，缩短禁食时间可提高患儿的舒适度，减少水分的丢失，这对婴幼儿十分重要。因此，现代小儿麻醉的趋势，是允许口服清流质直到麻醉前 2 ~ 3 小时，这些液体可以为橙汁、软饮料或水；而对于母乳喂养的婴儿，禁食时间为麻醉前 4 小时；非母乳喂养（如牛乳或配方奶粉）者，术前禁食时间与固体食物相似，应在 6 小时以上。

生理学研究表明，正常情况下胃对液体的负荷排空很快。在第 1 小时内，胃排空 80% 以上的液体负荷。胃的生理学研究支持缩短禁食时间，但这种情况只适合于非急诊手术，且不伴有食管或胃肠功能紊乱等危险因素的患儿。对于存在吞咽困难、胃食管反流、中枢神经系统受损或尿毒症的患儿，还应针对具体情况进行个体化考虑。

目前对择期手术的术前禁食时间的指导见表 12–10。

表 12–10 小儿术前禁食时间（h）

	固体食物、牛奶	糖水、果汁
6 个月以下	4	2
6 ~ 36 个月	6	3
> 36 个月	8	3

三、麻醉前用药

麻醉前用药的目的在于镇静与消除不安，使麻醉诱导顺利、减轻情绪障碍、抑制口腔和呼吸道分泌物、抑制异常反射、减轻疼痛、预防吸入性肺炎等。以下是小儿麻醉前用药的常用途径及其各自的优缺点（表 12–11）。

表 12–11 小儿麻醉前用药的常用途径及其各自的优缺点

途径	优点	缺点
鼻腔	效果确切	不适感、易致小儿激惹
口腔	无痛、简单	显效慢
舌下	效果确切	吐出或咽下、显效慢
肌内注射	效果确切、显效快	疼痛
直肠	效果确切	不适感、诱发排便、起效时间不确定
静脉	效果确切	疼痛

麻醉前用药应根据小儿的生理状况、预计的手术时间、麻醉诱导方式等而个体化制定方案。6 个月

以下的婴儿麻醉前用药并不是必需的，而 10 ~ 12 个月的小儿离开父母会有明显的恐惧感，术前用药则必不可少。在美国，口服咪达唑仑（0.25 ~ 0.33mg/kg，最大剂量 20mg）是最常用的麻醉前用药方案，5 ~ 10 分钟产生镇静效果，能成功将患儿与父母分离的最短时间是 10 分钟，药效高峰在 20 ~ 30 分钟，45 分钟内镇静作用消失。对于不能配合口服用药的小儿，可采用中等剂量的氯胺酮（2 ~ 4mg/kg）加用阿托品（0.02mg/kg）和咪达唑仑（0.05mg/kg）肌内注射；既往有小剂量咪达唑仑口服给药效果不佳病史的小儿，可使用氯胺酮（4 ~ 6mg/kg）加用阿托品（0.02mg/kg）和咪达唑仑（0.5mg/kg，最大剂量 20mg）口服，给药，15 分钟后起效，可达到较深程度的镇静。对于预计可能静脉置管困难或诱导前必须有静脉通路的小儿（如先心病的婴儿），可采用大剂量氯胺酮（约 10mg/kg）和阿托品、咪达唑仑混合肌内注射以提供良好的静脉置管镇静条件。

糖果形状的口服透黏膜芬太尼具有舒适的口感，易透过口腔黏膜迅速吸收，吮吸糖棒后 15 ~ 30 分钟血药浓度达到峰值，10 ~ 20μg/kg 就可以产生足够的镇静作用。但是咀嚼或是吞服会降低药效及其生物利用度。镇静、抗焦虑作用不如咪达唑仑强，并可发生皮肤瘙痒、增加恶心呕吐发生率及呼吸抑制的风险等。

肌内注射抗胆碱能药物会引起注射部位疼痛，对于麻醉诱导时的咽反射抑制效果也并不明显，在小儿并不应作为常规使用。但对于小于 6 个月的婴儿，强效的吸入麻醉剂诱导前 45min 肌内注射或口服阿托品（0.02mg/kg）可显著降低低血压的发生率。

可乐定是一种 α_2 肾上腺素能受体激动剂，通过激活中枢神经系统内的突触后 α_2 肾上腺素受体产生镇静和降低交感神经张力作用，导致外周血管扩张和血压下降、心率减慢。作为小儿麻醉前口服镇静药，镇静作用与口服咪达唑仑相当，镇痛作用机制尚不明确。术前 30 ~ 40 分钟口服 2 ~ 4μg/kg 的可乐定可产生足够的镇静和抗焦虑作用，作用时间可大于 90 分钟，常常需要辅助给氧。

右美托咪定比可乐定有更强的 α_2 受体亲和力。口服后吸收较好，镇静作用与可乐定相似。患儿在术前 30 ~ 50 分钟口服 1μg/kg（推荐 3 ~ 4μg/kg）的右美托咪定后，具有良好的镇静作用，神经性行为障碍的患儿也能顺利地接受静脉置管，无不良并发症发生，患儿父母满意度高。单次静脉注射 0.5 ~ 1.0μg/kg 的右美托咪定（缓慢注射 5 ~ 10 分钟），持续静脉输注 0.5 ~ 1.0μg/（kg·h）可产生有效的镇静作用，并维持自主呼吸，降低突发躁动的发生率。右美托咪定作为严重不合作儿童的术前用药，已取得令人满意的效果。

盐酸戊乙奎醚（penehyclidine hydrochloride，长托宁）能通过血 – 脑屏障，兼有中枢和外周双重抗胆碱作用，有较强的抑制腺体分泌作用，可降低术后恶心呕吐的发生。选择性阻滞 M_1、M_3 胆碱受体，对心脏和突触前膜 M_2 胆碱受体无明显作用，因而不增快心率。半衰期长约 10h。常用剂量为 0.01 ~ 0.02mg/kg 术前 30 分钟肌内注射或 0.01mg/kg 术前 15 分钟静脉注射。不良反应少见，多与用药剂量过大有关。

四、上呼吸道感染小儿

一般小儿每年会发生 6 ~ 8 次上呼吸道感染，呼吸道感染引起呼吸道敏感性和分泌物增加，可能增加喉痉挛、支气管痉挛和手术期间低氧的发生率。择期手术的小儿如果有上呼吸道感染症状则需要进行仔细的术前评估，包括详细的病史和体格检查。需行肺部听诊以排除下呼吸道受累可能，如果诊断有疑问可考虑行胸片检查。此外，还要评估是否有发热、呼吸困难、咳嗽、咳痰、鼻塞、嗜睡、喘鸣。虽然不加区分地推迟上呼吸道感染小儿的手术可以避免并发症的发生，但会增加患儿父母感情和经济上的负担。研究显示，小儿气道的高反应状态在上呼吸道感染发生后仍可持续 6 周以上，气道相关并发症在上呼吸道感染恢复期的小儿与处于急性期的小儿并无显著差别，因此如果小儿每年要发生 6 ~ 8 次上呼吸道感染，那就很难确定一个无症状期来行择期性手术。而且，这种操作模式也不适合当前手术病例不断增加、要求加快床位周转率的医疗环境。另外，对于择期进行鼓膜置管术、扁桃体切除术、腺样体切除术和腭裂修补术的小儿，手术本身可改善其慢性上呼吸道的相关症状，除非患儿的呼吸道症状出现明显恶化加重或蔓延至下气道，手术就不应推迟。

目前认为，如果小儿出现并不复杂的上呼吸道感染症状（如无发热、有清亮分泌物且身体其他方面均健康）或是非感染引起的症状，则可以施行手术。如果患儿症状较严重，如有脓性分泌物、有痰的咳嗽、体温 > 38℃、嗜睡或有肺部累及的征象，其择期性手术至少要推迟 4 ～ 6 周。同样的，如果发生可疑的细菌感染，则要行抗生素治疗，手术至少需要推迟 4 ～ 6 周。决定上呼吸道感染小儿是否需推迟手术的流程图，见图 12-1。

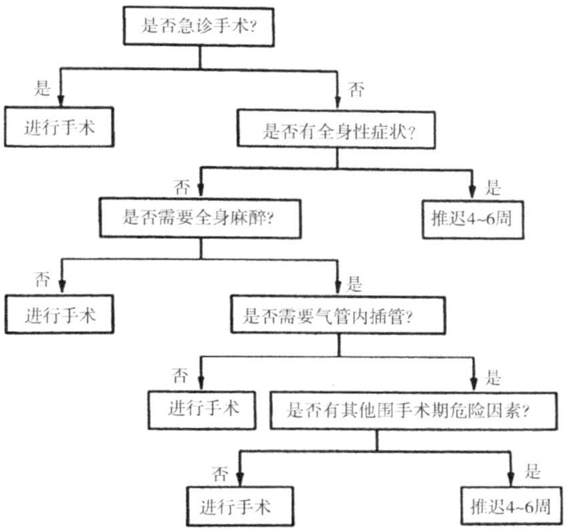

图 12-1 小儿上呼吸道感染是否需推迟手术的流程图

第三节 麻醉方法和装置

全身麻醉是小儿麻醉最常用的方法，除小手术可采用面罩紧闭法吸入麻醉、静脉或肌肉麻醉下完成外，较大手术全麻均应在气管内插管麻醉下进行。此外，区域麻醉（蛛网膜下隙阻滞、硬膜外阻滞、臂丛阻滞及其他神经阻滞）在国内外的应用有增多趋势。

一、全身麻醉

（一）常用药物

1. 吸入麻醉药 吸入麻醉药的最低肺泡有效浓度（MAC）在小儿随年龄而改变。对照研究显示，早产儿吸入麻醉药需要量比足月新生儿低，新生儿比 3 月婴儿低，而婴儿的 MAC 则比年长儿和成人要大（图 12-2）。小儿由于呼吸频率快、心脏指数大，心排血量向血管丰富的器官分布的比例更大，吸入性麻醉药的摄取更为迅速。血液中吸入药物浓度上升迅速而心血管功能发育不完善，易致小儿特别是婴儿和幼儿用药过量。由于其在小儿安全边界较窄，在吸入诱导气管插管时过度追求足够的麻醉深度易使小儿处于药物过量、心血管不稳的危险边缘。在静脉通路开放前避免使用吸入麻醉药控制通气，快速降低吸入麻醉药的浓度、特别是在使用肌松药进行控制通气后，这些措施都可提高小儿使用吸入诱导的安全性。

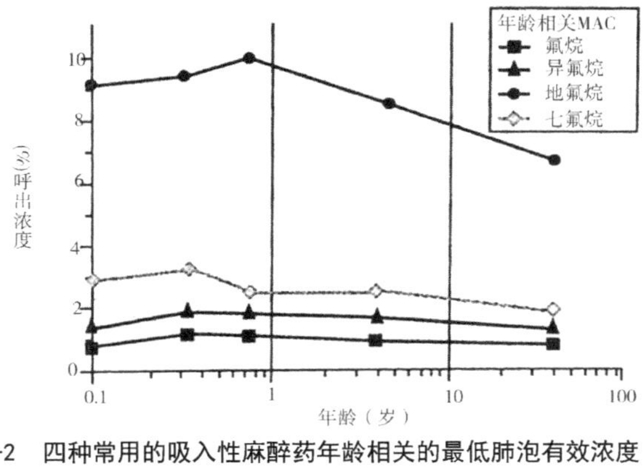

图 12-2 四种常用的吸入性麻醉药年龄相关的最低肺泡有效浓度（MAC）

注：NIAC 的最高值出现于 3 ～ 6 个月的婴儿。

（1）氟烷：氟烷是目前仍在使用的唯一一种烷烃结构的非醚类吸入性麻醉药，具有无刺激性，不燃烧爆炸；全麻药效强，早期抑制咽喉反射，使呼吸道分泌物减少，便于呼吸管理，价格低廉等优点，是小儿常用的全麻药。麻醉期间易出现心肌抑制、心排血量下降、低血压、心动过缓、心律失常等心血管抑制作用，与其他吸入性麻醉药相比更易发生过量。氟烷抑制呼吸，使肺泡通气量减少，为避免二氧化碳蓄积，麻醉期间应进行辅助或控制呼吸。氟烷的肝脏毒性作用并不比其他全麻药高。小儿“氟烷肝炎”全世界报道不足20例，与小儿已应用数百万例氟烷相比，其发生率很低，因此是安全的。对小儿短小手术、诊断性检查、吸入麻醉诱导、气道管理困难及哮喘患儿，氟烷是很好的吸入麻醉药。氟烷的缺点是血/气分配系数较高，脂肪/血分配系数也高，因此起效慢、维持时间长，再加上其麻醉效能强，目前所有的挥发罐能输送的最大吸入浓度5%，对小儿而言较其他吸入性麻醉药更易引起过量，引发心血管及呼吸系统抑制。在肥胖小儿、使用酶诱导药、近期接受过氟烷麻醉以及对氟烷“敏感”的小儿，应相对禁忌使用氟烷。氟烷麻醉下散热较多，且使心肌对内源性或外源性儿茶酚胺应激性增加，氟烷麻醉下小儿出现心律失常往往与高碳酸血症和麻醉深度不足有关，最大剂量10μg/kg的肾上腺素可降低其在小儿使用时发生心律失常的风险。

（2）异氟烷：血/气分配系数为1.4，麻醉诱导及苏醒快，代谢降解产物仅0.17%，因此肝肾毒性小。异氟烷对呼吸道有刺激性，可引起咳嗽、屏气，甚至出现喉或支气管痉挛，不宜单独用于小儿麻醉诱导。可先用静脉麻醉，待小儿入睡后再吸入0.5% ~ 1%异氟烷，以后将吸入浓度逐渐增至2% ~ 3%，维持麻醉用1.5% ~ 2%，常与氧化亚氮－氧合用，异氟烷较氟烷对循环抑制较轻，不增加心肌对儿茶酚胺的敏感性，可显著降低脑对氧的代谢率。血容量不足的小儿用异氟烷容易引起血压下降。在吸入浓度骤增或从吸入七氟烷突然改为异氟烷的情况下，偶可出现高血压，特别是在10余岁的小儿，这可能是由于刺激肺部受体导致交感活性的增加及激活了肾素－血管紧张素系统。

（3）七氟烷：血/气分配系数0.66，诱导及苏醒迅速，其MAC比氟烷及异氟烷高，新生儿MAC是3.3，1 ~ 6个月3.2，6 ~ 12个月2.5，1 ~ 3岁2.6，3 ~ 12岁2.3 ~ 2.5。与其他吸入性麻醉药合用氧化亚氮时不同，七氟烷的MAC值不随着混合吸入的氧化亚氮浓度成比例的降低。在1 ~ 3岁的小儿，混合氧化亚氮60%浓度吸入，七氟烷的MAC仅降低25%。

七氟烷气味比异氟烷好，易为患儿所接受，对呼吸道无刺激性，特别在未使用术前用药的小儿更有优势。吸入诱导时浓度即使最高达8%，发生屏气、咳嗽、喉痉挛及氧饱和度降低的概率亦低，目前已取代氟烷成为小儿麻醉吸入诱导的首选药物，在美国，七氟烷吸入诱导更是小儿麻醉最常用的简单有效的诱导方法。常用的七氟烷吸入诱导方法包括潮气量吸入法和单次肺活量吸入法。研究显示这两种方法在大于5岁的小儿，吸入7%的七氟烷，达到适当的麻醉深度（BIS值40 ~ 60）的时间和不良反应的发生率相似，但应用单次肺活量法小儿睫毛反射消失更快，且更易于被小儿接受，更值得推荐。而传统的潮气量吸入法，可在吸入纯氧的基础上混合七氟烷，逐步将浓度由2%至6%再提高至8%；或纯氧加8%七氟烷直接吸入；抑或8%七氟烷加氧气和氧化亚氮1∶1混合吸入，三者差别微小。

在小儿，七氟烷能较好地维持心血管系统的稳态性，不影响心率、心脏指数及心肌收缩性，也不使心肌对肾上腺素致敏，与其他吸入性麻醉药相比，发生心律失常更少见。小儿吸入1MAC七氟烷，即使术前不使用阿托品，心率也能维持平稳。偶有报道在吸入超过1MAC，出现心率降低。对发绀型先天性心脏病的小儿，吸入七氟烷较氟烷出现低血压和氧饱和度降低的概率更低。在吸入浓度超过1.5MAC时，七氟烷比氟烷更能造成对呼吸的抑制，婴儿吸入1MAC，分钟通气量及呼吸频率均降低，但只轻度升高呼气末二氧化碳水平；吸入浓度8%七氟烷的小儿可引起呼吸暂停，使用咪达唑仑等术前用药能加重这种抑制作用。七氟烷在小儿进行吸入诱导时，偶有报道出现癫痫样发作或脑电图出现相关表现。

七氟烷体内代谢率为2.9%，比异氟烷高，但用药后肝肾功能仍正常。七氟烷与钠石灰相互作用可产生在动物实验中证实有肾毒性的代谢产物A，在小儿低流量紧闭麻醉应予注意，且该产物的浓度在闭合回路中随着小儿年龄的增长而增加。在个别极端案例中已有报道，大剂量的七氟烷和干燥的二氧化碳吸收剂产生大量热量导致吸收罐着火。

虽然七氟烷苏醒迅速，但与氟烷相比，患者苏醒期疼痛评分明显升高，往往需要早期使用其他镇痛药物。近期的研究发现，七氟烷比氟烷发生苏醒期躁动的可能性更高，治疗和预处理的方法包括使用右美托咪定，芬太尼或丙泊酚（1mg/kg），在小儿也有报道使用 α_2- 肾上腺素能受体激动剂可乐定、5- 羟色胺受体阻滞剂托烷司琼（0.1mg/kg）、氯胺酮（0.25mg/kg）或纳布啡（0.1mg/kg）有效。

（4）地氟烷：血 / 气分配系数仅 0.42，诱导及苏醒迅速，但地氟烷对呼吸道有刺激性，单独诱导时可发生呛咳、屏气、分泌物增加及喉痉挛，小儿喉痉挛的概率甚至可高达 50%。临床上常先用氟烷或七氟烷吸入诱导后再改用地氟烷吸入，手术完毕患儿可迅速苏醒。地氟烷脂溶性低，故麻醉效能低，MAC 高，新生儿为 9.2，1 ~ 6 个月为 9.4，7 ~ 12 个月为 9.9，1 ~ 3 岁为 8.7，5 ~ 12 岁为 8。地氟烷对心血管抑制作用比异氟烷小，对呼吸的抑制作用不比氟烷和异氟烷强。地氟烷代谢率低，仅 0.02%，是现有吸入麻醉药中体内生物转化最少的麻醉药。当快速吸入高浓度地氟烷时，因交感神经系统激活，偶尔可出现高血压及心动过速。由于其苏醒迅速，在停用该药前，要重视早期使用镇痛药物防止苏醒期疼痛及躁动。

2. 静脉诱导和维持药物　具体如下。

（1）氯胺酮：氯胺酮于 20 世纪应用于临床以来，曾一度是全麻的必选药物，尽管有苯环己哌啶的精神不良反应，但对呼吸循环影响较小，故仍有使用的价值。是目前仍在使用的唯一的苯环己哌啶类药。在小儿麻醉，特别是手术室外麻醉中应用广泛。单独注射氯胺酮时不呈类自然睡眠状，而呈木僵状。麻醉时眼睛可睁开，各种反射如角膜反射、咳嗽反射与吞咽反射可依然存在，对麻醉与手术失去记忆，神志完全消失，但肌张力增强、眼球呈凝视状或震颤，外观似浅麻醉，但镇痛效果好，尤其体表镇痛明显。近年来对其的深入研究发现氯胺酮除了麻醉性镇痛作用外还具有抗炎、脑保护、促进细胞凋亡、解除支气管痉挛和对抗由阿片类药物引起的痛觉过敏等作用。

氯胺酮静脉注射 2mg/kg，注射后 60 ~ 90 秒后入睡，维持 10 ~ 15 分钟，肌内注射 5 ~ 6mg/kg，2 ~ 8 分钟入睡，维持 20 分钟。氯胺酮使唾液及呼吸道分泌物增加，麻醉前必须应用抗胆碱类药物。氯胺酮适用于浅表小手术、烧伤换药、诊断性操作的麻醉以及全麻诱导。氯胺酮诱导时有暂时性心血管兴奋作用，使血压、心排血量、脉搏均升高，中心静脉压及外周血管阻力也增加。

早期曾认为氯胺酮安全而无并发症，甚至提出饱食患儿可选用氯胺酮麻醉。研究发现，氯胺酮麻醉时候反射有抑制，故饱胃患儿不能用氯胺酮。新生儿或 6 月以下婴儿用氯胺酮后可发生呼吸抑制，应严密观察、及时处理。休克及低心排量小儿用氯胺酮后，由于其负性心肌肌力作用，可引起血压下降，甚至心搏骤停。国内外文献均已有报道，故休克患儿不宜用氯胺酮麻醉。

氯胺酮无肌松作用，也不抑制内脏反射，腹部手术不宜单独应用。氯胺酮增加脑血流及脑氧耗，增高颅内压，神经外科麻醉时应慎用。氯胺酮麻醉后恶心呕吐发生率高（33% ~ 44%），术后苏醒延迟，有时呈烦躁不安，是其缺点，术后幻觉及噩梦在小儿少见，如与咪达唑仑或地西泮同用，发生率还可下降。

（2）丙泊酚：是具有高度亲脂性的静脉麻醉药，静脉注射后快速分布至血管丰富的器官，麻醉起效快而平顺，能在一次臂脑循环内发挥作用，呛咳、呃逆发生率低。麻醉强度是硫喷妥钠的 1.8 倍，代谢清除率快，是硫喷妥钠的 10 倍。由于小儿中央室分布容积大，且清除率快，故小儿丙泊酚剂量按公斤体重计比成人大，需 2.5 ~ 3mg/kg 方能达到诱导效果。由于清除快，分布广，需连续静脉输注才能达到预计的稳态血药浓度，维持镇静催眠效果。丙泊酚有呼吸抑制作用，其发生及持续时间与剂量有关，2.5mg/kg 静脉注射时 20% 患儿有呼吸暂停，故麻醉时需吸氧和加强呼吸道管理。使用丙泊酚后收缩压、舒张压、平均压、心排血量和体循环阻力有不同程度下降，但不引起心率增快，故可减轻气管插管的血流动力学反应。丙泊酚可直接抑制心肌，心肌氧耗量下降。丙泊酚可降低颅内压，脑氧耗量、脑血流及脑代谢率均有下降，眼内压也有降低。丙泊酚麻醉恢复时间早，患儿清醒迅速，脑功能如精神活动、认知能力恢复完善，麻醉后恶心呕吐发生率低。丙泊酚的缺点是注射部位疼痛，发生率高达 33% ~ 50%，应选择肘前大静脉注射，药液中加入利多卡因 0.2mg/kg 可减轻甚或消除注射痛。小儿用丙泊酚诱导时可发生不自主运动，其原因不明，因此在需绝对镇静的情况如 CT、MRI 检查时不宜用丙泊酚。丙泊酚无镇痛作用，手术时必须辅用其他麻醉药及镇痛药。由于诱导平顺，起效迅速，麻醉深度易控，苏醒快且脑功能恢复完善，术后恶心呕吐发生率低，故丙泊酚适于小儿门诊手术及某些诊断性检查的麻醉。由于市售丙泊酚制剂中含有鸡蛋和大豆成分，用于对这两种物质过敏的小儿要慎重。

（3）瑞芬太尼：瑞芬太尼是一种新型合成的镇痛剂，选择性作用于 μ 受体，具有阿片类药物的典型作用和不良反应，包括镇痛、镇静、呼吸抑制、肌张力增高和心动过缓，镇痛作用与芬太尼相当。它由非特异性血液及组织酯酶代谢，迅速水解为无生物活性的代谢物瑞芬太尼酸，具有起效快、代谢快与药量及时间无关的特点。2003 年瑞芬太尼正式进入国内市场，应用于临床以来由于其良好的可控性，成为越来越多的麻醉医师首选的阿片类药物。在小儿麻醉中，瑞芬太尼已用于：①麻醉诱导及维持；② TIVA; ③ TCI; ④小儿心脏手术麻醉；⑤小儿 ICU 镇静和术后镇痛。研究证实瑞芬太尼应用于小儿麻醉具有以下特点：①起效迅速，易于调节；②术后镇痛作用弱；③停药后恢复快；④应用抗胆碱能药能预防或治疗瑞芬太尼引起的心动过缓或低血压；⑤与年长儿比较，< 2 个月的小儿清除更快；⑥所测定的输注即时半衰期与模型的结果高度一致。在年长小儿，瑞芬太尼非常适合在需要术后早期评定神经系统状况的手术中使用。在心脏手术的小儿，也利于术后维持心血管系统的稳定，提供早期拔管和术后镇痛。

瑞芬太尼被非特异性酯酶水解代谢，其代谢受年龄、性别和体重的影响不大，不受肺、肾功能状况影响，在肝肾功能衰竭的小儿使用有很大的优势。即使长时间持续输注，停药后血浆药物浓度下降一半的时间仍为 3 ~ 6 分钟。分布容积随年龄增长而降低，婴儿（< 2 个月）的分布容积最大。清除率新生儿较低，2 个月 ~ 2 岁婴幼儿清除率较高，其后随年龄增长逐渐降低。各个年龄段的半衰期（$t_{1/2}\beta$）无明显区别（3.4 ~ 5.7 分钟）。

瑞芬太尼经静脉途径给药，推荐的负荷剂量为 0.5 ~ 1μg/kg，接着以 0.2 ~ 0.5μg/（kg·min）的速率输注。在静注或输注的速度大于 0.5μg/（kg·min）时可能发生低血压和心动过缓。当同时应用吸入麻醉药时，推荐输注瑞芬太尼的开始速率为 0.25μg/（kg·min）。瑞芬太尼可以减轻小儿对气管插管的反应，瑞芬太尼 1.25 ~ 3μg/kg 合用丙泊酚 4mg/kg 可使未使用肌松剂的情况下气管内插管更容易。

近年来研究显示，瑞芬太尼呈现剂量依赖性的阿片耐受及痛觉超敏现象，可能与瑞芬太尼作用时间短及 NMDA 系统激活有关。因此推测小剂量 NMDA 受体拮抗剂氯胺酮可以抑制这种快速耐药性，并降低这类小儿术后镇痛所需要的吗啡用量，但该结论仍存在争议。临床应用可以在即将或者接近手术结束时，给予长效的阿片类药物（如吗啡 0.05 ~ 0.2mg/kg），或者结合局部区域麻醉。

3. 肌肉松弛药　随着其他新型麻醉药物的出现，肌松药在儿科麻醉中的使用正在减少；然而，均衡的麻醉措施在小儿气管插管时可以提供最佳的插管条件。所谓均衡措施指浅、中等深度的麻醉并配伍用一种非去极化肌松药，这种方法还能减少不良反应的发生。那些需要深度肌松的外科手术仍然需要使用肌松药，肌松药还能减少麻醉药在婴儿和患病小儿中的用量。当然，最主要的是要根据实际临床情况选择肌松药及其剂量。

（1）琥珀酰胆碱：是目前临床上唯一应用的去极化肌松药，直到 20 世纪 90 年代初期，由于其起效快速和作用时间短，曾是小儿辅助气管插管的主要肌松药。小儿比成人对琥珀酰胆碱略有耐药，插管剂量需 1 ~ 2mg/kg。新生儿则需 2 ~ 3mg/kg，45 秒即产生满意的肌松作用。当小儿静脉给药困难时，可用 4mg/kg 进行肌内注射，4 分钟后可提供足够的插管条件。

小儿用琥珀酰胆碱后胃内压增加很少，成人用琥珀酰胆碱胃内压平均增高 0.93kPa（95cmH_2O），最高达 4.02kPa（41cmH_2O），小儿仅增高 0.40kPa（4cmH_2O），对小儿饱胃者插管很有利。

静脉注射琥珀酰胆碱可引起血钾升高，对严重烧伤、创伤或截瘫患儿施行手术，禁用琥珀酰胆碱。小儿用琥珀酰胆碱可促使肌红蛋白释出，20% 患儿呈肌红蛋白血症。小儿使用琥珀酰胆碱后也可出现咬肌痉挛，这可以是正常变异反应，也可能是使用琥珀酰胆碱诱发恶性高热的并发表现。琥珀酰胆碱可引起窦性心动过缓伴结性和（或）室性逸搏，尤其小儿更易发生，有报道小儿在追加第二次剂量时发生心搏骤停。患肌强直和肌营养疾病的小儿，有报道在疾病被诊断前使用琥珀酰胆碱后出现高钾血症，随之发生心搏骤停。

正因为可能并发如此多的问题，美国 FDA 在药物包装盒上加以警告：小儿使用琥珀酰胆碱仅限于紧急插管或需要紧急气道保护的病例，或者无法开通静脉通路时可以肌内注射给药。从那时起，儿科麻醉使用该药的趋势开始下降。随着起效快、作用时间短的非去极化肌松药的临床应用，琥珀酰胆碱在临床上可能将逐渐被淘汰。

（2）泮库溴铵：泮库溴铵是一种强效的非去极化甾类肌松药，无神经节阻滞作用，组胺释放少，不产生支气管痉挛，但可引起心率增快，收缩压有上升倾向，特别适宜与芬太尼麻醉配合应用，可解除芬太尼所致的心率减慢作用，剂量为 0.08mg/kg 静脉注射，作用维持 30 ~ 45 分钟。然而，对于大多数儿科手术而言，泮库溴铵的作用时间显得过长。因此随着 20 世纪 80 年代中等时效肌松药阿曲库铵和维库溴铵的引入，泮库溴铵的应用呈下降趋势。

（3）阿曲库铵：阿曲库铵是一种中等时效的双季胺苄异喹啉类化合物。在体内通过两条代谢途径降解。一条途径是 Hofmann 效应，速率随温度和（或）pH 增加而增加的非酶性降解。另一条是非特异性酯酶水解途径。静脉注射 0.3 ~ 0.6mg/kg，1 ~ 2 分钟即可进行气管插管，作用维持 15 ~ 30 分钟。阿曲库铵优点是不引起心血管不良反应，大剂量及快速注射可致组胺释放，但其发生率仅约为箭毒的 1/3。肝肾功能不全及心脏病患儿应用阿曲库铵很适宜。由于其在小儿各年龄组均快速恢复、时效中等、常用剂量阿曲库铵严重不良反应的发生率低，因此有学者在儿科麻醉肌松药的选择中，将阿曲库胺作为万能药。但在美国，由于其组胺释放的不良反应（成人较小儿更常见），已为其代谢产物——顺式阿曲库铵所取代。

（4）顺式阿曲库铵：和阿曲库铵相似，顺式阿曲库铵是一种中等时效的肌松药，体内依赖 pH 和温度进行自主降解。然而，顺式阿曲库铵的效能比阿曲库铵强约三倍，这也使该药具有更显著的特点以及更少的组胺释放。效能增强所伴随的主要缺点是起效时间的延长，需要相对高的剂量 0.15mg/kg（约 3 倍 ED_{95}），才能在 2 分钟取得满意的插管条件。进一步增加药物剂量（4 倍 ED_{95}）并不会显著缩短起效时间。该药物的效能（ED_{95}）在婴儿、儿童和成人相似，在氧化亚氮 - 硫喷妥钠麻醉中，婴儿的 ED_{95} 和 D_{95} 与儿童相似，但药物的作用时间在婴儿与儿童比较延长 5 ~ 10 分钟。在使用瑞芬太尼并吸入七氟烷的麻醉中，该药物婴儿较儿童起效快（74 秒比 198 秒）、恢复至 T_{25} 的时间长（55 分钟比 41 分钟）、恢复至 TOF0.9 时间长（73 分钟比 59 分钟），这可能与吸入麻醉药加速其起效、延长其恢复有关。在选择顺式阿曲库铵时，必须对这些药物在婴儿中的作用特点加以权衡。

（5）维库溴铵：是泮库溴铵衍生物，肌松强度是泮库溴铵的 1.5 倍，时效仅泮库溴铵的 1/3 ~ 1/2，维库溴铵无明显心血管作用。本药自肝脏摄取自胆汁排出，肾脏消除维库溴铵的作用较小，肾功能不全患儿仍可应用。插管剂量 0.1mg/kg，维持 25 ~ 30 分钟。而对于新生儿和婴儿，由于器官功能的不成熟，0.1mg/kg 维库溴铵（约 2 倍 ED_{95}）可以产生超过 90% 的神经肌肉阻滞并且维持时间达 1h。因此儿科麻醉使用维库溴铵时需要注意一个问题：其活性在新生儿和婴儿中会明显延长。

（6）罗库溴铵及其拮抗剂：罗库溴铵的结构与维库溴铵相似，但起效更快。罗库溴铵体内代谢很少，主要经肾脏清除。七氟烷显著增加罗库溴铵的效能。小儿使用硫喷妥钠 5mg/kg 和阿芬太尼 10μg/kg 诱导麻醉后，注射 0.6mg/kg（2 倍 ED_{95}）罗库溴铵 60 秒后能产生满意的插管条件；而使用七氟烷吸入麻醉诱导的小儿，注射 0.3mg/kg 罗库溴铵，在 2 分钟内 95% 的 2 ~ 7 岁儿童可产生满意的插管条件，1 ~ 3 岁幼儿 60s 可产生满意的插管条件。因此，在仔细评估气道排除困难插管后，罗库溴铵可以作为快诱导时替代琥珀酰胆碱的肌松药。已有多中心的研究评价了在婴儿肌内注射 1mg/kg 和小儿肌内注射 1.8mg/kg 罗库溴铵用于气管插管的插管条件、起效时间和持续时间，结果认为它并不足以取代肌内注射琥珀酰胆碱作为肌内注射诱导插管的理想药物。

罗库溴铵在婴儿和儿童的药物作用时间有较大差异。氧化亚氮麻醉时，标准插管剂量的罗库溴铵 0.6mg/kg 在婴儿的作用时间要长于儿童，新生儿 0.6mg/kg 剂量的作用时间较婴儿（5 ~ 12 个月）长。即使是 0.3mg/kg 罗库溴铵，无论是 T_{25}、T_{75}、RI 还是恢复至 TOF0.7 的时间，0 ~ 6 个月的婴儿较 2 ~ 6 岁的小儿都延长。这种年龄相关的差异与维库溴铵相似。

1 ~ 2 倍 ED_{95} 的罗库溴铵仅会轻微增加心率，对动脉血压没有影响。预注利多卡因或瑞芬太尼可以减轻罗库溴铵的注射痛。在可能存在未确诊肌营养不良的患儿，尤其是男孩中，当琥珀酰胆碱相对禁忌时可以使用罗库溴铵进行快诱导。

罗库溴铵的拮抗剂环糊精（sugammadex）能通过选择性与罗库溴铵结合恢复正常的神经肌肉功能，而不影响乙酰胆碱、烟碱样受体或乙酰胆碱酯酶功能，该药与维库溴铵和泮库溴铵的结合能力稍弱。环糊精只与含有甾核的肌松药结合。苄异喹啉类药物，如阿曲库铵、顺式阿曲库铵、米库氯铵以及琥珀酰胆碱不受环糊精的影响。环糊精可以在 2 分钟内拮抗罗库溴铵的深度阻滞而没有心血管反应。环糊精的投入使用将会增加罗库溴铵的临床应用，并在快诱导时增加罗库溴铵的安全性。当出现 2 个 TOF 颤搐反应高度时，环糊精的有效拮抗剂量是 2mg/kg。

（7）米库氯铵：米库氯铵是临床唯一使用的短效非去极化肌松药，其作用时间较短与被正丁酸基血浆胆碱酯酶代谢关。其 ED_{95} 是 0.08 ~ 0.1mg/kg，应用 2 倍 ED。s 量静脉注射，起效时间是 1.6 ~ 1.9 分钟，与阿曲库铵、维库溴铵起效时间 2 分钟相似，但比琥珀酰胆碱起效时间（45 秒）慢。作用时间 14 分钟，是阿曲库铵的 1/3，维库溴铵的 1/2。氟烷麻醉时，婴儿和儿童米库氯铵的 ED_{95} 分别是 85μg/kg 和 95μg/kg，而成人则是 45 ~ 81μg/kg。在婴儿，米库氯铵可同样迅速地产生与琥珀酰胆碱相同的肌肉阻滞效能，但膈肌抽搐和呛咳的发生概率较高。在儿童，米库氯铵阻滞完全则较琥珀酰胆碱慢。与七氟烷或丙泊酚合用时，药物在前者的起效时间较快，作用时间也较长。由于米库氯铵被正丁酸基血浆胆碱酯酶水解，该酶的缺乏会使药物的作用延长。大剂量快速注射米库氯铵（0.4mg/kg）会引发组胺释放，最常见的表现是短暂的皮肤潮红和血压降低。

由于该药药效较快、作用时间短，即使长时间使用也无蓄积作用，恢复时间也不因长时间用药而延长，停药后恢复迅速，对自主神经及心血管系统无不良反应，那些需要气管插管和（或）深度肌松的短时间手术可以选择米库氯铵。2009 年在德国调查发现，年龄低于 5 岁的小儿如果要选择肌松药进行气管插管，麻醉医师更愿意使用米库氯铵。因为其较短的作用时间，米库氯铵几乎不需要拮抗。近来研究表明，在新生儿 ICU 使用米库氯铵作为肌松药进行插管，插管时间和插管次数均会减少，同时严重低氧饱和度的发生率也降低。

（二）气管内插管麻醉和麻醉装置

1. 气管导管　气管插管可保证呼吸道通畅，减少呼吸道无效腔，便于呼吸管理及应用肌松药，优点较多。因此，小儿麻醉中以气管内插管麻醉最为常用，尤以重危患儿、婴儿、头颈、胸部手术以及腹部大手术、俯卧位、侧卧位手术全身麻醉时均应选用气管内插管麻醉，以策安全。气管插管的并发症包括插管损伤、喉水肿、导管扭曲、导管阻塞、呼吸阻力增加、拔管喉痉挛等。预防气管插管后喉水肿的措施有：①选用合适大小及优质的导管；②导管严格消毒；③麻醉期间避免导管与气管黏膜摩擦；④疑有喉水肿者，喉头局部用麻黄碱及地塞米松喷雾，同时静脉注射地塞米松。施行气管内麻醉期间需严密观察病情，注意预防上述并发症，但总的说来，气管插管优点远远超过其缺点，应尽量选用。气管导管现多以对组织无刺激性的聚氯乙烯制成，导管以内径（mm）编号，管壁应薄，导管大小以 1.53 ~ 2.04kPa（15 ~ 20cmH_2O）加压时有轻度漏气为合适，如以 1.0kPa（10cmH_2O）加压时漏气明显，应更换气管导管。表 12-12 为小儿气管导管选择（内径及插入长度估计），可供参考。导管上有长度（cm）标志，经口腔插管时其长度为 12+ 年龄 /2。固定导管时应了解插入长度，可避免插管过深。气管导管连接管的口径应与导管内径相等（可用塑料外套管将二者连接），并应紧密连接，不留间隙，以免连接处屈曲。插管后应作两侧肺部听诊，两肺呼吸音相等才可固定导管。侧卧位或俯卧位翻身后再进行两肺听诊，以及时发现导管滑出气管或误入一侧支气管。

表 12-12　小儿气管导管号码（内径）及插入长度估计

	导管号码内径（mm）	插入长度（cm）	
		经口	经鼻
新生儿	3.5	10	12
1 ~ 11 个月	4.0	12	14
1 岁	4.0	12	14
2 岁	4.5	13	15
3 岁	5.0	14	16
4 岁	5.0	15	17
5 岁	5.5	16	18
6 岁	5.5	16	18
7 岁	6.0	17	19
8 岁	6.0	17	19

续表

	导管号码内径（mm）	插入长度（cm）	
		经口	经鼻
10 岁	6.5	18	20
11 ~ 12 岁	7.0	20	22

在小儿麻醉中，究竟是选用带套囊的或是不带套囊的气管导管近年来仍存在广泛争议。在低龄儿童中使用无套囊的气管导管被广泛认为是安全的，而传统观念认为带套囊的气管导管应在 6 岁以上的小儿使用。而近年来，小儿麻醉中机械通气常规使用，压力支持通气机随之应用，由气管导管引起的阻力增加的问题在小儿就不那么显著了，气管导管引起的局部组织损伤更多的是因为气囊过度充气或在 ICU 中长时间带管。多项研究也证实，在小儿使用肌松药的麻醉中，带套囊的与不带套囊的导管术后并发症的发生率并没有差别，需重复插管的概率更低，因此可能更适合。同时随着小儿喉头部解剖结构的研究进展，气管导管设计制作技术不断发展进步，如新近研发使用的微套囊导管，套囊以聚氨酯为材料，更为柔软，充气后压力更均匀，位置更朝向环状软骨水平远端。因此，近年来即使在婴儿，使用带套囊的气管导管也较为常见。美国心脏病协会在新版（2005 年）“心肺复苏和心血管急救国际指南”中对小儿气管导管选用的描述已修改为：在住院患儿中，带套囊的气管导管与无囊导管一样能安全地用于婴儿和儿童（新生儿除外）。但所有的气管导管都与气管黏膜的局部损伤程度有关，在婴儿和低龄儿童风险最高，损伤后最严重的后果是声门下狭窄。虽然在临床操作中，很多情况下有套囊的导管要比无套囊的导管更有益处，但两种导管无疑都会造成气管损伤，并给小儿带来更加严重的后果。有套囊的导管是否存在其他方面的不良反应，需要更多的使用和报道加以深入探讨。关于这一问题争论可能还将继续，但是，无论是有套囊的还是没有套囊的，对气管导管的仔细选择以及置入气管内的正确方法都是最重要的，这取决于临床医师的判断和技术以及患儿的指征。使用带套囊的导管应比不带套囊的导管小半号，且气囊内的压力应小于 25cmH_2O（18.4mmHg）。

在小儿，还有一系列特殊设计的气管导管用于不同的手术用途。异形管（图 12–3）方便应用于头颈外科手术，可避免导管发生折叠、闭塞，减少意外拔管的危险。柯尔导管（图 12–4）是一种上粗下细的、不带套囊，适用于新生儿的口插管，导管的气管部分比其他部分细，推荐用于新生儿复苏和短时间通气，但也有一些机构成功用于新生儿 ICU。加长管（图 12–5）适用于一些需要补偿导管额外长度的状况，在一些气道严重缩窄的患儿（如哮鸣、气道软化）应用常规的导管不合适时，可能需要使用加长管。增强型气管导管特别适用于小儿头颈部手术，如纵隔肿瘤、胃镜、经食管超声检查等，不易受到外力的影响使导管折屈或压扁。激光导管（图 12–6）专门为激光手术中保护气管导管和患儿避免受激光伤害而设计。

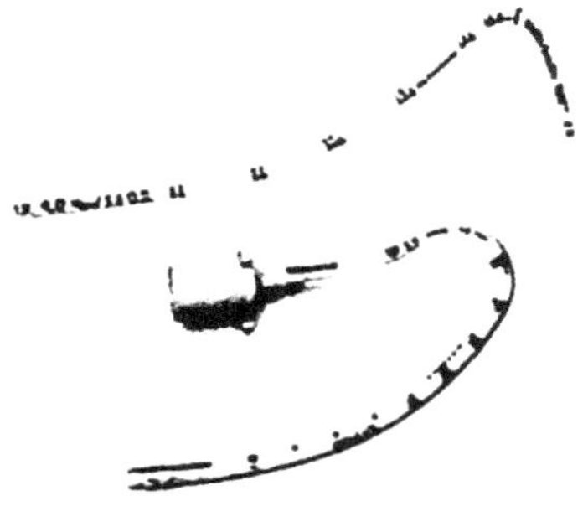

图 12–3　异形管

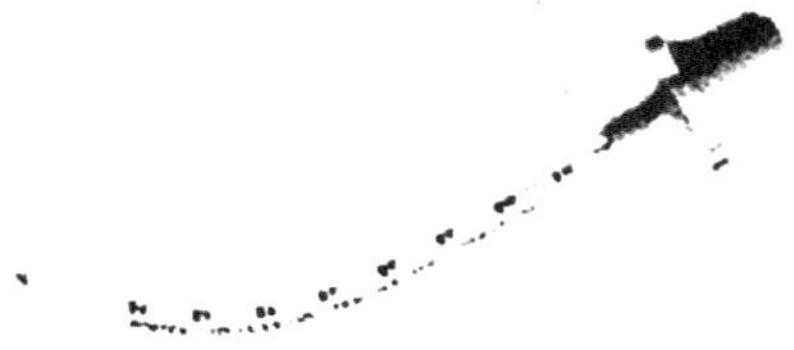

图 12–4　柯尔导管

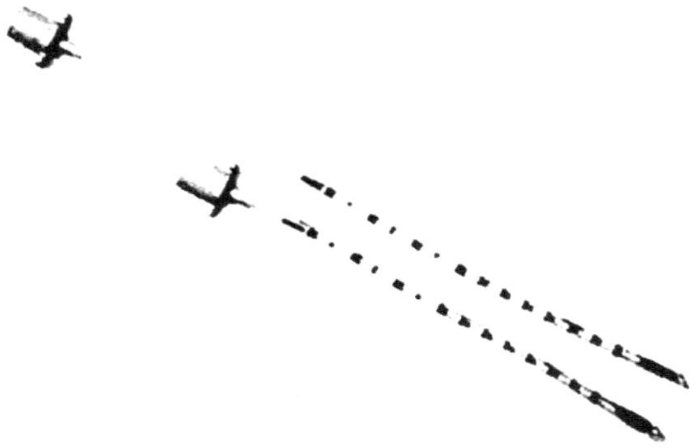

图 12-5　加长管

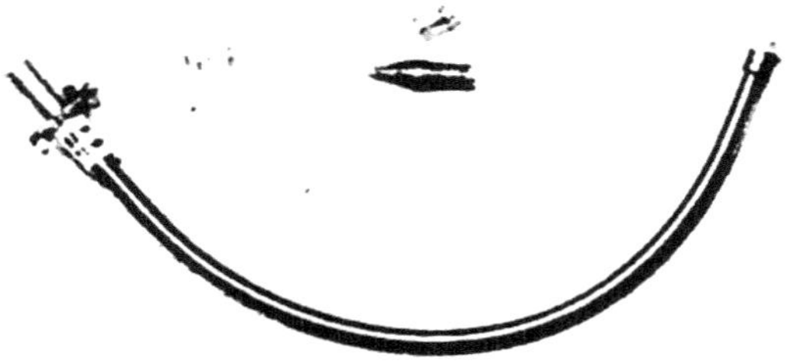

图 12-6　激光导管

2. 喉罩（LMA）　自 1983 年喉罩问世以来，已广泛地应用于小儿麻醉。这种通气道将导管尖端接一卵圆形扁平罩，罩的周围镶嵌充气囊，经明视或盲探法插至咽喉部，覆盖声门部位，充气后在喉周围形成密闭圈（图 12-7），既可让小儿自主呼吸，也可施行正压通气。1.0、1.5、2.0、2.5、3.0 号喉罩，套囊的最大充气量分别为 4.7、10、14、20mL。与气管插管比较，喉罩刺激小，不引起呛咳，特别适用于自主呼吸下进行眼、耳鼻喉科短小手术。喉罩插入和拔出时心血管系统反应小，可避免血压和眼压的波动。对有先天性小颌、舌下坠、腭裂的 Pierre-Robin 综合征患儿，气管插管困难，可用喉罩通气道维持麻醉。对需频繁施行麻醉的患儿（如烧伤换药、放射治疗），用喉罩通气道保持呼吸道通畅，可避免反复气管插管。小儿喉罩充气囊的压力推荐是 60cmH_2O 以下，有学者建议小儿喉罩内压应低于 40cmH_2O，以减少小儿喉痛及喉罩周围漏气的概率，并建议在使用喉罩时常规使用校订后的测压计测喉罩内的压力。

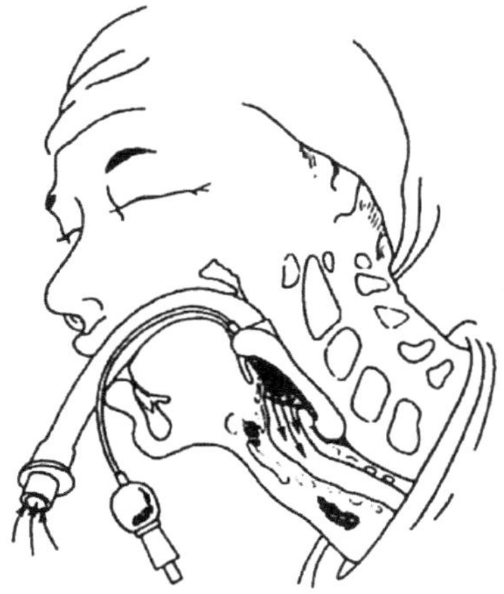

图 12-7　小儿喉罩通气道置入咽喉，覆盖声门部位的位置图

近年来小儿使用 LMA 时用纤支镜观察及 MRI 成像研究显示，小儿放置 LMA 位置不正的概率更高（Keidan et al.2000；Monclus et al.2007），在纤支镜下评价喉罩的位置分为 5 级，小儿置入喉罩后 1 级理

想位置的比率只有 70%，且导致并发症的风险与小儿的年龄成反比。LMA 用于小儿，气道梗阻的发生率高于成人近两倍。因为小儿舌体大，声门位置偏高偏前，会厌大且松软，常会遮盖咽部，造成气道阻力大，特别在小于 1 岁的婴儿中。小儿置入 LMA，除标准的 Brain 置入法，可采用逆转法提高小儿置入的成功率。LMA 用于更小的患儿会发生更多的气道梗阻、通气压力高、呼气末 CO_2 分压升高、喉罩漏气及气道并发症，因此在婴儿和新生儿使用 LMA 需要麻醉医师有更娴熟的技术并更为谨慎。术前用药及术中麻醉肌松药的应用、手术操作和并发症的影响等，可明显减低食管上、下端括约肌张力和正常生理保护反射（咳嗽、屏气等反射），存在潜在的反流、误吸风险。由于小儿胃液的容量相对较多、胃内压较高、pH 值低，因此在麻醉中反流误吸的危险性相对较大。为此，凡遇胃内容量加大，喉功能不全等反流误吸高危因素的患儿，全麻、急救复苏时不宜选用 LMA。LMA 是一个声门上的通气装置，所以对于张口困难、声门和声门上梗阻（咽喉部肿瘤、脓肿、血肿等）的患儿应用是有局限性的。

除 Brain 的传统喉罩外，近年来不同的生产商还设计了各种新型喉罩可应用于小儿，如 Ambu Aura-Once 喉罩、air-Q 喉罩以及 Portex 喉罩等。目前在小儿应用较为广泛，在任何年龄段均有适用尺寸的是引流型喉罩（Proseal LMA，图 12-8）。引流型喉罩在导气管的侧面有单独的引流管末端开口于气囊罩，放置到位后，引流管与食管相通，可置入胃管进行引流或吸引。该设计可完全隔离气道和消化道，避免了传统喉罩易引起胃扩张和反流的弊端，在小儿口咽部允许的泄漏压也更高（11 ~ 18cmH_2O），一次放置成功的概率更高达 90%。传统喉罩与引流型喉罩在小儿的尺寸见表 12-13。

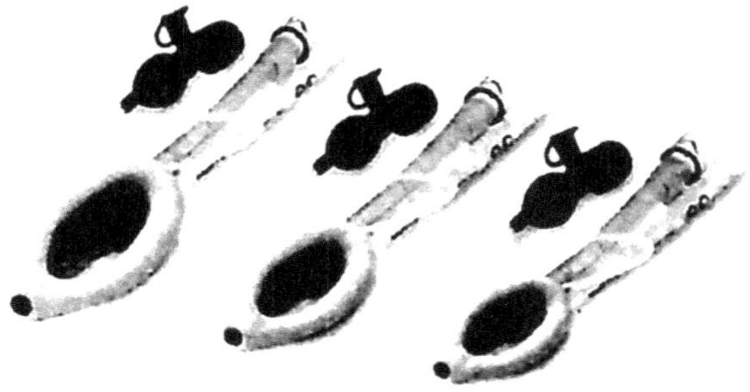

图 12-8 小儿引流型喉罩

表 12-13 小儿传统喉罩与引流型喉罩型号的选择

	体重（kg）	对应的气管导管
传统喉罩		
1 号	< 5	3.5 不带套囊
1.5 号	5 ~ 10	4.0 不带套囊
2 号	10 ~ 20	4.5 不带套囊
2.5 号	20 ~ 30	5.0 不带套囊
3 号	30 ~ 50	6.0 带套囊
4 号	50 ~ 70	6.0 带套囊
5 号	70 ~ 100	7.0 带套囊
6 号	> 100	7.0 带套囊
引流型喉罩		
1 号	< 5	
1.5 号	5 ~ 10	4.5 不带套囊
2 号	10 ~ 20	4.5 不带套囊
2.5 号	20 ~ 30	4.5 不带套囊
3 号	30 ~ 50	5.0 带套囊
4 号	50 ~ 70	5.0 带套囊
5 号	70 ~ 100	6.0 带套囊

3. 呼吸回路 气管插管或喉罩通气道插入后可连接 Ayre T 管装置（Mapleson E 型回路）（图 12-9）

或 Jackson-Rees 改良 Ayre 装置（图 12-10）维持麻醉。Ayre T 形管装置结构简单、无活瓣，对呼吸阻力小。当新鲜气流量达患儿分钟通气量的 2 倍时，可避免复吸入。气流量过低，二氧化碳可被复吸入，且麻醉药可被稀释，呼气端加延长管可减少空气稀释，从而增加氧及麻醉药浓度。气流量过高，可引起肺持续高压，麻醉药也浪费。AyreT 装置主要供自主呼吸时应用，如需控制呼吸，需堵塞 T 管开口端加压，放开时减压，操作不方便。自 1954 年该装置问世以来，曾在数十年里被推荐于小于 10kg 的小儿使用。

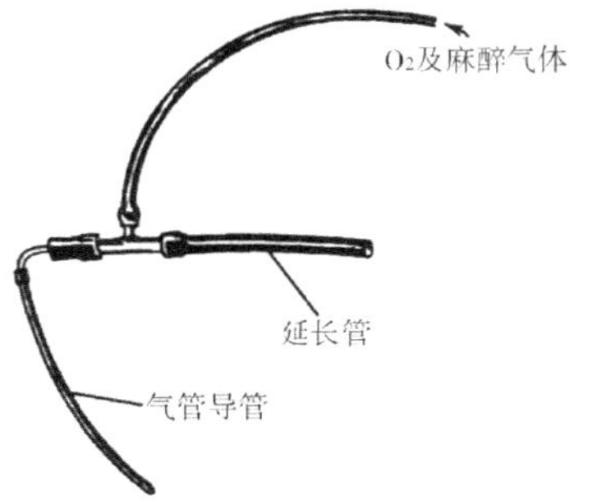

图 12-9　AyreT 形管装置

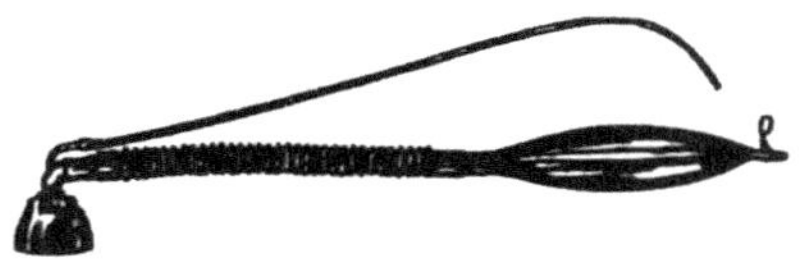

图 12-10　Jackson-Rees 改良 Ayre 装置

Jackson-Rees 改良 Ayre 装置（Mapleson F 型回路）在 Ayre 装置基础上加螺纹管及贮气囊，便于控制呼吸，现已取代 Ayre 装置在小儿麻醉广泛应用，其优点是无效腔及呼吸阻力小，可单手加压，便于呼吸管理。缺点是干燥气体吸入，有体热丧失。

20 世纪 70 年代以来，在小儿麻醉又推广应用 Bain 装置（改良型 Mapleson D 型回路）。此系双套管装置，是一根直径 22mm、长 1.5m 的塑料呼气螺纹管，其内有一根输氧及麻醉气体的塑料管，两管形成一个同轴系统（图 12-11），具有结构简单、重量轻、使用方便、适用于任何年龄等优点。Bain 装置作为部分重复吸入系统可控制患儿二氧化碳浓度，避免麻醉时低碳酸血症，从而维持较满意的心排血量和脑血流量，避免氧离解曲线左移和细胞外钾离子减少。由于 Bain 装置的管道很长，尤其适用于神经外科及头面部手术，手术期间麻醉医师可远离患儿头部进行呼吸管理，而不致影响手术操作。应用 Bain 装置的气流量是 100mL/（kg·min），最低气流量至少应为 3.5L/min。自主呼吸时，气流量应比控制呼吸时增加 50%。除上述装置外，各种无重复吸入活瓣在小儿麻醉已很少应用。

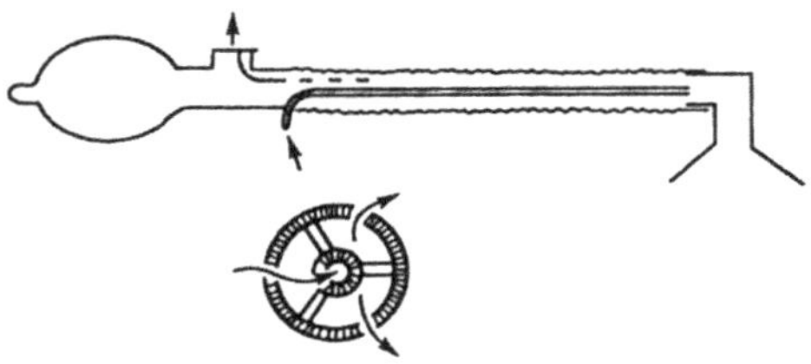

图 12-11　Bain 麻醉装置（横截面示气流方向）

小儿应用循环紧闭法麻醉近年来逐渐得到推广，虽然没有特意为小儿应用设计的麻醉机，但成人麻醉机部件考虑到小儿特点经适当改进，小儿应用成人麻醉机进行循环紧闭麻醉是完全可行的。衔接管无效腔要小，用 15mm 塑料螺纹管替代麻醉机上的 22mm 橡胶螺纹管，储气囊改用 750 ~ 800mL 容量，麻醉呼吸器内的呼吸风箱改用小儿风箱，同时麻醉期间进行控制呼吸，可以代偿呼吸阻力及无效腔的增加。

二、区域麻醉

在过去的 30 年中，区域麻醉已逐步增多，并成为小儿患者手术或非手术治疗的主要疼痛处理方法。

随着特别针对小儿的穿刺针和导管的发展，区域麻醉应用于小儿也更为安全和便捷。近10余年里，许多大样本的小儿研究涵盖了包括新生儿至青春期少年的各年龄段，评价了各种神经阻滞方法的适应证、禁忌证和不良反应。随着神经刺激仪的广泛应用，周围神经阻滞可安全地应用于未使用肌松药的全麻小儿。同时，超声引导技术为部位阻滞带来了重大的变革。超声技术的优势在于可将局麻药的扩散可视化，在穿刺针定位至药物扩散不佳时可做调整，在局麻药对神经形成完整圆形包裹时也可实时停药以减少用药量。

（一）骶管麻醉

骶管麻醉通过骶裂孔实施，是小儿尤其是婴幼儿最常用的硬膜外麻醉方式。小儿骶管裂孔相对较大，体表标志明显，且骶骨背面平、骶角突出易扪及，穿刺成功率较高，而且小儿骶管容积小，蛛网膜囊位置较低，局麻药物浸润完全，能够满足下腹部、会阴部以及下肢大部分手术的要求，并且连续骶管麻醉的应用，也可满足长时间手术的要求。小儿骶管内蛛网膜囊位置较低，如穿刺过深，亦有误入蛛网膜下隙造成全脊髓麻醉的可能。骶管麻醉应使用短斜面穿刺针以免刺破硬脊膜。随着年龄增长小儿骶骨轴线偏离腰椎中轴，骶裂孔更难定位，甚至可能闭锁。

婴幼儿骶管腔充满脂肪和疏松的网状结缔组织，这使得局麻药很容易扩散。6～7岁儿童硬膜外间隙脂肪变得更紧密，局麻药不易扩散。脂肪内含许多无瓣膜的血管，意外的血管内注药可立即导致局麻药全身扩散，引起中毒症状。骶管腔与腰骶部神经丛周围间隙相通（特别是腰骶干），所以有必要注入足够剂量的局麻药以补充流失量才能获得满意的感觉阻滞平面。

骶管麻醉能满足多数低位手术要求（主要是脐以下），包括疝囊结扎术、泌尿道、肛门、直肠手术、骨盆以及下肢手术等。骶管麻醉主要用于AS Ⅰ～Ⅱ级的婴儿和幼儿，并通常复合浅全身麻醉；也可用于孕后50～60周以内婴儿以及早产儿（怀孕37周以前出生的婴儿）麻醉。因其硬膜外间隙脂肪呈液态，导管置入很容易，能提供持续时间较长的无痛感。包括美国在内的许多国家都常采用骶管麻醉，但穿刺部位接近肛区，括约肌功能失调的患儿有细菌感染的可能，因此一些国家对使用骶管麻醉有顾虑。经骶管可放置导管直达腰部和胸部硬膜外间隙，而无须选用经腰椎或胸椎棘突间隙硬膜外阻滞。骶管麻醉的禁忌证主要有骶骨畸形、脊膜突出和脑脊髓膜炎。

骶管麻醉的同时可将镇痛药加入局麻药中进行术后镇痛，所以容易被患儿及其家长接受。可单次给药或连续给药，选用低浓度的长效局麻药如0.1%或0.125%布比卡因或0.2%罗哌卡因，二者都具有长效的优势。骶管麻醉局麻药用量可参考许多数学模式和方程式计算，其中最可靠的是Busoni和Andreucetti的计算公式，Armitage的计算公式更实用。分别注射0.5mL/kg、1mL/kg、1.25mL/kg局麻药可达骶、腰部上段和胸部中段感觉阻滞平面。大剂量局麻药（1.25mL/kg）偶尔可导致过高平面（超过T_4椎体）。如果所需局麻药超过1mL/kg，则不宜采用骶管麻醉，最好选择更高位硬膜外麻醉。可联合的镇痛药有：氯胺酮、曲马朵、可乐定、阿片类药等，但应注意术后的监护。

（二）蛛网膜下隙阻滞

蛛网膜下隙阻滞适用于大部分手术时间较短的婴幼儿下腹部和下肢手术。与在成人中的应用效果一样，它起效迅速、镇痛效果确切、肌松良好。蛛网膜下隙阻滞尤其适用于容易引起术后呼吸系统并发症的高危婴幼儿，包括早产儿、低体重儿、支气管发育不良、患有慢性呼吸道疾病等的患儿。这些患儿全麻术后发生呼吸系统并发症的概率明显增加，而应用蛛网膜下隙阻滞对呼吸功能几乎无影响，又能大大减轻全身麻醉的不良反应，术后镇痛良好，对生理功能影响少，操作简单，患儿术后恢复迅速。蛛网膜下隙阻滞也适用于孕后60周以下早产儿，尤其是那些发生过新生儿呼吸窘迫和贫血症（血细胞比容低于30%）的早产儿，这些患儿全麻（包括七氟烷吸入麻醉）后更易发生延迟性呼吸暂停。饱胃也是蛛网膜下隙阻滞的适应证。蛛网膜下隙阻滞不影响保护性气道反射，发生误吸的风险很低，对那些有较高术后恶心呕吐风险的患儿是一个不错的选择。蛛网膜下隙阻滞还可用于那些有明显肺部疾病和神经肌肉疾病的患儿，以避免全身麻醉而使原有的呼吸功能不全恶化。区域麻醉不会诱发恶性高热，因此蛛网膜下隙阻滞还可用于那些恶性高热的易感患儿。对于大于5岁的小儿应用蛛网膜下隙麻醉表现与成人相似，但更年幼的小儿常会出现血流动力学不稳，虽然并不会出现显著的低血压或心动过缓，但可有一过性的/可通过快速输液纠正的平均动脉压的下降或脑血流的降低。

小儿蛛网膜下隙常用局麻药有丁卡因、布比卡因、左旋布比卡因及罗哌卡因，剂量可按体重、年龄或脊柱长度（第七颈椎棘突至骶裂孔距离，简称椎长）计算。新生儿及小儿蛛网膜下隙阻滞根据体重计算常用药物用量见表 12–14 和表 12–15。临床应用中，某些单位常根据脊柱长度用药，下腹部手术用布比卡因 0.15mg/cm，下肢及会阴部手术用 0.12mg/cm，注药后 2 分钟起效，麻醉可维持 1.5 ～ 2 小时。

表 12–14 新生儿和孕后 60 周内的早产儿（≤ 5kg）蛛网膜下隙阻滞常用的局麻药用量

局麻药	剂量（mg/kg）	体积（ml/kg）	持续时间（min）
1% 丁卡因	0.4 ～ 1.0	0.04 ～ 0.1	60 ～ 75
1% 丁卡因加用肾上腺素	0.4 ～ 1.0	0.04 ～ 0.1	90 ～ 120
等比重或高比重 0.5% 布比卡因	0.5 ～ 1.0	0.1 ～ 0.2	65 ～ 75
0.5% 左旋布比卡因	1	2	75 ～ 88
0.5% 罗哌卡因	1.08	0.22	51 ～ 68

表 12–15 儿童和青少年蛛网膜下隙阻滞常用的局麻药用量

局麻药	常用剂量
0.5% 等比重或重比重	5 ～ 15kg；0.4mg/kg(0.08ml/kg)
布比卡因	＞ 15kg；0.3mg/kg(0.06ml/kg)
0.5% 等比重或重比重	5 ～ 15kg；0.4mg/kg(0.08ml/kg)
丁卡因	＞ 15kg；0.3mg/kg (0.06ml/kg)
0.5% 等比重左旋布比	5 ～ 15kg；0.4mg/kg(0.08mL/kg)
卡因	15 ～ 40kg；0.3mg/kg(0.06ml/kg)
	＞ 40kg；0.25mg/kg(0.05ml/kg)
0.5% 等比重左旋布比	0.5mg/kg(最大剂量 20mg)

小儿蛛网膜下隙阻滞操作虽简单，但麻醉管理不能忽视，麻醉期间应吸氧，并常规监测血压、呼吸及氧饱和度，并应有麻醉机及急救物品准备在侧，以便随时处理。小儿特点是当下肢麻木或有内脏牵拉反应时，常难以忍受而出现哭闹，应及时应用辅助药物。小儿循环时间快，腰椎穿刺后损失的脑脊液易于恢复，故小儿脊麻后头痛发生率低。

（三）硬膜外阻滞

小儿硬膜外阻滞的应用指征，尚无一致意见。有些单位小儿腹部手术常规应用硬膜外阻滞，有些单位则仅在下腹部及会阴手术中应用。单次硬膜外阻滞已可满足大多数儿科手术麻醉，在可导致术后长时间疼痛的大手术则可放置硬膜外导管连续麻醉并用于术后镇痛。小儿施行硬膜外阻滞时，辅助药的用量必须控制，如大量应用多种辅助药物，反而使麻醉管理复杂化，亦易于引起呼吸循环并发症，故对适应证的掌握必须慎重。为解决小儿硬膜外阻滞内脏牵拉不适和阻滞平面高影响呼吸的问题，目前应用硬膜外阻滞与气管内全麻复合麻醉，这样硬膜外阻滞的优点可以保留，而牵拉不适可以消除，复合麻醉便于呼吸管理，可进行控制呼吸，可不必顾虑阻滞平面引起呼吸抑制。硬膜外与全麻复合，全麻药及肌松药用量可以减少，应激反应也减少，术毕可早期拔管，术后并发症少，术后可通过硬膜外导管进行硬膜外术后镇痛治疗。全麻与硬膜外阻滞复合应用使小儿硬膜外阻滞的应用指征扩大至胸腹部大手术，取得了良好效果，并在国内外获得推广。

小儿硬膜外腔含脂肪组织、淋巴管及血管丛较丰富，腔内间隙相对较少，而脂肪组织较为疏松，有利于药液扩散，但椎间孔通畅，药液由此漏至椎旁间隙的量也相对增多，故小儿硬膜外脊神经阻滞节段的数量并不完全按药液量的增加而呈比例地增加。小儿硬膜外腔脊神经细，鞘膜薄，故麻醉作用较成人出现早，药物浓度也可相应降低。随着年龄增长，小儿脊神经由细变粗，神经鞘膜由薄到厚，局麻药的有效浓度也和成人相似。小儿硬膜外麻醉的常用药物及使用方案见表 12–16。

表 12-16 小儿硬膜外麻醉的常用药物及使用方案

药物	初始剂量	持续注射（最大剂量）
布比卡因，左旋布比卡因	浓度：0.25% 加用 5ug/mL 肾上腺素（1/200000）	＜ 4 个月：0.2mg/(kg · h)[0.125% 的溶液 0.15mL/（kg · h）或 0.0625% 的溶液 0.3m/(kg · h)]
	剂量： ＜ 20kg:0.75m/kg20 ～ 40kg:8 ～ 10mL（或 0.1mL/ 岁 / 脊髓节段） ＞ 40kg：同成人	4 ～ 8 个月：0.25mg/(kg · h)[0.125% 的溶液 0.2mL/(kg · h) 或 0.0625% 的溶液 0.4m/(kg · h)] ＞ 18 个月：0.3 ～ 0.375mg/(kg · h)[0.125% 的溶液 0.3mL/（kg · h）或 0.0625% 的溶液 0.6m/(kg · h)]
罗哌卡因	浓度：0.2% 剂量：m/kg 的用法同布比卡因（见上）	年龄相关的输注速度同布比卡因（罗哌卡因的常用浓度：0.1%、0.15% 或 0.2%） ＜ 3 个月的新生儿输注勿超过 36h

（四）外周神经阻滞

小儿不易合作，常需在浅全麻下施行神经阻滞，由于周围神经刺激器的临床应用，使小儿神经阻滞的效果提高，应用范围也有所扩大。

臂丛神经阻滞在小儿上肢手术应用较多，以腋路法为常用，在腋动脉上缘或下缘进针，当穿刺针出现与腋动脉一致的摆动时，确认针已进入腋鞘，注入 1% 利多卡因 0.8 ～ 1. 0mL/kg，药液中加肾上腺素 5 μ g/mL。由于局麻药液量相对较大，阻滞效果常很满意，但注药时要防止注入血管内而导致局麻药毒性反应。此法不要求小儿指出异感，故常用，特别适用于急诊饱食小儿。除腋路法外，也可选用经肌间沟阻滞，进针后通过周围神经刺激器测定相应的肌颤搐部位，即使小儿在基础麻醉情况下，也可正确定位，提高臂丛神经阻滞成功率。

除臂丛神经阻滞外，下肢手术可用坐骨神经阻滞，对腹股沟手术可应用髂腹股沟下神经阻滞。

（五）超声引导在小儿区域阻滞中的应用

超声准确定位局麻药的给药部位的方法已经在区域阻滞中得到普及，超越了传统的坐标定位技术和神经刺激技术。超声实现了相关解剖结构的非侵入性成像，进而在直视下进针，提高了区域阻滞的成功率，降低局部麻醉药量 30% ～ 50%，从而可以在局麻药最大剂量范围内进行多处外周神经阻滞。而小儿个体较小，操作范围内的解剖结构更为精细；且区域阻滞常常需要在复合全身麻醉下实施，这样使神经损伤很难被观测到，大大增加了区域阻滞的危险性。超声引导穿刺技术可用于大多数类型的小儿神经阻滞，有助于避免传统方法引起的严重不良反应。超声引导神经定位对那些目前的神经定位技术不能起效的患儿更有益的，例如肌肉组织对刺激反应缺失的患儿。

连续硬膜外阻滞仍是小儿局部阻滞的基础。然而，胸段和高位腰段穿刺时硬膜穿刺针直接引起或过量麻醉药引起的脊髓意外损伤的风险令人担忧，而传统的硬膜外麻醉，包括负压定位技术，很难确定导管的最佳置入位置。新方法包括硬膜外电刺激和硬膜外导管定位，主要是超声引导确定有关的神经解剖，实时监测穿刺以及导管的置入过程。超声引导可减少骨接触，更快地定位，直接观察到神经轴索结构，距皮肤的深度以及局麻药在硬膜外腔的扩散。此外，超声能定位导管末端本身或通过注入一些生理盐水后观察导管在硬脊膜的位移来推断它的位置。超声评估也被应用于脊髓成像和寻找骶尾椎扩大的间隙（骶管位置）。在骶尾部阻滞中，超声成像下的盐水试验是定位正确导管位置的可靠指标，在两岁以下儿童中成功率为 100%。

在小儿，神经十分贴近皮肤，因此可以使用高频线性超声探头（10 兆赫及以上）。通过超声的应用，脐旁阻滞和髂腹股沟阻滞已得到改进。在实时超声引导下，将 0.25% 左旋布比卡因 0.1mL/kg 双侧注入腹直肌鞘和腹直肌后方，能够为脐疝修补术提供足够的镇痛。儿童的后腹直肌鞘深度不易预测，这使得超声引导更适用于这一区域阻滞技术。超声引导应用于儿童髂腹股沟 / 髂腹下神经阻滞，0.25% 左旋布比卡因的剂量可减少到 0.075mL/kg 即能满足麻醉需要。下肢手术的儿童，可联合使用超声引导和神经刺激技术行臀肌下坐骨神经置管术，以完成术中麻醉和术后镇痛。

腋路阻滞（图 12-12）是最常应用于儿童的臂丛神经阻滞技术。但由于肌皮神经自喙突水平较早离开神经鞘，腋路往往阻滞不全。在超声引导下，可以在腋窝分辨臂丛各神经分支并在直视下注入局麻药，桡神经最先被阻滞，然后是尺神经、正中神经，最后是肌皮神经，超声技术可使腋路阻滞有效而完全。

其他位点进行小儿臂丛神经阻滞，因为其操作风险较大以及成功率较低，使用一直受到限制。现在，经由超声引导可安全进行锁骨上/下臂丛神经阻滞（图 12–12），对于技术熟练的麻醉科医师，可完全避免气胸的发生，大大增加了操作的安全性和成功率。

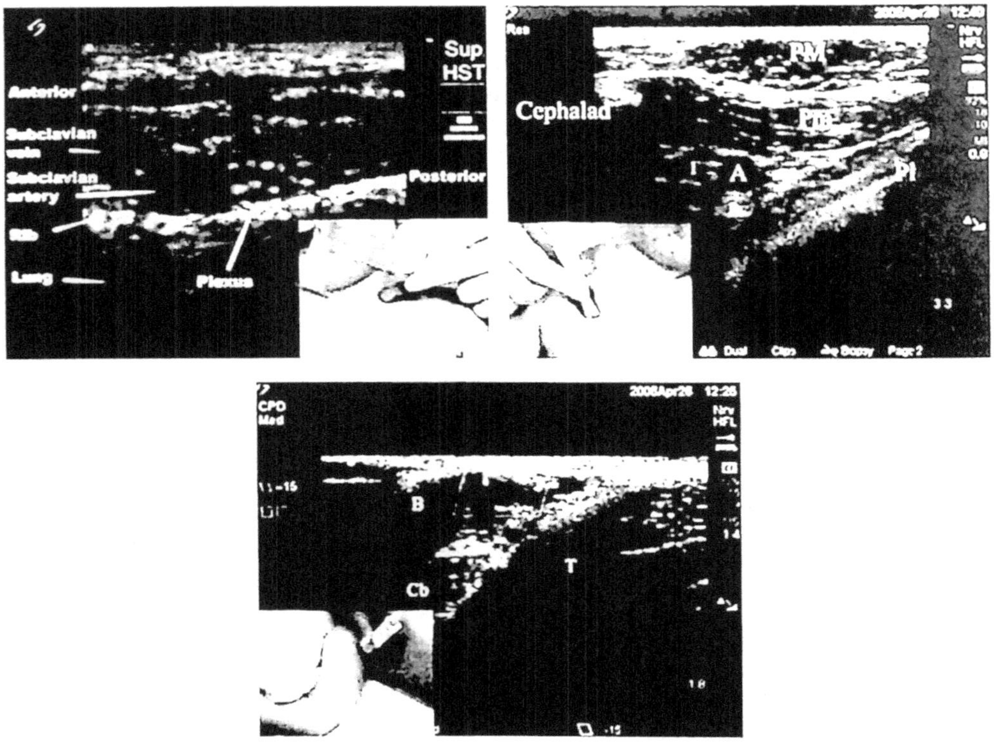

图 12–12　臂丛神经阻滞探头位置及超声表现图：锁骨上（上左）、锁骨下（上右）、腋路（下）

第四节　麻醉期间的监测及管理

小儿麻醉期间情况变化快，应严密监测病情。监测项目根据病情及手术大小而有区别。现代化的监测仪器给临床提供很多方便，但任何仪器都不能代替麻醉医师的临床观察。目前公认的中等以上手术麻醉监测项目如下：

（1）麻醉过程中麻醉医师必须始终在场。

（2）血压及心率心前区放听诊器可听心率、心律及呼吸音。

（3）心电图。

（4）脉搏、氧饱和度（SpO_2）监测。

（5）呼气末 CO_2（E_TCO_2）监测：使用无重复吸入装置时为保证通气量足够，无 CO_2 蓄积，监测 $ETCO_2$ 很有帮助。

（6）体温。

（7）尿量。

（8）呼吸环路内氧浓度及吸入呼出麻醉药浓度。

当然有条件时还可监测潮气量、分钟通气量、气道内压、胸肺顺应性、呼吸道阻力、肌肉松弛程度以及血气酸碱分析。

听诊器使用方便，应随时在麻醉期间做心前区听诊，可评估小儿心率、心律、心音强弱以及呼吸音性质，有经验的麻醉医师可通过心音强度的改变而估计心血管功能的改变。对非胸部手术听诊器可放置在心底部或胸骨切迹处，开胸手术可应用食管听诊器，插入食管后可清晰闻及心音及呼吸音。

血压由心肌收缩力、血容量及外周血管状态等因素组成。间接法测血压时，血压表袖套大小对测定数值的正确性有重要影响。无创自动血压计测血压，数值比较正确，即使新生儿也可测得血压。任何小儿手术均应测定血压，尤其是出血多的手术，血压测定对输血输液有指导意义。

小儿采用有创动脉穿刺置管的适应证包括：循环不稳的小儿；可引起大量失血 [失血总量超过估测血容量（EBV）50%]、急性血液丢失 > 10% EBV、大量体液转移（第三间隙损失量 > 10% EBV）的重大手术；控制性降压；心肺转流；气体交换显著异常的小儿或可引起气体交换异常的手术（如开胸术）。偶尔也可用于无创测量法无法监测血压的小儿。在小儿，桡动脉由于表浅及易于置管是首选，其他常用的位置包括尺动脉、足背动脉、胫后动脉及股动脉。肱动脉穿刺由于可损伤正中神经并影响肘部侧支血流应尽量避免；相较于肱动脉，腋动脉由于侧支循环丰富可能更有优势。在新生儿，也可通过脐动脉行主动脉和下腔静脉置管。如动脉扪及困难，可予多普勒超声协助定位；经皮穿刺困难或失败的情况下可考虑外科手术切开。

脉搏氧饱和度仪是小儿麻醉监测中最大的进展，由于该仪器无创伤性，可连续测定，应用方便，数据可靠，为早期发现去氧饱和血症及低氧血症提供可靠的监测手段，提高了小儿麻醉的安全性。早期低氧血症患儿往往不出现心率、心收缩力和呼吸变化，也无发绀或心电图改变，单凭临床体征难以诊断，而氧饱和度仪可早期发现低氧血症并报警，提供早期诊断。除麻醉期间监测外，氧饱和度仪可监测全麻无通气期的氧合程度，提高了气管插管时的安全性。对全麻期间应用呼吸机可监测其氧合效果，用 SpO_2 还可指导吸氧浓度及气管拔管时机。目前氧饱和度仪监测已广泛应用于麻醉监测、诊断性检查术中麻醉、术后转送途中、重症监护病房、呼吸机治疗等，提高了安全性。

呼气末 CO_2（E_TCO_2）监测对小儿麻醉期间呼吸管理有重要意义，通过 E_TCO_2 监测，可了解术中有无通气不足或过度。当气管导管误插入食管或呼吸道管道脱落时，E_TC0_2 迅即下降并报警。此外，E_TCO_2 可反映肺血流情况并及时发现恶性高热。美国麻醉学会已将 SpO_2 及 E_TCO_2 作为麻醉期间常规监测项目，可及时发现麻醉期间严重并发症。Cote 等曾对 402 例小儿麻醉时应用 SpO_2 及 E_TCO_2 进行了单盲法研究，其结论是：①对去氧饱和血症，E_TCO_2 远比 SpO_2 及临床判断灵敏，可提供早期报警；②对危及生命的并发症如气管导管误入食管、导管滑出、气管导管堵塞、呼吸环路管道脱落等，E_TCO_2 可提供早期报警，但这些并发症常因缺氧而引起重视；③ E_TCO_2 监测降低了高碳酸血症及低碳酸血症的发生率；④≤ 6 个月婴儿容易引起严重缺氧及 CO_2 蓄积并发症；⑤如同时应用 SpO_2 及 E_TCO_2 监测，可显著降低呼吸系统并发症。以上事实说明：麻醉期间常规监测 SpO_2 及 E_TCO_2 可显著提高麻醉安全性。麻醉期间吸入及呼出气麻醉气体浓度的监测使麻醉的安全性提高。低流量紧闭麻醉时，必须监测吸入及呼出气氧及麻醉药浓度，以确保麻醉期间安全。大手术时应进行血气分析，除了解 PaO_2 及 $PaCO_2$ 外，并可对全身酸碱情况进行分析，并做出相应处理。

小儿麻醉期间体温变化很大，体温增高或降低均可能发生，麻醉期间监测体温很有必要。除普通温度计测口腔及肛门温度外，为连续测定体温，现常用半导体测温计测量，使用很方便。现已明确，小儿麻醉期间体温应与血压、脉搏、呼吸同时测定，并记录于麻醉单上。

尿量的测定很有临床意义，大手术应放置导尿管，测定每小时尿量。正常尿量为每小时 1 ~ 2mL/kg。小儿每小时尿量 > 20mL，婴儿 > 10mL，提示肾功能无明显异常。

小儿中心静脉置管的适应证包括：外周静脉置管困难，中心静脉压监测，需输注高渗或致血管硬化的液体及可引起显著静脉气栓致循环不稳的手术。中心静脉压结合动脉血压可提供很多循环系统的信息，如能配合肺毛细血管楔压及心排血量测定，对保证大手术患儿的安全很有帮助。小儿中心静脉穿刺置管可通过颈内静脉、颈外静脉、锁骨下静脉、脐静脉和股静脉。小儿颈内静脉穿刺并发症较多，而颈外静脉穿刺便捷，虽穿刺针较难进入上腔静脉，但颈外静脉压与颈内静脉压相差不大，也可用颈外静脉作中心静脉压测定。新生儿可通过脐静脉置管行液体复苏，但要注意因导管可进入门静脉分支，输注致硬化的或高渗液体发生永久性肝损伤的概率较高。在小儿，也可使用二维超声辅助颈内静脉穿刺定位，提高中心静脉穿刺的成功率。

小儿麻醉期间肌松药的应用日益广泛，肌松监测在小儿也得到推广。通过刺激尺神经拇内收肌的收缩反应记录，有助于正确掌握肌松药剂量、决定是否需要加药，手术完毕根据四个成串刺激（TOF）的比值决定是否可以拔除气管导管。对手术结束呼吸迟迟不恢复，肌松仪监测可鉴别呼吸暂停的原因而便于治疗。

目前小儿麻醉大部分采用多种药物的复合麻醉，给判断麻醉深度带来一定困难，与以往单纯根据某一药物的麻醉分期并不符合。而麻醉深度是对镇静水平、镇痛水平、刺激反映程度等指标的综合反应，而这些指标的中枢反应区域又不尽相同，所以麻醉深度必须是多指标、多方法综合检测的结果。在近几十年，出现了 BIS（脑电双频指数）、AAI（听觉诱发电位指数）、Narcotrend、频谱熵等多种麻醉深度监测方法。BIS 监测是研究最多应用最广的。对于成人而言，BIS 值 85 ~ 100 代表正常状态，65 ~ 85 代表镇静状态，40 ~ 65 代表手术麻醉状态，低于 40 可能呈现爆发抑制。虽然对于小儿目前尚无统一标准，但 BIS 作为一种能持续和可靠地测定镇静、催眠药物作用的方法，已被广泛应用，它可以同步、定量地反映患儿的镇静程度。BIS 监测与目前临床常用的镇静评分方法有良好的相关性，BIS 也可作为小儿镇静程度的监测指标。研究表明 BIS 值与小儿呼气末七氟烷、异氟烷浓度呈负相关。最近也有研究证明了 BIS 与丙泊酚浓度间存在相关性，通过 BIS 可指导丙泊酚的诱导剂量，不但减少了丙泊酚的使用量，而且能够维持血流动力学的稳定。BIS 用于小儿麻醉深度监测时，随着药物浓度的增加，BIS 值也相应地降低并呈一定的量效关系。BIS 值同样会受神经阻滞的影响，研究表明骶管阻滞可以降低幼儿全麻时的 BIS 值，而腰麻则降低婴儿的 BIS 值。但是，BIS 值主要源自对成人 EEG 的资料分析，这一针对成人的设备和 BIS 运算法则是否同样适用于小儿，尚没有明确的定论。由于小儿在生长发育过程中，随着年龄的增长，自身的 EEG 形式存在着显著的差异，这种较大的个体差异将可能影响 BIS 监测在小儿麻醉中的应用。

第十三章

术后镇痛技术

第一节　术后疼痛的评估及镇痛方法

术后疼痛是机体对疾病本身及手术造成的组织损伤的一种复杂的生理反应。国际疼痛研究会将疼痛定义为：疼痛是由于组织损伤或潜在损伤引起患者感觉或情绪上的不愉快经历；其结果是对患者术后恢复产生众多的不良影响，严重损害患者的身心健康，也是术后并发症和死亡率增多的重要因素。

一、术后疼痛影响因素及疼痛的评估

许多因素会影响手术后患者疼痛的性质、强度和持续时间，可概括为：①外科手术部位、性质和手术持续时间；②切口与外科创伤的类型及程度；③患者的生理与精神状态；④手术前患者的精神生理与药物准备状况；⑤术后是否发生与手术有关的并发症；⑥麻醉方式与麻醉用药；⑦术后监护质量；⑧术前消除疼痛刺激的程度等。这些因素结合手术患者的具体情况互有差别。一般而论，术后疼痛程度和应激反应的大小取决于患者所经历手术的大小和部位，局部麻醉或神经干阻滞下行体表或四肢较小外科手术，手术后疼痛程度一般较轻，引起的病理生理改变也较小。颅内手术相对而言手术范围较小，脑组织中又缺乏疼痛感受体，因此引起的应激反应也小。而胸腔、腹腔内上腹部手术常产生术后显著疼痛，并可诱发术后较显著的神经和内分泌应激反应。

为了获得比较客观的诊断疼痛的方法，医学家们曾做出了许多尝试。但迄今为止，尚没有一种堪称精确可靠的疼痛评估方法，这给疼痛的客观辨识造成困难。目前对疼痛强度的评估主要是依据患者的主观描述，常用的方法有以下几种。

1. 口述疼痛分级评分法　是由一系列描述疼痛的形容词组成，将痛分成无痛、轻微疼痛、中等度疼痛和剧烈疼痛，由患者选择每级为 1 分，若患者选择“剧烈疼痛”其疼痛评分为 4。此法虽不够精确，但很简单，患者容易理解。

2. 术后患者临床表现疼痛分级法　依据 WHO 标准和术后患者临床表现可将术后疼痛分为 4 级。

0 级：无痛，患者咳嗽时，伤口无痛。

1 级：轻痛，轻度可忍受疼痛，能正常生活，睡眠基本不受影响。咳嗽时感觉伤口轻度痛，但可保持有效的咳嗽。

2 级：中痛，中度持续的疼痛，睡眠受到干扰，需用镇痛药。患者怕咳嗽，怕轻微震动。

3 级：重痛，强烈持续的剧烈疼痛，睡眠、咳嗽以及呼吸可受严重干扰，需用镇痛药治疗。

3. 数字疼痛评分法（NRS）　数字疼痛评分法要求患者用 0 ～ 10 这 11 个点（或 0 ～ 100 共 101 个点）来描述疼痛强度。0 表示无痛，疼痛较强时增加点数，10 表示最剧烈疼痛无法忍受。此是临床上最简单、最常使用的测量主观疼痛的方法，患者容易理解，可使疼痛的评分更加数据化，主要用于临床科研和镇痛药研究领域。

4. 视觉模拟疼痛评分法（VAS）　视觉模拟疼痛评分法是采用 1 条 10cm 长的直线或尺，两端标明有：0 代表无痛，10 代表最剧烈的疼痛，由患者在直线或尺上标出自己疼痛的相应位置，然后用尺测量

出疼痛强度的数值或称评分。目前多使用正面为 0 ~ 10（或 0 ~ 100）的游离标尺，背面有 0 ~ 10（或 0 ~ 100）数字的视觉模拟评分尺，患者移动标尺达到自己疼痛的位置时，可立即在尺的背面看到具体数字，简单方便。目前认为本法是较敏感和可靠的测痛方法。

5. 小儿疼痛评估法　小儿疼痛评估比较困难。一般根据：①小儿的痛觉主诉；②家属、医护人员观察评估；③血压、心率和呼吸等生理参数改变；④哭、躁动等行为表现。但新生儿及 < 5 岁小儿难以表达疼痛感觉，临床观察常不可靠，生理参数只在严重疼痛时才改变。一般认为对新生儿及幼儿术后疼痛评估时行为改变比较有价值，疼痛时可有躁动、肌张力增加明显、哭泣等表现。 > 6 岁能合作的小儿可应用视觉模拟尺，标尺刻度旁画有易为小儿理解的笑及哭的面谱示意图，让病儿在标尺上指出自己的疼痛程度，但应预先教会小儿理解不同图像的意义。临床研究已证实行为和生理改变与病儿疼痛主诉呈明显相关。

二、术后镇痛方法

1. 口服给药　一般认为对手术中度和重度疼痛的治疗不宜采用口服给药。目前尚有新的给药途径如经皮肤或口腔黏膜给药等用于临床。

2. 胃肠道外给药　是治疗术后中度、重度疼痛的主要方法。尤其是新镇痛药和新的镇痛技术的出现，使术后镇痛更为安全和有效。

（1）肌内注射：与口服给药相比肌内注射具有起效快、易出现峰值作用，但药物剂型和注射局部血流量会影响药物的吸收，且在不同患者之间应用同样药物，其血药浓度差异很大（3 ~ 5 倍），以及峰值作用时间长短不一。但目前仍是我国围术期镇痛的主要给药途径之一。常用的药物有哌替啶、曲马多等。

（2）静注：静注麻醉性和非麻醉性镇痛药比肌内注射能够更快地达到镇痛的有效血药浓度，即起效时间短。对于术后患者已有静脉通路，应用较为方便、迅速。由于药物在体内很快重新分布，单次静脉应用时血药浓度达峰值后迅速下降，因而作用持续时间相对较短，要求反复用药。以静脉连续滴注的方法较好。

（3）患者自控止痛：是近年来应用于疼痛治疗学的一项新技术，它可以使用多种镇痛药物，经不同途径（包括静脉、硬膜外腔等）给药，治疗分娩性疼痛、术后疼痛和癌性疼痛。患者自控止痛法的最大优点是能做到用药剂量个体化。

3. 椎管内镇痛

（1）蛛网膜下隙镇痛：单次蛛网膜下隙注射阿片类药物可提供长时间镇痛作用，起效时间与药物脂溶性相关，作用持续时间取决于药物亲水成分。但单次注射药物有效剂量筛选困难。吗啡注入后因其脂溶性低与脊髓受体结合缓慢因而起效也较缓慢；从受体部位的缓慢释放表现为作用时间持久。此外，其亲水性易于在脑脊液中向头侧扩散，产生较广泛的镇痛平面，作用于脑部时可抑制呼吸。后者一般在给药后 6 ~ 10 小时内发生，23 小时左右呼吸功能可恢复正常。

（2）硬膜外镇痛：优点是不良反应少，药物有效剂量筛选容易，可以重复应用，而且安全、方便。由于药物必须透过硬脊膜产生作用，所以所用剂量和浓度比蛛网膜下隙镇痛量要大。

三、疼痛机制和镇痛新概念

1. 疼痛的新机制　传统理论认为，疼痛的形成是由于伤害刺激被相应的感受器接受后，经中枢整合，传送至大脑而形成痛觉。但这种理论只能解释一般感受的伤害性疼痛，而对神经源性疼痛、特发性疼痛及临床疼痛的特异现象却很难解释。近几年研究证实，疼痛的形成和传导涉及许多复杂的机制。如末梢敏化、中枢敏化、传导通路的异常、神经可塑性及“卷扬”现象和“发条拧紧”效应等。

（1）末梢敏化：损伤及炎症反应释放的化学因子，如 K^+、H^+、5-HT、缓激肽（BK）、组胺、神经生长因子、花生四烯酸代谢或环氧化酶或脂氧化酶途径产物以及降钙素基因相关肽、细胞因子及嘌呤等物质形成“炎症汤”（inflamnmatory soup）。它们不但是强烈的致痛物质，且相互间有明显的协同作用。如缓激肽（BK）可引起去极化和钙内流，导致神经肽（P 物质）释放，使组织对热和机械刺激敏感，并引起交感神经元兴奋。这所谓的"炎症汤"可激活高阈值的 Aγ 和 C 传入神经纤维，使感受器阈值下降，增强反应性和兴奋性，敏化伤害感受器（高阈值），从而产生痛敏即形成末梢敏化。敏化后损伤区出现痛觉过敏。伤口周围未损伤区阈下非伤害性刺激亦可变成阈上刺激而进一步加重痛觉。

（2）中枢敏化：由于末梢敏化，使伤害性刺激的传导路径发生改变。由低阈值的 Aβ 传入纤维传入，使神经元对伤害性刺激反应性增强，出现损伤放电、异位动作电位和交感神经异常作用，经 Aβ、C 纤维传入并释放谷氨酸、神经肽，激活 NMDA 及胸腺肽受体，使脊髓神经元产生长时程的去极化，导致脊髓背角传导易化和脊髓神经元致敏，脊髓后角神经元感受区扩大、阈值下降，对阈上刺激反应增强，时间延长，阈下刺激亦可形成痛觉。由此提示对正常的非伤害性刺激反应增强即所谓疼痛异常，对来自损伤区的伤害性刺激反应过强即所谓原发性痛觉过敏，以及对来自损伤区周围的未损伤区的机械刺激发生过强反应即所谓继发性痛觉过敏，都是由于脊髓背角神经元反应性及兴奋性增强所致，也就是中枢敏化。

（3）"卷扬"及"发条拧紧"效应：研究发现，机体受剧烈伤害之后，可反复地由 C 类纤维传入引起脊髓处于一种强化状态，称"卷扬"现象。表现为一系列刺激引起的背角神经进行性、越来越强的反应，并且其感受刺激的范围也越来越大。另外还发现足以激活 C 纤维的疼痛刺激不仅兴奋脊髓神经元，同时也使脊髓后角广动力范围（WDR）神经元的反应也随刺激而逐渐增强。提示中枢对疼痛刺激的可塑性。因此，伤害性刺激的传入不只是简单的刺激应答反应，还可使脊髓神经元呈现"发条拧紧"（wind-up）效应。表现为：①兴奋性感受野扩大，以至于脊髓神经元对非伤害性的区域刺激发生反应；②对阈上刺激的反应增强，持续时间延长；③神经元兴奋阈值下降，致使正常情况下非伤害性刺激也能激活传递伤害性信息的神经元。介入"卷扬"和"中枢致敏"的受体主要是 P 物质受体和 NMDA 类型的谷氨酸受体。

2. 镇痛的新概念

（1）超前镇痛（preemptive analgesia）：鉴于"中枢敏化"及"发条拧紧"效应，临床证实，感觉神经元持久性兴奋和疼痛行为一旦建立，尽管用同样的给药途径和剂量也难以奏效。因此提出"超前镇痛"的新观点，并提倡在术前、术中和术后采用以下方法：①采用区域阻滞方法以降低周围致敏；②预先用非甾体消炎药（NSAID）降低伤害感受器的活性和敏感化；③预先用中枢神经抑制药（阿片类）、NMDA 受体拮抗药，以降低中枢兴奋来阻止中枢敏化的形成，从而在外周水平、脊髓水平、中枢水平达到"超前镇痛"的目的。

（2）平衡（balanced）或多模式（multimodal）镇痛：是指联合应用不同类型镇痛药并通过不同部位给药以达到改善镇痛和减少不良反应的目的。实验和临床研究已证明，联合应用镇痛药能够改善镇痛效果。NSAID 与阿片类联合应用可增强术后镇痛效果。处理腹部大手术后急性严重疼痛，硬膜外局部麻醉药与阿片类联合应用与单独用药相比可明显改善活动性疼痛。常用的联合方案为布比卡因与吗啡、芬太尼或舒芬太尼，究竟哪一种阿片类效果最佳尚无定论，因为随机研究的样本较小，而且对这 3 种阿片类的等效剂量没有统一认识。为进一步改善镇痛效果，还可联合应用 α_2 受体激动药可乐定或肾上腺素。肾上腺素可能无不良反应，但硬膜外应用可乐定时应注意其不良反应。在多模式镇痛中应用 NMDA 受体拮抗药也备受关注，其中对氯胺酮的研究最多，初步认为氯胺酮和阿片类全身联合应用或氯胺酮硬膜外或全身应用与硬膜外局部麻醉药、吗啡联合应用具有相加的镇痛效果，但尚需进一步研究明确最佳剂量和不良反应，方可推广应用。在膝关节镜手术后，与关节腔内应用安慰剂或布比卡因-吗啡联合应用组相比，联合应用布比卡因、吗啡和泼尼松龙能提供更有效的镇痛，提示在某些手术中皮质类固醇可能成为多模式镇痛中的重要组成部分。

（3）新型镇痛药：

1）肾上腺素受体激动药：可乐定和右美托咪啶能抑制脊髓后角水平伤害性刺激的传导，使突触前膜去极化，抑制突触前膜 P 物质及其他伤害性感受性肽类的释放，具有镇痛、镇静、抗焦虑、抗呕吐作用。局部麻醉药液中加入可乐定可延长鞘内、硬膜外及某些外周神经阻滞的作用时间及镇痛效果。目前，值得推荐的给药途径是鞘内或硬膜外给药。

2）炎症递质抑制药：几种肽类 BK-β_2 受体拮抗药、NPCI6731、NPC567、CP0127 已在动物模型中显示镇痛作用。BK-β_2受体拮抗药在慢性痛觉过敏中显示镇痛效应。细胞因子拮抗药（CSAID）抑制细胞因子合成，在急、慢性疼痛中也表现出镇痛活性。

3）离子通道调节药：抗惊厥药、局部麻醉药及抗心律失常药在神经痛治疗中的有效性，是由于它们对钠离子通道的阻滞作用；钾离子通道激活引起的超极化可降低细胞兴奋性。所以钾离子通道激动药可能代表一类新型镇痛药。

4）具有外周作用的阿片类：实验表明，伤害感受器和交感神经末梢可能是阿片类外周作用的靶位。所以研制无中枢作用而只有外周作用的阿片类，以避免阿片类的依赖与成瘾，不但有临床意义，更具有重大的社会效益。

5）兴奋性氨基酸拮抗药：氯胺酮是良好的 NMDA 受体拮抗药。它能阻断与 NMDA 受体相关的离子通道，抑制伤害性刺激在中枢的短暂累积，发挥镇痛作用。临床用于传统治疗效果不佳的神经源性疼痛、对阿片类耐药的癌性疼痛。口服氯胺酮效果好且无致幻作用。还有镇咳药右甲吗喃和抗帕金森病药美金刚（memantjne）均为竞争性 NMDA 受体拮抗药，有镇痛功效，并能增强吗啡的镇痛作用。

第二节　患者自控镇痛技术

患者自控镇痛（patient controlled analgesia，PCA）是让患者自身参与疼痛管理的各种治疗方法的总称。标准 PCA 即是患者感觉疼痛时按压启动键通过由计算机控制的微量泵向体内注射设定剂量的药物，其特点是在医生设置的范围内，患者自己按需调控注射止痛药的时机和剂量，达到不同患者、不同时刻、不同疼痛强度下的镇痛要求。20 世纪 90 年代，随着微电脑技术的飞速发展，PCA 开始在临床上大量成功使用。PCA 镇痛方法迎合了患者的心理，患者能够参与镇痛治疗，在治疗疼痛的同时也进行了心理治疗。

一、概述

1. PCA 应用的优点　①符合镇痛药的药动学，容易维持药物在患者体内的最低有效止痛浓度（MEAC）；②能够做到及时迅速止痛；③基本上解决了患者对止痛药需求的个体差异，有利于患者在不同时刻、不同疼痛强度下得到最佳镇痛效果；④相对减少了用药量，从而降低了并发症的发生率，有利于维持循环、呼吸功能的稳定；⑤有利于患者充分配合治疗，有利于咳嗽、排痰、肠蠕动的恢复（尤其用于硬膜外腔 PCA 时）；⑥可抑制机体过于强烈的应激反应，加快患者免疫功能的恢复，促进早日康复；⑦上胸段 PCEA 对缺血性心脏病、急慢性心肌梗死患者有心肌保护作用；⑧显著减少医护人员工作量。

2. PCA 临床分类　常用方法可分为 4 类。①硬膜外腔 PCA（PCEA）：硬膜外腔阻滞最早使用局部麻醉药利多卡因或布比卡因、罗哌卡因或左旋布比卡因，由于后者作用时间长、止痛效果确切，目前多选用 0.125% ~ 0.25% 浓度与阿片类药物联合使用。临床研究证明，局部麻醉药与阿片类药物联合使用可降低两种药物用量，减少药物的毒性和不良反应。PCEA 用量小，止痛效果可靠，持续时间长久，且作用范围局限，对全身影响相对较小，适用于头颈部以下区域性疼痛的治疗，特别适用于术后镇痛、产科镇痛及癌性镇痛。②静脉 PCA（PCIA）：方法简单，起效快，适应证广泛，如癌痛、术后痛、创伤痛、烧伤后疼痛、炎症疼痛等，但其用药针对性差，对全身影响较大，其镇痛效果略差于 PCEA。③皮下 PCA（PCSA）：方法简单，但效果不够确切，用药注射量不宜太多，使用时间不能太长。④外周神经阻滞 PCA（PCNA）：常用于颈丛、臂丛、股神经、腰丛或坐骨神经处的 PCA。

3. PCA 常用药物　①麻醉性镇痛药，吗啡、哌替啶、芬太尼、舒芬太尼、丁丙诺啡、纳布啡、曲马多等；②局部麻醉药，0.1% ~ 0.2% 布比卡因、0.1% ~ 0.25% 罗哌卡因、0.1% ~ 0.2% 左旋布比卡因、0.1% ~ 0.15% 丁卡因、0.5% ~ 1% 利多卡因等；③其他药物，氟哌啶、咪达唑仑、氯胺酮、可乐定、皮质类固醇等；④治疗并发症药物，治疗恶心、呕吐、尿潴留、皮肤瘙痒等的药物。

4. PCA 使用禁忌证　①睡眠性呼吸暂停综合征的患者；②有药物成瘾史的患者；③神志不清、有觉醒障碍的患者；④循环功能不稳定，有低血容量、低氧血症的患者；⑤对 PCA 镇痛概念不理解的患者；⑥缺乏训练有素的医护人员的医疗单位。

二、PCA 专用设备

PCA 需要专用设备，即 PCA 泵。目前常用的 PCA 镇痛泵有电子驱动泵、弹簧泵、橡皮囊扩张泵。

PCA 泵有多项指标的设定：

1. 药物浓度　在配制 PCA 的镇痛溶液时，以其中一种药物的剂量作为设置标准，其单位为 g/L 或 mg/L。

2. 负荷量　指 PCA 开始时首次用药剂量。PCA 原则上由患者根据自己的感觉自行用药，但为了减少操作，迅速止痛，负荷量多由临床医务人员给予。其用药方法及药物代谢规律与普通单次用药相似，但以较小剂量为宜，如 0.2% 罗哌卡因 5mL+ 芬太尼 10mg/L，或 0.2% 罗哌卡因 5mL+ 丁丙诺啡 15mg/L，或 0.2% 左旋布比卡因 5mL+ 吗啡 0.1g/L 硬膜外注射，或氯诺昔康 8mg 静注等。临床椎管内麻醉的术后患者，其术终所用麻醉药亦可视为负荷量。

3. PCA 剂量或追加量或指令量　PCA 开始后，患者疼痛未能消除或疼痛复发时所追加的药物剂量称为 PCA 追加量（bolus）。理论上追加量应等于从血中或中央室的清除量，中央室或血中止痛药物浓度从而保持在最低有效水平。因此，追加量不可过大，以免造成血药浓度骤然升高，但剂量过小，必然会增加用药次数。以吗啡为例，其在硬膜外止痛中最适宜追加量为 0.1 ～ 0.5mg/ 次，静脉 bolus 量以 1mg/ 次为宜。

4. 锁定时间　即两次用药的时间间隔。设置锁定时间的目的在于防止在前一次所用药物完全起效之前重复用药而造成过量中毒。锁定时间的长短应根据所用药物的性质和施用途径而定。如吗啡静注自控止痛的锁定时间多定为 5 ～ 10 分钟，而硬膜外注射的锁定时间应延至 10 ～ 30 分钟，利多卡因和罗哌卡因硬膜外 PCA 的锁定时间分别为 10 分钟和 20 分钟。

5. 持续给药或背景剂量　为减轻患者的操作负担，在持续用药的基础上由患者酌情自行加药。然而实践证明，即使基础剂量长时间使用亦可引起某些敏感患者镇痛过量中毒，所以这种方法在某种意义上违反了 PCA 基本原则。但在一些特殊情况下，通过计算将此剂量控制在最低水平（0.5mL/h）或夜间睡眠时参照日间用量设定基础剂量，有利于保证患者良好的睡眠。

6. 单位时间最大剂量　由于患者间个体差异较大，为防止反复用药造成过量中毒，PCA 间期多以 1 小时或 4 小时为间隔限定最大单位时间的使用量，如国外吗啡静注最大剂量为 10 ～ 30mg/4h，或 PCEA 丁丙诺啡 0.12 ～ 0.2mg/h。本项可由医师自己选择 1 小时或 4 小时所进药物限量。

7. PCA 的注药速率　可依药物剂量、浓度、患者的实际需要随意设计调整，最快 100mL/h，也可调至 1 ～ 15mL/h; 每次按压有效的 PCA 时，机器可经倒计数方式显示注药的百分数。

三、PCA 给药模式

1. 单纯 PCA（简称 P 模式）　患者全程自控，感疼痛时即按压镇痛泵上的控制开关 1 次，使一定量镇痛药注入体内，完全由患者自己控制给药。

2. 持续给药 +PCA（简称 CP 模式）　由镇痛泵持续输入一定量的镇痛药作为基础，患者感疼痛时可自控追加一定量的镇痛药。

3. 负荷量 + 持续量 +PCA（简称 LCP 模式）　先给一个负荷药量使患者基本上达到无痛，再给持续剂量，患者感觉疼痛时再按压 PCA 启动键。LCP 模式的优点是：首先给予负荷剂量使尽快达到最低有效镇痛浓度（MEAC），然后用持续输注保证较稳定的血药浓度，通过间断 PCA 保证满意的止痛效果，而又可防止用药过量的并发症。其缺点是个体差异难以确定合适的持续给药剂量、速度，尤其睡眠状态时，可能出现用药过量。故在设定 PCA 泵的程序中必须精心构思，PCA 泵为达到安全用药的目的有时间锁定功能，在锁定时间内按压开关不能给予镇痛药。

4. 神经阻滞 +PCA 手术　结束时先行区域性神经阻滞，然后使用上述模式的 PCA，这样可明显减少镇痛药物的用量。如开胸手术后，先用 0.25% 罗哌卡因行切口处的肋间神经阻滞，然后再接上 PCA 泵。有研究表明，用负荷剂量组明显优于无负荷剂量组，且更有利于维持患者所需的 MEAC。最新的研究认为，只要选择适当的负荷剂量和持续剂量（如 PCFA 用 0.0 015% 丁丙诺啡或 0.01% 吗啡溶液 5mL+0.5mL/h）可使血药浓度更易维持在 MEAC 内，各年龄组亦无用药过量的现象。但是对不同药物，不同浓度的镇痛液是否用负荷剂量或持续剂量仍值得研究。

四、PCA 的管理新模式

未行规范化管理的 PCA 缺陷有：①并发症发生率较高，呼吸抑制为 0.1% ~ 0.99%，恶心呕吐 20% ~ 29%，瘙痒 12% ~ 14%，血压过低 0.5% ~ 5.1%；②特殊病例镇痛质量不高，术后 25% ~ 31% 小儿仍有中度以上疼痛，对尿潴留和瘙痒等不良反应以及未成熟儿呼吸抑制等的观察和处理，小儿硬膜外镇痛的护理等问题都较为特殊；③既往已使用阿片类治疗的慢痛患者的术后镇痛和高危患者的个体差异等特点，都对术后镇痛发展和管理提出了挑战。因此，Readg 等于 1988 年首次提出并描述了急性疼痛服务（APS）管理模式，该模式以麻醉医师为主体，培训护士并发挥其作用，在 APS 的正规管理和统一运作之下，取得了可喜成绩，并发症亦明显降低。APS 采用 24 小时负责制，每天 12 时交接班，所有接受疼痛治疗的患者由当天值班 APS 医师管理，处理报管及其他问题。APS 有专门的申请单、登记表和常规护理记录单，APS 医师每天定时巡视 4 次，巡视时进行 VAS 评分、BCS 舒适评分、镇静评级和用掌式仪测定 SpO_2，察看 PCA 泵运行情况，了解术后镇痛反应可能出现的并发症、高危或高龄患者特殊处理及有关数据登记。PCA 结束时由 APS 医师撤除 PCA 装置及拔出导管。但 APS 本身费用较高，目前对于 APS 能否降低 PCA 费用尚有不同观点，但通过 APS 的正规管理降低医疗费用无疑也是 APS 目的之一。随着 APS 的优化组合，其优越性越来越明显。

五、使用 PCA 镇痛应注意的问题

（1）同类药物（如吗啡与芬太尼）不要联合应用，不同类药物联合应用可增强镇痛效果，并可减少并发症，如镇痛药 + 局部麻醉药，镇痛药 + 氟哌啶或氯胺酮，镇痛药 + 可乐定。

（2）PCA 镇痛各种方法均优于口服或间断注射止痛药，PCEA 用药量小，效果最好，其次依次为 PCIA、PCSA、PCNAO。

（3）PCA 镇痛效果的评定可采用 3 种方法综合评定：①镇痛效果采用视觉模拟评分（VAS）；②镇静程度采用 Ramsay 镇静评分；③ D_1/D_2 比值（按压次数 / 实际进药次数），反映患者要求镇痛的程度。

（4）PCA 和常规注射止痛药一样，最易出现的并发症是呼吸抑制、恶心、呕吐、尿潴留，必须高度重视，加强监测，及时处理。

（5）加强宣传，提高医护人员、患者、家属的认识，掌握好注意事项，充分合作才能使 PCA 达到良好的治疗目的；有条件的单位可以开展 APS 模式，更加规范化的 PCA 管理。

六、镇痛泵异常情况的显示与报警

使用 PCA 泵时注意观察下列提示，并给予处理：①输液管闭塞请检查输注管道；②药盒是否装上；③输液管有空气或已注射完毕，请排气或交换药盒；④电池不足，低电压，请更换电池；⑤ PCA 手键没有接上；⑥药盒没装药液或空药盒，请更换新药盒；⑦药量设定过低，重新设定；⑧药物剂量设定不相符，请检查；⑨ PCA 泵在静止状态，开启后没有工作；⑩镇痛溶液注射即将完毕。

七、PCA 记录参数专用术语

1. 治疗参数　①单次给药总次数，是指在整个镇痛期间内患者按压远隔控制单次给药剂量按键，并且实际有效地注入单次给药剂量的次数，此也可称为“有效单次给药次数”或“有效注射”。②按键总次数，是指在镇痛过程中，患者按动远隔控制单次给药剂量按键的全部次数。在按键时不论有效给药或无效空转，都被记录。③经过时间，PCA 的使用时间。④总注射量，开始实施 PCA 以来的注射总药量；⑤单次给药总次数（有效注入次数）/ 按键总次数（实际按键次数）。

2. 使用中的实时记录　①患者总按压数与实际进药数，PCA 泵中记录患者按压（blous）的总次数（demand）和实际进药次数（delivery）。PCA 期间总按压次数可以反映患者用药需求的欲望，即镇痛越

不满意的患者想改变这种痛苦愿望就越强烈，按压的次数就会越多，反之亦然。D_1/D_2（demand/delivery）比值可作为评价镇痛效果的一项客观指标，其比值＜2的患者中，镇痛效果优良率（VAS＜3）占97%，提示 D_1/D_2 比值是一项评定镇痛效果有价值的参考指标。②所进药物的总量，在PCA泵的显示窗上，可随时显示治疗药物所进入机体的剂量（mg或mL），有利于了解和评价PCA效果。③所剩药液的容量，长时间PCA治疗后，泵盒中所剩余药液的容量（mL），为继续进行PCA可维持多长时间提供参考。④所有记录可清除，第2个病例启用PCA泵时应清除前1个患者应用所记录的有关数据，从零开始。此外PCA治疗整个过程中，泵的运行情况、治疗参数、异常现象、报警原因、暂停时间、重新启动时间等可查阅和打印，这对PCA的整体评定及总结极有价值，为临床科研提供了各种完整的数据。

八、PCA进展

1. 新型PCA技术　计算机技术与静脉麻醉药物药动学的深入研究，两者结合产生了靶控输注（TCI）技术，使麻醉医师也如吸入麻醉药一样能预知患者体内静脉麻醉药物浓度及其相应的效应，可最大限度地实现个体化给药。国外学者尝试将TCI技术用于PCA，并开展相应的研究工作。心脏手术后将阿芬太尼TCI技术应用于患者PCA（PCA-TCI），其镇痛初始将浓度设定为较低的水平20μg/L，再结合主观及客观指标进行镇痛镇静评分，如VAS≥4时则增加血药浓度10μg/L，直至满意；随后进入患者自控阶段，如10分钟内无须求则自动下降5μg/L，如1秒内连续按压给药键2次则自动上升5μg/L，锁定时间5分钟，计算机根据设定的血药浓度计算当时运行所达到的浓度，并每10分钟调整1次输注速率。结果显示与传统吗啡PCA相比镇痛效果好，患者拔管提前，满意度高。Checketts研究显示阿芬太尼PCA-TCI与传统吗啡PCA方案相比各指标无显著差异，但VAS评分低于传统吗啡PCA组。矫形外科手术后实施瑞芬太尼PCA-TCI，同样取得良好效果。TCI理论上能部分解决PCA期间设置不合理包括背景输注的潜在风险，但目前仅处于实验阶段。相信随着药理学研究的进一步深入和TCI设备的改进，TCI技术在PCA临床的结合应用将会为期不远。

2. PCA选择的新型药物

（1）罗哌卡因：是一种新型长效酰胺类局部麻醉药，其中枢神经及心脏毒性较低，具有感觉神经和运动神经阻滞分离的特点，近几年术后PCEA应用报道逐渐增多。Bertini认为罗哌卡因运动阻滞低，比布比卡因更适宜于术后PCEA。近期文献报道上腹部手术后采用0.2%罗哌卡因4～6mL/h背景输注能提供满意的镇痛效果，较早期用8～10mL/h剂量输注有所降低。国内研究0.2%罗哌卡因4～6mL/h背景剂量输注加PCEA，能明显减少吗啡PCA消耗，同时运动阻滞较少。罗哌卡因运动阻滞程度小是其最大的优点，单独或联合芬太尼均能达到可行走的硬膜外镇痛（WFA）目的。

（2）左旋布比卡因：是布比卡因中的左旋镜像体纯提取物。实验表明，左旋布比卡因比布比卡因神经中枢和心脏毒性更低，而神经阻滞作用强度与布比卡因相仿，比罗哌卡因强（罗哌卡因与布比卡因两者效价比为1∶1.5）。Kopacz等观察到硬膜外0.75%左旋布比卡因和0.75%布比卡因20mL在下腹部手术中麻醉效果相似，同时比较了两者的药动学变化，发现左旋布比卡因组血药浓度比布比卡因组大，C_{max} 分别为（0.84±0.31）mg/L、（0.611±0.22）mg/L，T_{max} 分别为（24.0±10.5）分钟、（25.5±10.1）分钟；在布比卡因组两种镜像体浓度分析发现其中左旋大于右旋，但因左旋布比卡因和蛋白结合率高而游离量很小，在4～10小时浓度时间曲线向上膨起，这表明硬膜外腔吸收呈双相变化，有第2个慢吸收相出现。由于左旋布比卡因毒性低，避免了在硬膜外阻滞或持续输注镇痛时神经中枢和心脏毒性潜在危险的发生。有研究发现，0.2%左旋布比卡因和0.2%罗哌卡因4mL/h速度硬膜外持续输注+0.01%吗啡PCA，能为下腹部手术患者提供良好的术后镇痛，可减少吗啡PCA的用量，降低了吗啡相关的不良反应、同等浓度的左旋布比卡因阻滞能力比罗哌卡因更强，患者运动恢复的时间较慢及下肢麻木不适感较重。

（3）曲马多：是一种弱μ受体激动药，同时也能抑制去甲肾上腺素和5-HT的再摄取，此两种机制共同发挥镇痛效应，而后者起主要作用，因此其用于术后镇痛中安全性较大，激动μ受体而引起呼吸抑制的可能性较小。已有文献报道曲马多用于PCIA或术后PCEA，用量较大，恶心呕吐不良反应较严重。采用恩丹西酮能有效地预防和治疗恶心呕吐，但有研究认为恩丹西酮同时能削弱曲马多的镇痛作用，其原因可能为恩丹西酮抗呕吐机制是中枢 5-HT_3 受体拮抗剂，而抑制 5-HT 的再摄取是曲马多起镇痛作用的主要机制之一。Grond 研究认为右旋曲马多对映体镇痛效能较左旋对映体更强。

（4）可乐定：镇痛作用是通过直接刺激 α_2 肾上腺素能受体，抑制 A 纤维和 C 纤维的诱发动作电位。Eledjam 等报道 150μg 可乐定比 200μg 肾上腺素更有效地延长局部麻醉药的臂神经丛阻滞时间。可乐定是纯 α_2 受体激动药，研究表明该药无神经毒性，可乐定 1μg/mL 可使局部麻醉药的镇痛时间延长 50% ~ 100%，并且无明显不良反应。

（5）非甾体消炎药（NSAID）：具有加强阿片类药物镇痛作用，现在有采用 COX-2 选择性（相对）抑制药氯诺昔康用于 PCIA 的报道。具体配方为氯诺昔康 2g/L，PCA 设置为 0.5mL/bolous，锁定时间 5 分钟，限量 32mg/d。但其同时也对 COX-1 抑制，因此可引起轻度的胃肠道反应。

第三节　椎管内患者自控镇痛

椎管内镇痛在临床疼痛治疗中占有极其重要的地位，椎管内（包括硬膜外腔和蛛网膜下隙）镇痛的效应如何与采用的药物和方法不同密切相关。自 20 世纪 90 年代患者自控镇痛开展以来，其技术渐趋成熟和完善，临床应用日益广泛，有关研究也更深入和细致。

一、阿片类药物于脊髓再分布的机制

硬膜外和蛛网膜下隙镇痛所有注射的阿片类药物的机制是：通过与阿片类受体偶联的 G 蛋白结合，引起继发性 cAMP 水平降低；通过激发神经元钾离子通道开放，引起钾离子外流；通过阻断电压门控的钙离子通道等途径，从而降低神经兴奋性，产生镇痛作用。既然有如此相同的作用机制，那为什么阿片类药物在临床应用中、在药动学和药效学方面有如此大的区别呢？原因在于不同阿片类药物在与相应受体的结合能力上有很大的差异。一般来说，阿片类药物所产生的镇痛作用是由 G 蛋白的激活而产生的一系列物理化学变化的最终结果，如硬膜外阿片类药物必须穿透硬脊膜和蛛网膜，扩散进入脑脊液，再穿透软脑膜到达脊髓，通过白质灰质最终到达背角阿片类受体。药物完成以上一系列扩散取决于该药的理化性能（其中很重要的一点是尽量避免硬膜外脂肪的吸附和组织的重吸收），也就是说，一种阿片类药物在脊髓背角上的生物利用度以及是否适合于椎管内应用很大程度上取决于该药的理化性能。

据研究报道和资料反映，所有的椎管内阿片类药物最终都会被吸收进入血浆，通过血液循环到达脑组织从而产生麻醉性镇痛作用。因此并不是所有的椎管内阿片类药物都在脊髓平面产生麻醉镇痛作用。

二、影响椎管内药物分布的因素

实验研究证明，药物是直接穿透脊膜从而完成从硬膜外向蛛网膜下隙的再分布。脊膜细胞的分子生物学特性决定了其在阻止药物向内扩散的屏蔽作用中起着重要的作用（约 95%），这一点解释了为什么中等脂溶性药物比高水溶性或高脂溶性的药物更具渗透性。

除了对药物的转移具有物理性的屏障作用外，蛛网膜还起着代谢抑制的作用，如蛛网膜上存在着大量的具有药物降解作用的各类酶系统（包括细胞色素 P450，葡萄糖醛酸转移酶等）；另外，还存在着各种具有神经递质降解作用的酶类，能降解包括肾上腺素、去甲肾上腺素、乙酰胆碱和其他多种神经肽。事实上乙酰胆碱在蛛网膜上的代谢活动与其在脊髓上一样活跃。由此关于“新斯的明镇痛作用至少有一部分可能被脊髓的代谢活动所调节”的这一学说可信性就得到了进一步的确认。

一旦药物进入了脑脊液，它们在其中停留的时间将取决于其相对水溶性。这就解释了为什么临床上吗啡比其他高脂溶性、高蛋白结合率的药物在椎管内具有更广的扩散范围。另外注射液的酸碱度对于硬膜外给药后药物在脑脊液中的分布并无影响，然而却显著影响蛛网膜下隙阿片类药物在脑脊液中最初的浓度。关于硬膜外和蛛网膜下隙给药的另一区别在于后者的给药量大部分将进入硬膜外腔，而这也是蛛网膜下隙药物消除的一个重要途径。

当药物扩散进脑脊液后还必须渗透进脊髓才能到达其在背角神经元上的作用位点。通过对阿片类药物在脑组织中分布的研究，发现增加药物的脂溶性将会降低药物对脊髓的亲和力，并使药物优先分布于

白质，而非灰质。与此相类似，动物实验证明蛛网膜下隙注射芬太尼、舒芬太尼等高脂溶性药物在脊髓细胞间隙中的生物利用度远低于吗啡等水溶性药物。药物在脊髓细胞间隙中的生物利用度非常重要，因为这决定了药物与其相应受体的结合能力。近期的动物活体实验证明，增加药物的脂溶性将降低药物在脊髓的生物利用度，这与临床上硬膜外和蛛网膜下隙应用阿片类药物所得到的结果是一致的。

三、临床椎管内阿片类药物的用药原则

椎管内应用阿片类药物的准则是：药物的麻醉镇痛作用必须远大于（至少不小于）其不良反应，而且给药方法必须经济、简便、有效和安全。

1. 吗啡　无论硬膜外或蛛网膜下隙给药都能产生明确的脊髓平面的麻醉镇痛作用，因而被公认为是最古老与经典的椎管内阿片类药物。

2. 芬太尼　事实上芬太尼持续注射也曾一度被作为基本的椎管内麻醉方法。然而几位研究者对这一传统的观念提出了质疑。因为研究发现无论是硬膜外或蛛网膜下隙给药，当达到相同的麻醉作用时，需要相同的给药量，而其血药浓度与产生的不良反应在统计学上也无明显差异。短时间持续硬膜外单一给药所产生的麻醉作用是由组织的重吸收与药物向脑组织的再分布所产生的，且药物的作用具有一定的时限性。硬膜外给药与蛛网膜下隙给药初期在血浆中的药物浓度并不相同，而且要经历数小时后两者才能达到平衡。这反映单次或是短时间给药比起长时间持续给药更能产生脊髓调节的麻醉镇痛作用。因而现在并不主张将芬太尼单一用作硬膜外术后镇痛药物。但在个别情况下单次或蛛网膜下隙给药也有其必要性。

3. 舒芬太尼　与芬太尼相比舒芬太尼因组织的重吸收与药物向脑组织的再分布而产生麻醉作用的这一特点更加明显，可作为硬膜外镇痛药来使用。蛛网膜下隙注射在分娩镇痛中使用得相对普遍。但其作用机制仍与药物在脊髓外的再分布有关。值得一提的是，Mdliu 等的研究显示蛛网膜下隙给予 12.5μg 的药量就足以产生术后镇痛所需的血药浓度，因其具有潜在的脊髓与脊髓上镇痛作用，相比之下吗啡就完全不具备这种能力；蛛网膜下隙 10μg 舒芬太尼产生的麻醉作用相当于 10mg 吗啡静脉给药的效果；舒芬太尼与吗啡相比其药效有显著差异，其原因可能是缘于其在脊髓内较低的生物利用度。舒芬太尼蛛网膜下隙用药的另一个特点是其具有封顶效应，＞10μg 的用药量并不能增加其药效，反而增加了不良反应（例如呼吸抑制、过度镇静等）的发生率，这可能是因为血药浓度的增加而引起的。

4. 阿芬太尼　证据显示阿芬太尼的麻醉性镇痛作用很大程度上是由于药物进入血浆而后转入大脑而产生。所以该药不适宜应用于硬膜外镇痛。关于人体蛛网膜下隙用药的研究目前还很少，在动物实验中阿芬太尼可显示出短时而强效的镇痛作用。

四、椎管内 PCA 的不同方式

近年来研究突出的特点是硬膜外 PCA（PCEA）不同模式逐渐增多，区域神经阻滞 PCA（PCRA）和蛛网膜下隙 PCA（PCSA）开始受到重视。

1. PCEA 方式　PCEA 与 PCIA 相比，药物用量小，止痛效果确切，作用时间持久且对全身影响相对较少，PCEA 效果优良率达 92.5% ~ 98.3%。Boylan 等比较研究了腹主动脉瘤手术后 PCEA 与 PCIA 的镇痛效果以及对呼吸和心血管的影响，结果显示 PCEA 组气管拔管时间、休息和运动时的视觉模拟评分（VAS）以及需要护士额外静脉追加吗啡的次数均比 PCIA 组少；但术后两组呼吸抑制，SpO_2 降低、心电图 ST 段降低和 ICU 逗留时间无明显差异。Sinatra 等比较舒芬太尼 PCEA 和 PCIA，结果显示两组的 VAS 评分相似，但 PCEA 组疼痛缓解更迅速；两组的舒芬太尼消耗量一致，但 PCIA 组呼吸抑制发生率更高。Wulf 等研究显示髋关节置换术后 0.2% 罗哌卡因 PCEA 与吗啡 PCIA 相比，认为罗哌卡因 PCEA 比吗啡 PCIA 更为优越，PCEA 组 VAS 评分低，术后恢复室逗留时间短，肛门排气排便时间提前，恶心、呕吐发生率低。

Schrug 等报道用生理盐水及 0.1%、0.2%、0.3% 罗哌卡因以 10mL/h 速率持续硬膜外输注，21 小时静脉吗啡 PCA 用量分别为 75mg、32mg、39mg 和 13mg，减少了吗啡 PCA 的用量，此种作用与罗哌卡因的

剂量相关，而运动神经阻滞强度顺序为 0.3% > 0.2% > 0.1%。Sandler 等报道罗哌卡因 3 种剂量的血浆峰值浓度（C_{max}）、浓度 - 时间曲线下面积（AUC），随着罗哌卡因持续硬膜外输注剂量增加而增加，总清除率（CL）和半衰期（$t_{1/2}$）则相似；Frichsen 等报道 10 例择期子宫全切术的患者分别以罗哌卡因（2.5mg/mL）负荷剂量 7.5mg 和按压剂量 42.5mg 后持续硬膜外输注剂量 10mg/h 或 20mg/h，发现在罗哌卡因持续硬膜外输注期间，总血浆浓度增加，而游离 m 浆浓度则保持稳定 [8 小时和 24 小时分别为（0.019 ± 0.008 4）~（0.017 ± 0.005 9）mg/L,（0.032 ± 0.016）~（0.035 ± 0.015） mg/L], 潜在的系统毒性低。我们研究以罗哌卡因 4mg/h、8mg/h、12mg/h 持续硬膜外输注，罗哌卡因游离血浆浓度较低，无蓄积作用，无潜在毒性的顾虑，以 0.2% 罗哌卡因 4 ~ 6mL/h 速率是国人术后患者镇痛的最佳方案，罗哌卡因硬膜外持续输注可减少吗啡 PCEA 的消耗量，可提高患者对镇痛的满意程度，降低不良反应，提示其可安全应用于临床。另外我们的经验有：①PCEA 的镇痛药液中加入小剂量可乐定可增强镇痛效应；②硬膜外采用 0.1% ~ 0.2% 罗哌卡因或左旋布比卡因持续输注 4mL/h，再以氯诺昔康 PCIA 来补充其镇痛效应的不足，效果良好，而并发症较低，胃肠功能恢复快，尿潴留程度轻；③对于大手术患者 PCEA，仍以吗啡加局部麻醉药联合镇痛效果最佳。

2. CSEA 方式　腰麻 - 硬膜外联合（CSEA）分娩镇痛方法具有麻醉起效快、镇痛效果确切、用药量少等特点，结合硬膜外持续给药的优势，为产妇分娩和手术后患者提供了满意的镇痛，且运动神经阻滞较轻。Price 等在对比 CSEA 和 PCEA 分娩镇痛临床研究中，发现除了 CSEA 比 PCEA 第一产程更短外，其余与 PCEA 无差别；Bumslein 等调查发现目前英国 CSEA 分娩镇痛已占到 24%。CSEA 分娩镇痛目前采用铅笔尖和无创伤性腰麻针，这样大大减少甚至避免了有关硬脊膜穿破后的头痛；CSEA 应用方法一般在第一产程时经蛛网膜下隙注入阿片类药物或罗哌卡因，阿片类药物常用芬太尼或舒芬太尼；CSEA 后用 PCEA 维持给药产妇可达到 WEA。WEA 产妇在分娩镇痛期间可以下床自由活动，促进分娩，并能减少尿潴留，减少器械助产率和剖宫产率，提高产妇的满意度。CSEA 的优点受到临床的肯定，但对 CSEA 后较大剂量局部麻醉药持续硬膜外输注加吗啡 PCA 的安全性还存在顾虑，经研究认为 CSEA 麻醉后罗哌卡因硬膜外持续输注（4mL/h），加吗啡 PCA 方法（0.01% 吗啡，以 LCP 模式给药，负荷剂量 5mL+ 持续剂量 1mL/h+ 按压 1mL/ 次，锁定时间 10 分钟，限量为 12mL/4h）是安全、有效的，吗啡的用量显著减少，恶心呕吐、瘙痒、嗜睡等不良反应明显减少。

3. PCRA 方式　PCRA 是将置入神经鞘内的硬膜外导管连接于标准的 PCA 泵进行给药，也可连接一持续给药泵镇痛，PCRA 在提供满意镇痛的同时，可避免阿片类药物的使用及其不良反应。在肩部手术后患者，经肌间沟置管 PCRA 与静脉 PCA 吗啡镇痛的比较研究表明：术后 12 小时、18 小时、24 小时和 30 小时的镇痛效果均以 PCRA 为更佳，患者满意更高，而恶心（25%）和皮肤瘙痒（25%）等并发症仅见于静脉 PCA 镇痛组的患者。由此可见，就术后镇痛途经而言，在四肢手术的患者外周给药镇痛比静脉给药更可取，全身不良反应较少，患者可早期下床活动，有利于患者尽快恢复出院。采用局部麻醉药 PCRA 还可适用于外周血管性疾病的治疗，肌间沟臂丛置管用于肩部手术后 PCRA，镇痛效果比 PCIA 好，恶心呕吐等不良反应少，患者满意程度高。另一项研究显示，0.2% 罗哌卡因与 0.15% 布比卡因有相同的镇痛效果，但应用 0.2% 罗哌卡因能够更好地保持手臂肌力，减少手指麻痹症状。PCRA 主要适应于四肢镇痛或用于血管性疾病的治疗，可采用：① 0.2% 罗哌卡因 5 ~ 10mL/h 或 0.3 ~ 0.4mg/（kg · h），按压 3 ~ 5mL/ 次，锁定时间 10 ~ 20 分钟。在急性疼痛治疗的同时，低浓度罗哌卡因 2.0mg/mL（0.2%）仅轻度非递增性阻滞运动神经，有利于患者早期活动，促进恢复。② 0.125% ~ 0.25% 布比卡因 5 ~ 15mL 或 0.25mg/（kg · h），按压 2 ~ 3mL/ 次，锁定时间 10 ~ 20 分钟。③临床上可乐定与局部麻醉药合用，可延长镇痛作用时间和增强局部麻醉药的镇痛作用。总之，PCRA 的优势在于对机体影响小、安全性大、镇痛效果确切，逐渐在临床广泛应用。神经刺激器在外周神经阻滞定位中的应用大大提高了外周神经阻滞的成功率，促进了临床上区域神经阻滞和术后 PCRA 的普及。该技术对于四肢手术后中度和重度疼痛的患者而言是安全有效的镇痛方法，可减少阿片类镇痛药的全身不良反应，促使术后早期康复。

4. PCSA 方式　蛛网膜下隙 PCA 是 PCEA 效果不佳的一种替代方式。Kshatri 报道了 1 例 38 岁女性患者因宫颈癌转移至骶尾部、肛周顽固性疼痛，长时间采用 PCEA 失效后采用 PCSA，镇痛效果好，提高了生活质量。Vercauteren 则研究了 45 例患者采用不同配方 PCSA 取得了满意的临床效果。蛛网膜下隙置管后实施 PCA。单纯芬太尼用药 PCA 设置为：首次给药 10 ~ 20μg，起效 5 ~ 15 分钟，持续 1 ~ 5 小时；持续量 0.08μg/（kg·h），按压剂量 5 ~ 6μg，锁定时间 30 ~ 60 分钟。联合用药为 0.08% 布比卡因 +0.000 2% 芬太尼，PCA 设置单次剂量 1mL/ 次，锁定时间 30 分钟，背景剂量 0.5mL/h，限量 3mL/h。其特点是药物用量少，恢复快，对有些顽固性疼痛尤其是其他方法镇痛不佳的患者有更好的效果。但在临床操作和护理中应加强无菌观念，特别警惕细菌感染的可能性。

阿片类药物在发挥镇痛作用的同时能产生呼吸抑制、恶心呕吐、尿潴留及皮肤瘙痒等不良反应；而局部麻醉药硬膜外镇痛可能会导致低血压、心动过缓、运动受限和感觉障碍，应予以防治。

第四节 分娩镇痛

分娩镇痛是指应用各种镇痛方法减轻分娩时的疼痛，或将产痛降到最低程度。理想的分娩镇痛应具备下列特征：①对母婴影响小；②给药方便，起效快和作用可靠；③满足整个产程镇痛的需要；④避免运动阻滞、不影响宫缩和产妇运动；⑤孕妇清醒，可参与分娩过程；⑥必要时满足后续手术的需要。

一、分娩产程和疼痛传导途径（图 13–1）

第一产程指从有规律的宫缩开始到宫口开全，一般不超过 16h。此期疼痛始于宫颈和子宫下段的扩张以及子宫体部的收缩。从宫颈、子宫而来的冲动经骨盆神经丛（下腹下神经丛），中、上腹下神经丛，由腰交感神经链向头侧传导，经 T_{10} ~ L_1 神经的自交通支传入脊髓。分娩初期只有 $T_{11\sim12}$ 神经根介入传导，但在后期 T_{10}、L_1 也介入传递。分娩第一产程痛主要是内脏痛，一般定位不明确，是一种钝痛。因此，感觉神经阻滞平面不超过 T_{10} 的椎管内麻醉均可产生良好的分娩镇痛效果。

第二产程指从宫口开全到胎儿娩出的过程，一般不超过 2h。此期疼痛由软产道、外阴部、会阴伸展时，通过感觉神经（阴部神经）传递而产生，阴部神经的感觉神经纤维主要来自 $S_{2\sim4}$ 骶神经。第二产程的疼痛性质与第一产程时不同，多为定位准确的躯体痛。第三产程指胎盘娩出的过程，一般不超过 30min。此期痛主要为胎盘娩出时宫颈扩张和子宫收缩所引起的疼痛。

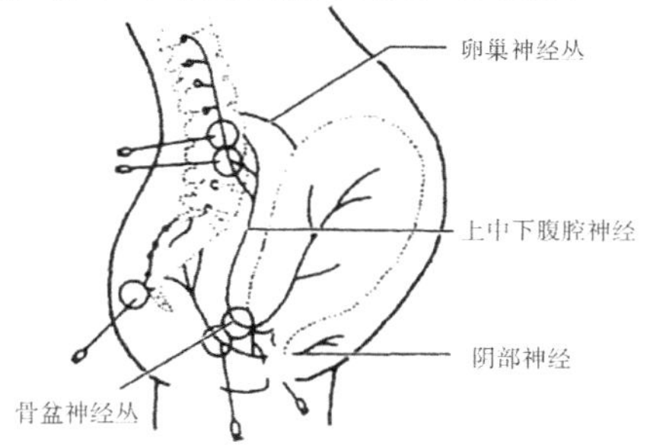

图 13–1 分娩中周围疼痛传导途径

二、分娩疼痛的特点

多数产妇（约 60%）认为分娩疼痛非常剧烈，甚至难以忍受。事实上，分娩疼痛的程度往往超过严重的背痛、癌痛、幻肢痛和疱疹后神经痛等慢性痛和骨折、撕裂伤等创伤后疼痛。而分娩产程的不同阶段，疼痛的性质、特点也有所不同（表 13–1、图 13–2）。

表 13-1　分娩疼痛的特点

子宫收缩痛（第一产程）	娩出阶段痛（第二产程）
内脏痛	躯体痛
弥散，定位不明确	定位准确，由躯体神经传导
钝痛，模糊（绞痛、痉挛样或压榨样痛）	尖锐，明确
有牵涉痛，涉及内脏	无牵涉痛，可有皮肤表面痛
与宫内压力有关	与宫内压力无关
随收缩强度而变化，周期性	持续性疼痛，逐渐能够耐受
有恶心、呕吐的感觉	恶心只在严重躯体痛时才发生
引起全身自主神经反应	间断性的 Valsalva 手法引起全身循环改变
对中枢神经镇痛药敏感	对中枢神经镇痛药不敏感

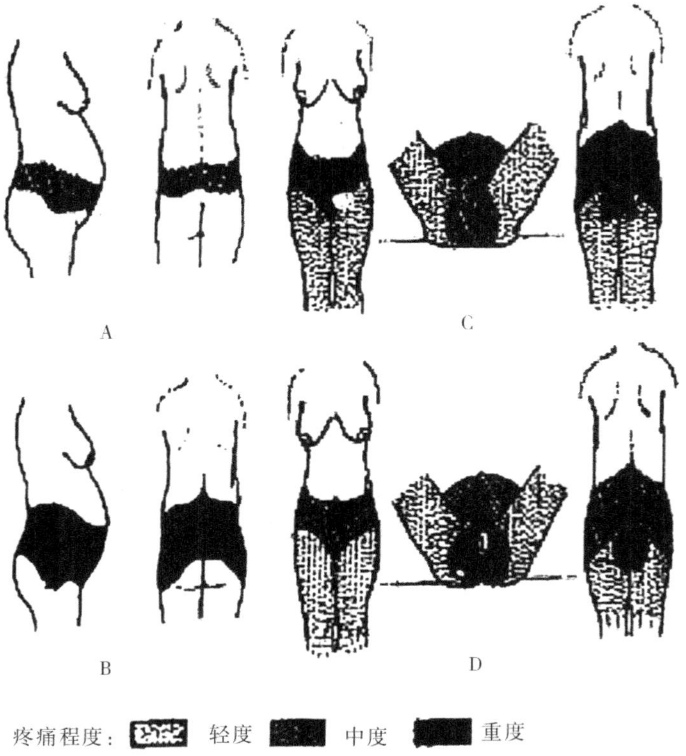

图 13-2　产程不同阶段疼痛的程度与分布

注：A. 第一产程早期，疼痛牵涉到 $T_{11\sim12}$ 皮肤表面；

B. 第一产程晚期，疼痛还累及 $T_{10}\sim L_1$ 皮肤表面；

C. 第二产程早期，疼痛以宫缩痛为主，胎先露压迫盆底产生中度疼痛；

D. 第二产程晚期，疼痛主要集中在会阴部。

三、分娩疼痛的影响因素

分娩疼痛的影响因素包括孕妇的生理、心理、情绪、人文和神经体液方面的因素。

（1）生理因素：高龄或低龄孕妇、第一胎、胎儿较大者疼痛较明显。第一产程宫口扩张速度快，子宫收缩间隔时间短，胎先露异常者产痛较剧。如果孕妇有痛经史，产痛也往往很明显。

（2）心理因素：对分娩的态度、以往疼痛的经历、对分娩过程的了解程度、对产痛的预计值、对自然分娩的自信心，以及周围环境、文化及受教育程度等都会使孕妇对产痛的耐受程度造成影响。

（3）神经体液因素：内源性阿片类物质的产生、妊娠过程中激素变化、胎盘内物质及体内 P 物质均是孕妇痛阈值提高和痛觉减退的神经体液因素。

四、分娩疼痛致继发性生理、生化改变（图 13-3）

分娩疼痛可导致机体继发性生理生化改变，对母体和胎儿产生不良影响。良好的镇痛可以抑制及消除这些变化，从而使分娩过程更安全，更舒适。

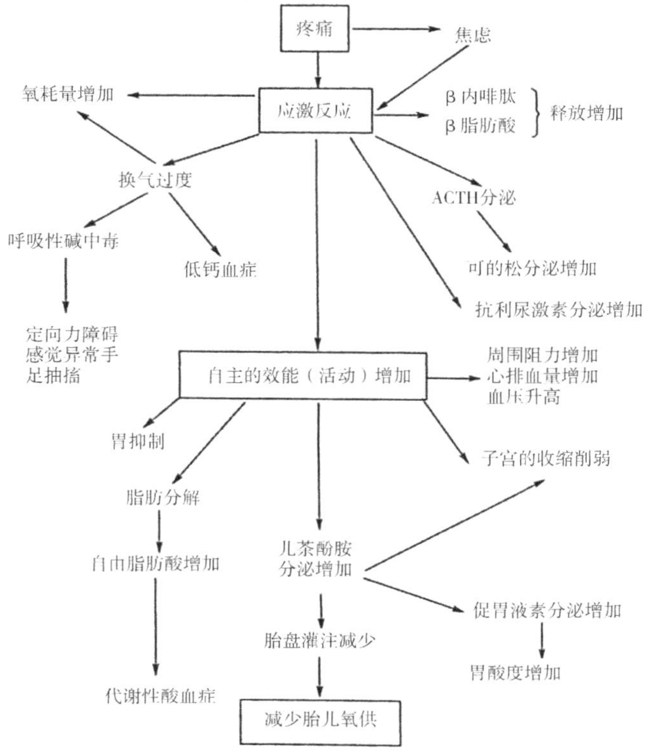

图 13-3 分娩疼痛引起的继发性生理改变

五、分娩镇痛的方法

分娩镇痛的方法有很多种，麻醉医师应在母婴安全的前提下，选择自己最熟悉的方法进行镇痛，目前认为椎管内阻滞的方法镇痛效果最好，明显优于非药物治疗、全身药物治疗及吸入麻醉镇痛。

（一）非药物治疗

主要包括：心理安慰、催眠术、按摩及抚摸、水中分娩、经皮电神经刺激、水针治疗、针刺、针压法及音乐疗法等。非药物镇痛仅适用于疼痛较轻的患者，如产痛较剧烈，则需加用药物或改用吸入麻醉镇痛或行椎管内阻滞镇痛。

孕妇的疼痛程度个体差异很大，其中有很大程度与孕妇的紧张和焦虑情绪有关。让孕妇了解分娩是一种自然的生理过程，以及分娩中可能要进行的操作或检查，可以让孕妇主动地配合产程的进展和分娩的进行。同时配合呼吸训练、营造宽松舒适的气氛以及让丈夫或家人陪同分娩，或由分娩经验的导乐陪护，给予孕妇最大程度的鼓励，均可以让孕妇减轻紧张和焦虑，增加自然分娩的信心。

经皮电神经刺激（TENS）是一种用于减轻分娩时子宫收缩痛的无创镇痛方法。作用机制是由无害的电刺激不断作用于较大的传入神经纤维（Aα 和 Aβ），使疼痛传入通道关闭，同时低频高强度刺激可激活体内内啡肽的产生，从而起到镇痛作用。使用时将两个刺激电极分别置于 T_{10} ~ L_1 和 $S_{2~4}$ 水平椎旁，孕妇可以自己调节刺激强度、频率和刺激方式。

（二）药物镇痛

（1）哌替啶：常用 50 ~ 100mg 单独或配伍异丙嗪 25mg 间断肌内注射。少量多次给药优于间隔较长时间大剂量给药。哌替啶也可以静脉用药，每次 0.5mg/kg，间断 1 ~ 2h 重复注射，用药后几乎即刻起效，半衰期在母体为 2.5h，而在新生儿为 13h。建议胎儿娩出前 2 ~ 3h 不宜使用。

（2）布托啡诺：1 ~ 2mg 相当于哌替啶 40 ~ 60mg。研究显示其小儿呼吸抑制发生率较哌替啶为少，但需注意两药勿同时应用，避免布托啡诺拮抗哌替啶的镇痛作用，但有关于应用布托啡诺后出现胎儿心率变化的报道。

（3）芬太尼：常用 50 ~ 100μg 静脉注射，根据需要 1h 后重复给药，但很少使用。通常用 PCIA 每次按钮剂量为 20μg，锁定时间 5min，负荷剂量 50μg。注意事项：①镇痛效果有时不理想，孕妇在宫缩期仍疼痛，而间歇期嗜睡；②静脉用药过程中需避免药物过量引起孕妇通气不足以及胎儿、新生儿呼吸抑制，同时应加强监测。

（三）吸入麻醉镇痛

指经面罩或经口吸入亚麻醉浓度氧化亚氮、异氟醚或七氟醚，单独应用或与区域阻滞或局部阻滞合用，以达到良好的镇痛效果，此方法适用于有一定程度的疼痛而又拒绝椎管内镇痛的孕妇。较常用的吸入镇痛法是用 50% 氧化亚氮和 50% 氧气的混合气体，孕妇在宫缩痛时自己吸入，由于氧化亚氮的半衰期较短，吸入后很快随呼吸排出，混合气体氧浓度较高，能明显改善胎儿氧合，故在一些国家有一定的使用率。

（1）优点：①满意的镇痛效果及遗忘作用。②低浓度下孕妇清醒，可保持喉反射及咳嗽反射。③低浓度下无毒性，对胎儿无影响。④不抑制宫缩，疼痛减轻后有利于孕妇向下用力屏气。⑤吸入镇痛联合阴部神经阻滞可满足产钳助产时的镇痛需要。⑥高浓度氧可提高母体的 PaO_2。⑦非易燃易爆气体，价格较合理。

（2）缺点：①有些孕妇镇痛效果欠佳。②过量吸入后产妇可能产生意识消失，削弱气道保护性反射，有胃内容物反流致误吸的危险。③需要特殊的吸入装置。④可能会造成空气污染。

（四）椎管内阻滞镇痛

1. 硬膜外阻滞

（1）优点：①减少疼痛引起的内源性儿茶酚胺释放，增加胎盘灌注。②避免因孕妇疼痛致过度通气引起的呼吸性碱中毒。③减少全身镇痛药用量。④孕妇清醒，可配合产程的进展。⑤满足整个产程镇痛的需要，在剖宫产时直接改行硬膜外阻滞，满足手术的需要。⑥与全身麻醉相比，误吸风险小。

（2）缺点：①低血压时可造成子宫胎盘灌注不足。②起效较慢，需 10 ~ 30min。③可能发生局部麻醉药的毒性反应。④可能造成硬膜穿破后头痛。

（3）禁忌证：①孕妇拒绝。②凝血功能障碍（如血小板低、胎盘早剥或重度子痫前期等）。③置管部位感染；④低血容量。

（4）实施步骤：①产程进入活跃期，宫口开至 3cm，或产妇要求宫口开至 1cm 以上，孕妇无阴道分娩及硬膜外分娩镇痛禁忌证。②孕妇或家属签署分娩镇痛同意书。③建立静脉输液通道（18G 套管针），予 500 ~ 1 000mL 乳酸林格液预处理预防低血压。④孕妇侧卧位或坐位，取 $L_{2\sim3}/L_{3\sim4}$ 间隙常规消毒铺巾行硬膜外腔穿刺，到达硬膜外腔后，置入硬膜外导管 3 ~ 5cm。⑤监测包括：用药后最初 15min 内每 3min 测定 1 次母体血压，ECG、SpO_2、胎儿心率连续监测和注意观察产妇反应。⑥用药：试验量 1.5% 利多卡因 +1 ∶ 200 000 肾上腺素 3mL，出现感觉平面阻滞后追加相应局部麻醉药或局部麻醉药配伍镇痛药使感觉阻滞平面达 T_{10}（对针尖或冰瓶感觉消失）。如果试验量无效，考虑重新置管。如果感觉平面改变不对称，将导管拉出 0.5 ~ 1cm 后追加 3 ~ 5mL 相应药物。如果平面仍旧不确切，建议重新置管。⑦产程中孕妇取侧卧位或半侧卧位，避免压迫主动脉或腔静脉，影响胎盘灌注。⑧平面固定后可每 5 ~ 15min 测定一次母体血压，每小时测定镇痛平面改变，ECG、SpO_2 和胎儿心率仍需连续监测。⑨药物的追加方法可为间断推注、连续输注或患者自控镇痛，直至分娩结束。

（5）常用药物：硬膜外分娩镇痛中常用局部麻醉药或（和）阿片类药物，后者主要用于第一产程早期的内脏痛，对第二产程的躯体痛效果不明显，故于第一产程晚期或第二产程疼痛较剧烈时，需加用局部麻醉药。

低浓度的局部麻醉药配伍小剂量镇痛药，既可以降低局部麻醉药浓度，减少低血压的发生，减少运动阻滞，有利于第二产程孕妇用力屏气，降低器械助产的发生率，又改善镇痛效果，减少大剂量镇痛药引起的瘙痒、呼吸抑制和恶心、呕吐等不良反应的发生。常用药物浓度为：0.062 5% ~ 0.125% 布比卡因或 0.1% ~ 0.2% 罗哌卡因 +1 ~ 2μg/mL 芬太尼或 0.2 ~ 0.33μg/mL 舒芬太尼，8 ~ 15mL 间断推注或持续输注。

（6）用药方法：持续输注硬膜外镇痛（CEIA）：与间断推注相比，其优点在于维持镇痛平面恒定，母婴耐受良好，可减少医务人员的工作量，并在很大程度上减少了由于单次推注大剂量药物产生的全蛛网膜下隙神经阻滞或循环虚脱。缺点是产程中镇痛需求发生变化时难以及时调整给药量，实际用药量可能超过实际需要量。

自控硬膜外镇痛（PCEA）：指产妇可根据自己的疼痛程度按需追加药物，自己控制用药量，减少医护人员的工作负荷。但此方法的应用需要孕妇的理解与配合，而且 PCA 泵也较贵。用药方法：确定硬膜外镇痛起效后，设定单次用药量为 0.062 5% ~ 0.125% 布比卡因或 0.1% ~ 0.2% 罗哌卡因 +1 ~ 2μg/mL 芬太尼 4 ~ 5mL，锁定时间 15min，或持续背景输注上述药物 4 ~ 8mL/h，PCA3 ~ 4mL，锁定时间 15min，4h 最大允许剂量限于 80mL。

（7）并发症：①低血压：为压迫腔静脉或主动脉引起，可用乳酸林格液预处理，避免仰卧位，必要时给予麻黄碱 5 ~ 10mg 静脉注射或肌内注射 30mg。②硬脊膜穿破后头痛：首选治疗卧床休息，多进水及应用镇痛药，保守治疗 24 ~ 48h 无效者以硬膜外注入 20mL 生理盐水或血液补丁治疗。也有建议在发现穿破后，硬膜外拔除导管前预防性使用血液补丁效果较好。③药物误注入血管：可因药物中肾上腺素的作用引起心动过速而被发现。此时应立即停止注药，给予孕妇面罩吸氧，并观察胎儿心率变化。一过性症状之后如无特殊，孕妇同意，可重新放置硬膜外导管。④全蛛网膜下隙神经阻滞：孕妇出现恶心、血压下降、意识丧失，如不及时处理，可继发呼吸、循环骤停。此时需面罩给氧作辅助 / 控制通气，并行气管插管，快速输液及给予麻黄碱纠正低血压。

（8）注意事项：①病史及体检：麻醉医师需对无痛分娩孕妇了解相关病史及进行针对性体检，包括母体健康情况、与麻醉有关的产科病史、气道检查、基础血压测量及穿刺部位检查等。②关于禁食：要求禁食固体食物，但无产科并发症的孕妇可进食中等量的清流质，如水、果汁（不含果肉）、碳酸饮料、清茶和咖啡（不加奶）等，液体的量不及液体的种类来得重要。但如果患者有误吸危险因素，如病态肥胖、糖尿病，或有可能要行剖宫产，则要求根据孕妇具体情况禁食。③急救设备及人员由于分娩镇痛大多情况下是在产房内进行，所以除了常规监护设备以外，必须配备相应的急救设备，并且保证在出现紧急情况时，相关人员要迅速到场进行处理。④对产程及分娩方式的影响目前对硬膜外分娩镇痛是否影响产程持续时间、器械助产及剖宫产率仍存在争议，但可以肯定，硬膜外分娩镇痛方法并不是影响这些问题的唯一的重要因素。

2. 蛛网膜下隙神经阻滞硬膜外阻滞联合镇痛（CSE） 是临床上可供选择的又一种安全有效的分娩镇痛方法，此方法可应用于产程的早期或晚期，用药后短时间即出现镇痛效果（3 ~ 5min），效果确切，血压波动小，运动阻滞少，硬膜外导管用药可持续至分娩结束。

（1）实施步骤：基本步骤与监测方法与硬膜外分娩镇痛基本相同，不同的是腰硬联合镇痛用“针套针”的方法，即孕妇取侧卧位或坐位，取 L_2 以下部位硬膜外腔穿刺成功后，从该针内放入 24 ~ 27G 蛛网膜下隙穿刺针，见脑脊液顺畅回流后注入药物，拔除腰麻针后，从硬膜外针内置入硬膜外导管 3 ~ 5cm。

（2）用药方法：产程早期单用蛛网膜下隙阿片类镇痛药，如短效脂溶性镇痛药舒芬太尼 5μg 或芬太尼 25μg，可维持镇痛 1 ~ 1.5h，如加用 0.25% 布比卡因 1mL，可延长作用时间 20 ~ 30min。可在蛛网膜镇痛药效果减退之后或尚未减退之时，从硬膜外导管内加入相应药物，作硬膜外腔镇痛，方法如上所述。但注药之前要仔细回抽，确认无血液或脑脊液回流后，才注入试验量药物，无异常后追加相应硬膜外腔镇痛药。

（3）可行走的硬膜外镇痛：指使用适当的药物配伍减轻孕妇的运动阻滞程度，使孕妇在产程早期能够下床活动，以提高孕妇的自控能力和自信心。对分娩来说直立体位较半卧位更自然，此体位可缓解疼痛，缩短产程，改善胎儿循环，减低因长时间镇痛后器械助产的机会，提高自然分娩率。同时孕妇下肢可活动，减少导尿管的置入概率。CSE 的方法使可行走的硬膜外镇痛成为可能，建议产程早期蛛网膜下隙给予镇痛药，之后硬膜外腔联合应用低浓度局部麻醉药与小剂量镇痛药间断推注或患者自控给药，可避免或减少运动阻滞的发生。但目前此方法仍有待于进一步完善。必须注意的是，局部麻醉药和镇痛药会引起孕妇低血压、头晕及行走能力减弱，在直立位 / 行走前时应仔细检查孕妇下肢肌力（表 13-2），且产妇行走一定要有人陪伴。

表 13-2 临床运动神经及肌群测试

运动功能	所测试神经根
髋屈曲	$L_{1\sim3}$
直腿抬高	$L_{1\sim4}$
膝伸展	$L_{2\sim4}$
踝背曲	$L_{4\sim5}$
大脚趾背曲	L_5
踝及足前段背伸	$L_5\sim S_1$
足外翻	$L_5\sim S_1$
盘底肌及括约肌	$S_2\sim S_1$

（4）缺点：①“针套针技术”可能增加硬膜外导管移位进入蛛网膜下隙的机会；②可能增加硬膜外腔药物渗入蛛网膜下隙的机会；③可能增加蛛网膜下隙感染的机会；④在“针套针”操作中，腰麻针在套入硬膜外针时可能将金属微粒带入蛛网膜下隙。

参考文献

［1］吴新民．麻醉学高级教程．北京：人民军医出版社，2015.

［2］孙大金．实用临床麻醉学．北京：中国医药科技出版社，2010.

［3］庄心良，曾因明，陈伯銮．现代麻醉学．北京：人民卫生出版社，2003.

［4］邓小明，姚尚龙，于布为，等．现代麻醉学.4 版，北京：人民卫生出版社，2014.

［5］刘俊杰，赵俊．现代麻醉学．北京：人民卫生出版社，2003.

［6］徐启明，李文硕．临床麻醉学．北京：人民卫生出版社，2003.

［7］徐启明．临床麻醉学．北京：人民卫生出版社，2006.

［8］郑宏．整合临床麻醉学．北京：人民卫生出版社，2015.

［9］陈志扬．临床麻醉难点解析.2 版．北京：人民卫生出版社，2015.

［10］姚尚龙．临床麻醉基本技术．北京：人民卫生出版社，2011.

［11］孙增勤．实用麻醉手册.6 版．北京：人民军医出版社，2016.

［12］吴新民．麻醉学高级教程．北京：人民卫生出版社，2015.

［13］张欢．临床麻醉病例精粹.2 版．北京：北京大学医学出版社，2015.

［14］盛卓人．实用临床麻醉学.4 版．北京：北京科学出版社，2009.

［15］刘进．麻醉学临床病案分析．北京：人民卫生出版社，2014.

［16］张励才．麻醉解剖学．北京：人民卫生出版社，2016.

［17］艾登斌，帅训军，姜敏．简明麻醉学.2 版．北京：人民卫生出版社，2016.

［18］吴新民．产科麻醉．北京：人民卫生出版社，2012.

［19］田玉科．小儿麻醉．北京：人民卫生出版社，2013.

［20］艾登斌，谢平，许慧．简明疼痛学．北京：人民卫生出版社，2016.

［21］刘延青，崔建君．实用疼痛学．北京：人民卫生出版社，2013.